儿童保健

与常见病诊治实践

樊蔚◎著

世界图书出版公司

图书在版编目（CIP）数据

儿童保健与常见病诊治实践 / 樊蔚著. -- 北京：世界图书出版公司, 2021.12

ISBN 978-7-5192-9055-9

Ⅰ. ①儿… Ⅱ. ①樊… Ⅲ. ①小儿疾病—常见病—诊疗 Ⅳ. ①R72

中国版本图书馆 CIP 数据核字（2021）第 222834 号

书　　名	儿童保健与常见病诊治实践
（汉语拼音）	ERTONG BAOJIAN YU CHANGJIANBING ZHENZHI SHIJIAN
著　　者	樊　蔚
总 策 划	吴　迪
责任编辑	韩　捷
装帧设计	张萍萍
出版发行	世界图书出版公司长春有限公司
地　　址	吉林省长春市春城大街 789 号
邮　　编	130062
电　　话	0431-86805559（发行）　0431-86805562（编辑）
网　　址	http：//www.wpcdb.com.cn
邮　　箱	DBSJ@163.com
经　　销	各地新华书店
印　　刷	吉林省吉益印业有限公司
开　　本	787 mm × 1092 mm　1/16
印　　张	16.5
字　　数	333千字
印　　数	1—1 000
版　　次	2021 年 12 月第 1 版　　2021 年 12 月第 1 次印刷
国际书号	ISBN 978-7-5192-9055-9
定　　价	68.00 元

前言

儿科疾病是临床中最为常见的疾病种类之一。近年来,儿科基础理论与临床实践决策、疾病预防与治疗指南不断更新。为了促进广大儿科医务人员在临床工作更好地认识、了解儿科疾病,普及更新儿科临床知识,从而满足儿科专业人员及广大基层工作者的临床需求,特编写本书。

全书系统阐述了儿科常见疾病的病因、临床表现、诊断及鉴别诊断、治疗等内容,还对儿童保健部分进行了详细的阐述,并就儿科常见病中医治疗方面的内容进行了简要的介绍。本书以实用性为原则,以循证医学的方法和观点为基础,内容新颖、全面,理论与实践结合紧密,科学性和可操作性强,有较高的参考价值。

在编写过程中,由于时间仓促,疏漏或不足之处恐在所难免,恳请广大读者提出宝贵意见,以期再版时予以改进、提高,使之逐步完善。

目 录

第一章

呼吸系统疾病

第一节　急性上呼吸道感染

急性呼吸道感染通常分为急性上呼吸道感染和急性下呼吸道感染。急性上呼吸道感染，指自鼻腔至喉部之间的急性炎症的总称，是最常见的感染性疾病，90%左右由病毒引起。细菌感染常继发于病毒感染之后，是小儿时期最常见的疾病，亦常用“急性鼻咽炎”“急性咽炎”“急性扁桃体炎”等名词诊断，统称为上呼吸道感染，简称“上感”。急性上呼吸道感染一年四季均可发生，以冬春季节发病率最高，常可侵及口腔、中耳、眼部、颈淋巴结等邻近器官。

一、病因

（一）病毒感染（35%）

以病毒为主，可占原发上呼吸道感染的90%以上，支原体和细菌较少见，病毒感染后，上呼吸道黏膜失去免疫力，细菌可乘虚而入，并发混合感染。

1.鼻病毒

鼻病毒有100余种不同血清型，冠状病毒分离需特殊方法，两者皆为常见的病原，其感染症状局限于上呼吸道，多在鼻部。

2.柯萨奇病毒及埃可（ECHO）病毒

此类病毒均微小，属于微小病毒常引起鼻咽部炎症。

3.流感病毒

流感病毒分甲、乙、丙三种血清型，甲型可因其抗原结构发生较剧烈的变异而导致大流行，估计每隔10～15年一次，乙型流行规模较小且局限，丙型一般只造成散发流行，病情较轻，以上三型在小儿呼吸道疾病中主要引起上感，也可以引起喉炎、气管炎、支气管炎、毛细支气管炎和肺炎。

4.副流感病毒

副流感病毒分4种血清型，1型称“红细胞吸附病毒2型”（HA2）；2型称“哮吼类病毒1型"(HA1),往往引起细支气管炎或肺炎,也常出现哮吼;3型为地方性流行,全年均可发生,传染性强,能引起婴儿气管炎和肺炎,多数1岁内可感染;4型又称M—25,较少见,可在儿童及成人中发生上呼吸道感染。

5.呼吸道合胞病毒

呼吸道合胞病毒仅有一型,对婴幼儿呼吸道有强致病力,可引起小流行,1岁以内婴儿约75%左右发生毛细支气管炎,30%左右致喉炎、气管炎、支气管炎及肺炎等,2岁以后毛细支气管炎发病减少,5岁以后,仅表现为轻型上感,下呼吸道感染明显减少,以上所述后三种病毒均属于黏液病毒,在急性上呼吸道感染中以副流感病毒、呼吸道合胞病毒及冠状病毒较为多见。

6.腺病毒

腺病毒有41种不同血清型,可致轻重不同的上呼吸道感染,如鼻咽炎、咽炎、咽-结膜炎,滤泡性结膜炎,也可引起肺炎流行,第3、7型腺病毒可持续存在于上呼吸道腺体中,可引起致死性肺炎,第8型腺病毒容易在学龄儿童中引起流行性角膜结膜炎,第3、7、11型可致咽、结膜炎,1979—1983年夏季曾由于居民游泳在某地区引起第3、7型腺病毒咽结膜热流行。

(二)支原体感染(10%)

肺炎支原体又名肺炎原浆菌或胸膜肺炎样微生物(简称PPLO),不但引起肺炎,也可引起上呼吸道感染,肺炎多见于5~14岁小儿。

(三)细菌感染(15%)

常见细菌:仅为原发性上呼吸道感染的10%左右,侵入上呼吸道的继发性细菌感染大多属于β溶血性链球菌A组、肺炎球菌、嗜血流感杆菌及葡萄球菌,其中链球菌往往引起原发性咽炎。卡他奈瑟球菌是鼻咽部常见菌群之一,有时在呼吸道可发展为致病菌感染,且有增多趋势,但次于肺炎链球菌和流感杆菌感染。

(四)免疫力下降(20%)

营养不良,缺乏锻炼或过度疲劳,以及有过敏体质的小儿,因身体防御能力降低,容易发生上呼吸道感染,特别在消化不良、佝偻病以及有原发性免疫缺陷病或后天获得性免疫功能低下的患儿,并发这类感染时,往往出现严重症状,在气候改变较多的冬春季节,更易造成流行。必须指出,上呼吸道感染的发生发展不但取决于侵入的病原体种类、毒性和数量,且与宿主防御功能和环境因素有密切关系,如居住拥挤、大气污染,被动吸烟、间接吸入烟雾,均可降低呼吸道局部防御能力,促使病原体生长繁殖,故加强锻炼、改善营养状况与环境卫生对预防上感十分重要。

二、临床表现

病情轻重程度相差很大，一般年长儿较轻，婴幼儿时期则重症较多。

（一）潜伏期

潜伏期多为 2～3 天或稍久。

（二）轻症

只有鼻部症状，如流清鼻涕、鼻塞、喷嚏等，也可有流泪，轻咳或咽部不适，可在 3～4 天内自然痊愈，如感染涉及鼻咽部，常有发热、咽痛、扁桃体炎及咽后壁淋巴组织充血和增生，有时淋巴结可轻度肿大，发热可持续 2～3 天至 1 周左右，在婴幼儿常易引起呕吐和腹泻。

（三）重症

体温可达 39～40℃或更高，伴有冷感、头痛、全身无力、食欲锐减、睡眠不安等，可因为鼻咽部分泌物引起较频繁的咳嗽，咽部微红，发生疱疹和溃疡时称为疱疹性咽炎，有时红肿明显波及扁桃体，出现滤泡性脓性渗出物，咽痛和全身症状加重，鼻咽部分泌物从稀薄变成稠厚，颌下淋巴结显著肿大，压痛明显。如果炎症波及鼻窦、中耳或气管，则发生相应症状，全身症状也较严重，要注意高热惊厥和急性腹痛，并与其他疾病作鉴别诊断。急性上呼吸道感染所致高热惊厥多见于婴幼儿，于起病后 1 天内发生，很少反复发生，急性腹痛有时很剧烈，多在脐部周围，无压痛，早期出现，多为暂时性，可能与肠蠕动亢进有关；也可持续存在，有时与阑尾炎的症状相似，多因并发急性肠系膜淋巴结炎所致。

（四）急性扁桃体炎

急性扁桃体炎是急性咽炎的一部分，其病程和并发症与急性咽炎不尽相同，因此可单独作为一个病，也可并入咽炎，由病毒所致者有时可在扁桃体表面见到斑点状白色渗出物，同时软腭和咽后壁可见小溃疡，双侧颊黏膜充血伴散在出血点，但黏膜表面光滑，可与麻疹鉴别。由链球菌引起者，一般在 2 岁以上，发病时全身症状较多，有高热、冷感、呕吐、头疼、腹痛等，以后咽痛或轻或重，吞咽困难，扁桃体大多呈弥漫性红肿或同时显示滤泡性脓性渗出物，患者舌红苔厚，如治疗不及时，容易发生鼻窦炎、中耳炎和颈部淋巴结炎。

（五）病程

轻型病例发热时间自 1～2 天至 5～6 天不等，但较重者高热可达 1～2 周，偶有长期低热达数周者，由于病灶未清除，需较长时间才能痊愈。

三、诊断及鉴别诊断

（一）诊断

应注意下列几方面：

1.流行情况

了解当地疾病的流行情况对诊断和鉴别诊断均有帮助，患某种急性上呼吸道感染时，不但患者症状相似，其并发症也大致相同。

2.临床特点

全面体格检查以排除其他疾病，观察咽部包括扁桃体、软腭和咽后壁，如扁桃体及咽部黏膜明显红肿，咽后壁淋巴滤泡增生，婴幼儿时期的急性上呼吸道感染往往以突然高热，甚至发生高热惊厥为突出表现，同时有呕吐、腹泻等，年龄较长儿童以鼻咽炎症状为主，表现接近成人，但常伴有腹痛。

3.血象

发热较高，白细胞较低时应考虑常见的急性病毒性上呼吸道感染，并根据当地流行情况和患儿的接触史排除流感、麻疹、疟疾、伤寒、结核病等，白细胞持续增高时，一般考虑细菌感染，但在病毒感染早期也可以高达 $15\times10^9/L$ 左右，但中性粒细胞很少超过75%，白细胞特别高时，应排除细菌性肺炎、传染性单核细胞增多症和百日咳等，急性咽炎伴有皮疹、全身淋巴结肿大及肝脾肿大者，应检查异常淋巴细胞，排除传染性单核细胞增多症。

（二）鉴别诊断

1.急性传染病

根据临床表现和体征一般均可做出诊断，但某些急性传染病如幼儿急疹、麻疹、百日咳、猩红热、流行性脑膜炎等，前驱症状与急性上呼吸道感染相似，因此应仔细询问病史，注意当地流行情况，结合流行病学、体征及观察病情发展才能及时做出诊断，如扁桃体上有较大的膜性渗出物或超出扁桃体范围，需认真排除白喉，当扁桃体上有脓性分泌物时应考虑链球菌感染，一般以咽涂片检查细菌，必要时培养。

2.败血症和脑膜炎

如在急性咽炎同时还有出血性皮疹，则必须排除败血症和脑膜炎。

3.与流感鉴别

流感有明显的流行病史，多有全身症状如高热、四肢酸痛、头痛等，可有衰竭状态，一般鼻咽部症状如鼻分泌物多和咳嗽等较全身中毒症状为轻。

4.与消化系统疾病鉴别

婴幼儿时期的急性上呼吸道感染往往有消化道症状，如呕吐、腹痛、腹泻等，可误诊为原发性胃肠病，上呼吸道感染伴有腹痛，可由于蛔虫骚动，肠系膜淋巴结炎引起，需与急腹症，急性阑尾炎相鉴别。

5. 过敏性鼻炎

有些"感冒"患儿的全身症状不重，常为喷嚏、流涕、鼻黏膜苍白水肿，病程较长且反复发作，则应考虑过敏性鼻炎，在鼻拭子涂片检查时，如见到嗜酸性粒细胞增多，可助诊断，此病在学龄前和学龄儿多见。

6. 传染性单核细胞增多症

急性咽炎伴有皮疹，全身淋巴结肿大及肝脾肿大者应检查血象，如白细胞特别高，异常淋巴细胞高时，应除外传染性单核细胞增多症。

四、治疗

（一）一般治疗

临床症状轻，不给予药物治疗，主张充分休息、多饮温开水、保持良好的周围环境，注意室内适当的温度、湿度。

（二）对因治疗

1. 抗病毒药物

大多数上呼吸道感染由病毒感染引起，目前尚无特效抗病毒药物。可用利巴韦林[10～15mg/(kg·d)]，口服或静脉滴注，3～5 天为 1 个疗程(严重贫血患者及肝、肾功能异常者慎用)；若为流感病毒感染，可用磷酸奥司他韦口服。

2. 抗生素

合理应用抗生素，继发有细菌感染可选用抗生素治疗，常用青霉素、头孢菌素类，若为链球菌感染，疗程需 10～14 天。有肺炎支原体或肺炎衣原体感染时应用大环内酯类抗生素，如红霉素、阿奇霉素。

（三）对症治疗

1. 降温

虽然口服退热药物联合温水擦浴可缩短退热时间，但会增加患儿不适感，故不推荐使用温水擦浴退热，更不推荐冰水或乙醇擦浴方法退热；体温超过 38.5℃，用适量退热药，儿童常用布洛芬、对乙酰氨基酚。对乙酰氨基酚可引起皮疹、肝肾功能损害、血小板或白细胞减少症，布洛芬可引起恶心、呕吐，甚至胃肠道溃疡及出血、皮疹、增加支气管痉挛及肝肾功能损害等，应适当选择药物，并注意用药剂量，若用过大剂量，容易导致多汗、体温骤降，甚至发生虚脱。

2. 镇静

有高热惊厥应给予镇静药。①地西泮 0.2～0.3mg/kg，静脉注射。②苯巴比妥 5～10mg/kg，肌内注射或静脉注射。③5%水合氯醛 1mL/kg，灌肠。

3.局部症状

咽痛、咽部有溃疡可用口腔喷雾剂，如开喉剑喷雾剂，年长儿可口含润喉镇痛消炎片；鼻塞轻者无须处理，严重者，尤其是婴幼儿呼吸困难加重伴拒奶时，可用鼻滴剂，可用 0.5%～1%麻黄碱液 1～2 滴/次滴鼻，此药慎用。

第二节　急性支气管炎

急性支气管炎是指由于各种致病原引起的支气管黏膜炎症，由于气管常同时受累，故称为急性气管支气管炎，是婴幼儿时的多发病、常见病，多继发于上呼吸道感染，也常为某些传染病(如麻疹、百日咳、白喉等)的一种临床表现。

一、病因

急性支气管炎的病原体是各种细菌或病毒或为混合感染。凡可引起上呼吸道感染的病原体均可引起急性支气管炎。在病毒感染的基础上，可继发细菌感染。常见的致病菌为肺炎链球菌、流感嗜血杆菌及β溶血性链球菌 A 组等。营养不良、佝偻病、特应体质等是本病发生的诱因。

二、临床表现

通常首先表现为非特异性的上呼吸道感染症状，如鼻咽炎，出现流涕、鼻塞、咽痛，乏力等，多无热或低热，流感病毒感染体温较高。3～4 天后，鼻咽部症状减轻，开始有频繁的刺激性干咳，咳嗽可为持续性或阵发性，遇冷空气、刺激性气味如烟草烟雾等刺激加剧。在较大儿童，剧烈咳嗽可导致胸痛。以后可有痰，痰液逐渐由稀薄变黏稠，呈脓性痰，这不一定是细菌感染的征象，可能为白细胞迁移引起炎症所致。患儿可将痰液咽下，积在胃内，再咳嗽时引起呕吐。

体格检查：早期可有咽部充血、结膜充血等，肺部听诊正常。病程进展、咳嗽加剧后，肺部听诊可有呼吸音粗糙，闻及干、湿啰音，也可有散在的哮鸣音。在肺的同一部位湿啰音常随咳嗽、体位变动等消失，肺部不固定的湿啰音是急性支气管炎的特征性表现。

某些急性传染病如麻疹、伤寒、白喉、猩红热，也包括流行性感冒和百日咳的发病累及气管支气管，出现上述临床表现。

急性支气管炎可向下蔓延引起肺炎，尤其是合并细菌感染后。本病还可并发中耳炎、鼻窦炎等。

三、诊断及鉴别诊断

（一）诊断

胸部啰音或粗或细，大多是中等湿啰音，主要散在下胸部，咳出分泌物后，啰音可暂时减少，偶因支气管内积痰太多，呼吸音可减低，但咳出痰液后，呼吸音即恢复正常，重症支气管炎与肺炎早期难以鉴别，如听到较深啰音或捻发音，咳嗽后啰音无明显减少时，应考虑肺炎做胸部X线检查以确诊。

（二）鉴别诊断

1. 病情较轻者

须与上呼吸道感染作鉴别。上呼吸道感染症状，体征：发热、鼻塞、流涕、喷嚏、咳嗽；乏力、食欲缺乏、呕吐、腹泻，儿童可诉头痛、腹痛、咽部不适，咽部充血，有时扁桃体充血、肿大，颈淋巴结可肿大并压痛，肺部听诊多正常。

2. 支气管异物

当有呼吸道阻塞伴感染时，其呼吸道症状与急性气管炎相似，应注意询问有无呼吸道异物吸入史，经治疗后，疗效不好，迁延不愈，反复发作，胸部X线检查表现有肺不张、肺气肿等梗阻现象。

3. 肺门支气管淋巴结核

根据结核接触史，结核菌素试验及胸部X线检查。

4. 毛细支气管炎

多见于6个月以下婴儿，有明显的急性发作性喘憋及呼吸困难，体温不高，喘憋发作时肺部啰音不明显，缓解后可听到细湿啰音。

5. 支气管肺炎

急性支气管炎症状较重时，应与支气管肺炎作鉴别。

四、治疗

（一）一般治疗

1. 护理

(1)保持良好的家庭环境卫生，室内空气流通、新鲜，控制和消除各种有害气体和烟尘，家庭成员戒除吸烟习惯。

(2)合理衣着，避免受凉；加强室内空气流通，以温度18～20℃、湿度60%为宜；注意隔离，以防交叉感染。

(3)加强体育锻炼，增强体质，提高耐寒能力和机体免疫力。

2.营养管理

由护士对患者的营养状况进行初始评估，记录在《住院患者评估记录》中。总分≥3分，有营养不良的风险，需在24小时内通知营养科医师会诊，根据会诊意见采取营养风险防治措施；总分＜3分，每周重新评估其营养状况，病情加重应及时重新评估。

根据需要给予营养丰富的饮食，重症患儿进食困难者，可给予鼻饲或肠道外营养；注意适当补充白开水。

（二）对症治疗

(1)镇咳化痰：一般不用镇咳药物，以免抑制中枢神经加重呼吸道炎症，导致病情恶化，但咳嗽重、妨碍休息者可给予适量镇静药物。痰多者可口服镇咳化痰药，也可给予雾化吸入治疗。帮助患儿定时变换体位，空心拳拍背，可以促使痰液排出。

(2)如果合并发热、呕吐、腹泻等给予相应对症处理，注意补充水、电解质，保持内环境稳定。

（三）对因治疗

根据病原学结果选用合适的抗病毒治疗，并发细菌感染者，可选用适当的抗生素治疗。

第三节　毛细支气管炎

支气管炎系指支气管发生炎症，小儿最常见且较严重的是毛细支气管炎。好发于冬春季，可引起局部流行。毛细支气管炎的病变主要发生在肺部的细小支气管，也就是毛细支气管，所以病名为“毛细支气管炎”。通常是由普通感冒、流行性感冒等病毒性感染引起的并发症，是小儿常见的一种急性下呼吸道感染。

一、病因

（一）病毒感染(45％)

毛细支气管炎可由不同的病毒所致，呼吸道合胞病毒(RSV)是最常见的病原。在中国医科院儿科研究所所见病例，分离出合胞病毒者占58％。此外，副流感病毒(3型较常见)、腺病毒、流感病毒、偏肺病毒与鼻病毒均可引致毛细支气管炎。过去，偶自本病患儿分离出流感杆菌，可能在极个别情况下为病原菌，但也可能为带菌或病毒与细菌混合感染。

（二）粉尘刺激（25%）

当气温骤降、呼吸道小气管痉挛缺血、防御功能下降等利于致病，烟雾、粉尘、污染大气等慢性刺激亦可发病。

（三）过敏（10%）

过敏因素也有一定关系。

二、临床表现

（一）表现

1.症状

（1）本病发生于2岁以下小儿，多数在6个月以内，喘憋和肺部哮鸣音为其突出表现。

（2）主要表现为下呼吸道梗阻症状，出现呼气性呼吸困难，呼气相延长伴喘鸣。呼吸困难可呈阵发性，间歇期呼气性哮鸣音消失。

（3）严重发作者，可见面色苍白、烦躁不安，口周和口唇发绀。

（4）全身中毒症状较轻，可无热、低热、中度发热，少见高热。

（5）本病高峰期在呼吸困难发生后的48～72小时，病程一般为1～2周。

2.体征

（1）体格检查：呼吸浅而快，60～80次/分，甚至100次/分，伴鼻翼扇动和三凹征；心率加快，可达150～200次/分。

（2）肺部体征：主要为呼气相哮鸣音，亦可闻及中、细湿啰音，叩诊可呈鼓音。肝、脾可由于肺气肿而推向肋缘下，因此可触及肝和脾。

（3）由于过多换气引起不显性失水量增加，加之入量不足，部分患儿多发生较严重脱水，小婴儿还可能发生代谢性酸中毒。

（4）其他症状包括：轻度结膜炎，程度不等的喉炎，少数病例有中耳炎。

（二）检查

（1）外周血白细胞总数及分类大多在正常范围内。

（2）采集鼻、咽拭子或分泌物使用免疫荧光技术、免疫酶技术及分子生物学技术可明确病原。

（3）X线胸部检查：大部分病例表现有全肺程度不等的阻塞性肺气肿，约50%有支气管周围炎影像或有肺纹理增厚，可出现小点片阴影。10%的病例出现肺不张。

（4）肺功能：RSV感染后多可检测到肺功能异常，常表现为小气道限制性通气障碍。

(5)血气分析：可了解患儿缺氧和 CO_2 潴留程度。典型病儿可显示 PaO_2 下降和 $PaCO_2$ 正常或增高。pH 与疾病严重性相关。病情较重者可有代谢性酸中毒，由于通气/灌流(V/Q)不均而出现低氧血症。严重者可发生Ⅰ型或Ⅱ型呼吸衰竭。

三、诊断及鉴别诊断

(一)诊断

重症病儿有明显的梗阻性肺气肿，苍白及发绀，胸部体征常有变异，叩诊呈鼓音。当毛细支气管接近于完全梗阻时，呼吸音明显减低，或听不见，在喘憋发作时往往听不到湿啰音。当喘憋稍缓解时，可有弥散性细湿啰音或中湿啰音，喘鸣音往往很明显。发作时每有肋间增宽，肋骨横位，横膈及肝、脾因肺气肿推向下方。由于过度换气引起的不显性失水量增加和液体摄入量不足，部分患儿可发生比较严重的脱水。在小婴儿还可能有代谢性酸中毒，重度喘憋者可有二氧化碳潴留，出现呼吸性酸中毒，动脉血氧分压降低。经过正确治疗后，发展成心力衰竭者已较少见。本症患者年龄偏小，多见于 2 岁以内，尤以 6 个月内婴儿为多。发热一般不高或正常，在发病初期可有发作性呼吸困难，喘憋明显。体检两肺满布哮鸣音，结合 X 线胸片检查可明确诊断。

(二)鉴别诊断

本病有时须与以下几种疾病鉴别：

1.婴幼儿哮喘

婴儿的第一次感染性喘息发作，多数是毛细支气管炎。如有反复多次喘息发作，亲属有变态反应史，则有婴幼儿哮喘的可能。可试用肾上腺素或氨茶碱，哮喘者可迅速有效，而本症则效果不明显。

2.喘息性支气管炎

与轻型毛细支气管炎有时不易区别，但本症无明显肺气肿存在。因而咳喘表现不重，亦无中毒症状，且以后有反复发作为其特点。

3.腺病毒肺炎

多见于 6～24 个月婴幼儿，高热、热程长，有明显中毒症状，且喘憋症状出现较晚，肺炎体征较明显，在胸片检查中，多可见到大片状融合性病灶。

4.粟粒型肺结核

有时呈发作性喘憋，但一般听不到啰音。尚有其他结核病症状，结核菌素试验阳性及 X 线所见，均有助于结核的诊断。

5. 其他疾病

百日咳、充血性心力衰竭、心内膜弹力纤维增生症、异物，都可发生喘憋，有时也需鉴别。

四、治疗

（一）一般治疗

1. 吸氧

既往体健的患儿若血氧饱和度降至90%以下，则为氧疗指征；若持续低于90%，则应通过足够的氧疗使血氧饱和度升至90%或以上；若患儿的血氧饱和度≥90%且进食良好、仅有轻微呼吸困难，则可停用氧疗。对于有明显血流动力学异常的心肺疾病史或早产史的患儿，在准备停用氧疗时应给予密切监测。

2. 镇静

极度烦躁时应用。可用5%水合氯醛每次1mL/kg，口服或灌肠；或复方氯丙嗪肌内注射（异丙嗪和氯丙嗪每次各1mg/kg）。应用镇静剂时要密切注意呼吸节律的变化。

3. 保持呼吸道通畅

有痰随时吸出；痰液黏稠者可予以盐酸氨溴索治疗以稀释痰液，给药途径可为静脉注射或雾化吸入。雾化吸入时，应使用吸入型盐酸氨溴索，静脉剂型慎用。应注意，由于本病患儿可能存在气道高反应性，因此，如病情需要以吸入途径给药时，应使用以压缩空气（或气流量>6L/min 氧气）为动力的雾化器装置通过面罩吸入，忌用对气道有较大刺激作川的超声雾化吸入装置。

（二）控制喘憋

吸入支气管扩张剂和糖皮质激素治疗喘憋尚存一定的争议。国外许多有循证医学证据的研究显示，上述两药物对喘憋的疗效有限。不过，鉴于吸入治疗的安全性，通过空气压缩装置吸入支气管扩张剂（如沙丁胺醇、异丙托溴铵等）和糖皮质激素（如布地奈德等）可在临床早期试验性应用，如有效可继续给予，如果临床症状无改善则不继续使用。全身性糖皮质激素应慎用。近年来，对于中、重度毛细支气管炎患儿推荐使用高渗盐水和肾上腺素雾化吸入的治疗方法。

1. 高渗盐水雾化吸入

3%盐水雾化吸入（压缩空气或气流量>6L/min 氧气为动力的雾化器装置），每次2～4mL，4～6次/天，疗程1～3天。研究表明，应用高渗盐水雾化吸入治疗中度毛细支气管炎，可明显减轻临床评分、减少住院率、缩短住院时间，安全性良好。但如果吸入过程中患儿不耐受或诱发气道痉挛时（如出现喘憋加重），需及时停用。

2.肾上腺素雾化吸入

收缩气管黏膜小动脉,减轻黏膜水肿、降低支气管黏膜厚度,从而提高气道直径而改善通气。用法:肾上腺素每次0.5mg(1岁以下)、每次1mg(1岁以上),加入2mL生理盐水中,雾化吸入(压缩空气或气流量≥6L/min氧气为动力的雾化器装置),2～4次/天,疗程1～3天。应用肾上腺素雾化吸入时,应密切观察心率及血压变化。如果治疗无效不再增加剂量应用。

3.其他

静脉注射氨茶碱或硫酸镁可尝试使用,但尚缺乏确切的循证证据。

(三)抗病毒及其他病原体治疗

(1)利巴韦林静脉注射或雾化吸入。由于尚缺乏确切的循证依据,故不推荐常规应用。

(2)明确或疑似肺炎支原体感染可予以大环内酯类抗生素治疗。

(3)有继发细菌感染时需酌情加用其他抗生素。

(四)生物制品治疗

(1)静脉注射免疫球蛋白(IVIG)可在重症患儿或上述治疗方法无效时考虑应用。研究表明,IVIG可缓解临床症状,减少患儿排毒量和缩短排毒期限。应用方法为每天400mg/kg,连续3～5天。

(2)静脉注射抗RSV单克隆抗体对高危婴儿(早产儿、支气管肺发育不良、先天性心脏病、免疫缺陷病)和毛细支气管炎后反复喘息发作者有确切的预防作用;RSV单克隆抗体上市后研究也显示,预防治疗可显著降低住院率。但值得注意的是,该药不能治疗RSV感染。

(五)其他治疗

及时纠正酸碱失衡及离子紊乱;有心力衰竭时积极强心、利尿、减轻心脏负荷;出现脑水肿时及时降颅压及保护脑细胞;有呼吸衰竭时需要气管插管,人工通气治疗。

第四节　支气管哮喘

支气管哮喘(简称哮喘)是儿童期最常见的非感染性慢性呼吸道疾病,发达国家学龄儿童中哮喘的患病率高达5%～20%,是全球性儿童期主要公共健康问题之一。近几十年来我国儿童哮喘的患病率呈逐渐上升趋势,最近完成的全国儿童哮喘流行病学调查结果显示,我国城市城区0～14岁儿童支气管哮喘的累计患病率在20年间上升了约1.5倍，达到了3.02%，部分地区儿童哮喘累计患病率则高达7%以上，接近发达国家的水平。

哮喘对儿童睡眠的影响可以高达34%，是导致儿童因病误学（23%～51%）和活动受限（47%）及家长误工45%的主要原因之一。儿童因哮喘急诊治疗的费用占哮喘总治疗费用的45%～47%。有7%哮喘儿童至少有1次因哮喘而住院治疗。哮喘直接影响儿童肺功能的发育，儿童期的肺功能决定了成年以后的肺功能状态，因此儿童期哮喘的优化治疗将直接影响哮喘的远期预后。

哮喘的主要特征是可逆性气道阻塞和气道高反应性，在哮喘的发病机制中气道慢性炎症起着关键作用。哮喘是由多种细胞，包括炎性细胞（嗜酸性粒细胞、肥大细胞、T淋巴细胞、中性粒细胞等）、气道结构细胞（气道平滑肌细胞和上皮细胞等）和细胞组分参与的气道慢性炎症性疾病。这种慢性炎症导致易感个体的气道反应性增高，当接触物理、化学、生物等刺激因素时，发生广泛多变的可逆性气流受限，从而引起反复发作的喘息、咳嗽、气促、胸闷等症状，常在夜间和（或）清晨发作或加剧，多数患儿可经治疗缓解或自行缓解。哮喘的治疗目标是用尽可能少的药物负担达到并维持疾病的临床控制和降低疾病的远期影响。

一、病因

儿童哮喘是环境暴露、固有生物学特性和遗传易感性相互作用的结果。环境暴露包括呼吸道病毒感染、吸入变应原和环境烟雾等生物学和化学因子。易感个体对这些普通暴露物刺激产生免疫反应，导致气道持续的病理性炎症变化，同时伴有受损气道组织的异常修复。具体病理变化如下。

（一）支气管收缩

导致哮喘临床表现的主要病理生理学变化是气道狭窄及其伴随的气流受限。在哮喘急性发作时，不同刺激因素可以迅速导致支气管平滑肌收缩。变应原导致的支气管收缩主要是通过IgE介导的肥大细胞释放组胺、类胰蛋白酶和白三烯等介质，直接收缩支气管平滑肌。

（二）气道肿胀和分泌物增加

哮喘持续气道炎症时存在明显的黏膜和黏膜下组织的肿胀，部分上皮细胞发生脱落。同时气道黏膜上的分泌细胞分泌过多的黏液，进一步加重气道腔的狭窄和气流受限。此病理变化在幼龄儿童喘息中更常见，因黏液分泌过多导致的气道阻塞对支气管舒张剂的治疗反应较差，这可部分解释为何婴幼儿喘息时单用支气管舒张剂的疗效往往不如年长儿那样明显。

（三）气道高反应性

气道对不同刺激因素的反应性增高是哮喘的主要特征之一。临床上可以通过支气管激发试验了解气道反应性的强弱，气道反应性的强度与临床哮喘严重度密切相关。气道反应性增高与多重因素有关，包括炎症、神经调节功能异常和结构改变等。其中气道炎症起着关键作用，直接针对气道炎症的治疗可以降低气道的高反应性。

（四）气道重构

在部分哮喘患者，气流受限可能仅表现为部分可逆。哮喘作为一种慢性疾病，随着病程的进展，气道可发生不可逆性组织结构变化，肺功能进行性下降。气道重构涉及众多结构细胞，这些细胞的活化和增生加剧了气流受限和气道高反应性，此时患者对常规哮喘治疗的反应性明显降低。气道重构的结构变化包括基底膜增厚、上皮下纤维化、气道平滑肌肥厚和增生、血管增生和扩张和黏液腺的增生和高分泌状态。

哮喘是涉及多种活性细胞的免疫异常性疾病，哮喘的气流受限是众多病理过程的结果。在小气道，气流通过环绕气道的平滑肌调节，当这些气道平滑肌收缩时即可导致气流受限。同时主要与嗜酸性细胞有关的气道炎性细胞浸润和渗出亦可导致气道阻塞，并引起上皮损伤及脱落至气道腔，加重气流受限。其他炎性细胞，如中性粒细胞、单核细胞、淋巴细胞、巨噬细胞和嗜碱性细胞也参与此病理过程。T 辅助细胞和其他免疫细胞产生的促炎性细胞因子（如 IL-4、IL-5、IL-13 等）和趋化因子（如 eotaxin 等）介导了此炎症过程。病理性免疫反应和炎症与机体异常免疫调节过程密切相关，其中产生 IL-10 和肿瘤坏死因子-α（TNF-α）的 T 调节细胞可能起着重要的作用。具有遗传易感特性的儿童在各种过敏性物质，如螨虫、蟑螂、动物皮毛、真菌和花粉等，以及非过敏性因素，如感染、烟草、冷空气和运动等因素的触发下产生一系列免疫介导的级联反应，导致慢性气道炎症性改变。气道炎症与气道高反应性密切相关，在众多刺激因素的促发下发生过激反应，引发气道肿胀，基底膜增厚，上皮下胶原沉积，平滑肌和黏液腺增生，黏液分泌过多，最终导致气流阻塞。

哮喘气道免疫反应包括速发相和迟发相，触发因素导致的速发相免疫反应产生的细胞因子和介质可以激发更广泛的炎症反应，即所谓的迟发相反应，进一步加重气道炎症和气道高反应性。当变应原与抗原递呈细胞（APC）表面 IgE 高亲和力受体（FceRI）结合，就会启动过敏反应，通过抗原递呈细胞将变应原递呈给 T 淋巴细胞，激活的 T 淋巴细胞合成和释放一系列细胞因子，促进炎症反应过程。IgE 的合成需有白介素（IL）如其他细胞因子的参与，如 IL-4 和 IL-13 等。过敏性炎症的特征主要由2型T辅助细胞(Th2)参与,涉及Th2细胞因子和其他免疫介质。目前认为在诱导原始T细胞向Th1或Th2细胞趋化过程中,T调节细胞起着重要作用,其直接影响到机体对过敏性炎症抑制和对变应原发生耐受的过程。同时气道上皮的树突状细胞有利于摄取变应原并与IgE的FceRI结合。此机制与最近发现的哮喘个体上皮屏障功能缺陷有关,后者使得过敏性炎症过程得以扩展和加重。

病毒感染是导致儿童哮喘症状复发和急性发作的主要触发因素,最近的研究提示,以c型鼻病毒为代表的病毒感染可能参与了机体免疫系统的激发。其具体机制未明,可能涉及哮喘发展过程中的免疫循环,即初始反复的气传性刺激物(如变应原或病毒)刺激后引起气道炎症反复,并导致症状发作。随着病情进展,炎症过程不能恢复完全,出现组织修复和再生,并可能引发长期的慢性病理变化。此过程可使患者的呼吸功能恶化,进而可发生气道重构。

变应原致敏与病毒感染的因果关系是目前研究的热点,一般认为,变应原致敏早于鼻病毒诱发性喘息的发生。导致哮喘时上皮损伤的另一个问题是哮喘患者的上皮细胞对于入侵病毒的处理能力减弱,由于支气管上皮细胞产生γ干扰素的能力下降,感染病毒后不能有效地启动上皮细胞防御性凋亡程序,限制病毒的复制,结果导致受累上皮细胞坏死,使病毒得以复制、扩散,症状持续。

气道高反应性在儿童哮喘中很常见,但是并不是儿童哮喘所必有的特征,在儿童运动诱发性哮喘中的表现更明显。支气管高反应性的确切机制并不十分清楚,可能涉及与上皮温度和液体交换的气道屏障功能异常和副交感神经机制。

哮喘患儿因气道阻塞或气道重塑,可有肺功能可逆或不可逆性下降,但是肺功能下降在儿童哮喘发病机制中的意义尚不十分清楚。有出生队列研究显示,相对于肺功能正常的健康儿童,早期即有有肺功能下降者,将来更易发生哮喘。但并非所在早期有肺功能异常的儿童,将来均会发展成为哮喘。

气道重构是成人哮喘的一个常见特征,其在儿童哮喘中的意义相对不十分明了,特别是对于究竟气道重构始于何时及重构过程如何启动等并未得出一个明确的解释。但是无论如何年长儿哮喘中肺功能的下降可能反映了气道结构的变化,如上皮下网状基底膜的增厚,上皮细胞的破坏,蛋白酶和抗蛋白酶平衡失调和新血管的形成,提示在儿童哮喘确实存在气道重构的可能。

现有证据表明遗传易感性是哮喘发生的一个重要原因,目前研究已证实至少在15条染色体上发现了至少数十个与哮喘易感性相关的区域,其与IgE产生、气道高反应性和炎症介质产生密切相关。

二、临床表现

儿童哮喘的主要临床表现是间歇性干咳和(或)呼气性喘息,年长儿常会诉说气短和胸闷，而幼龄儿童则常常诉说间歇性非局限性胸部“疼痛”感。呼吸道症状可以在夜间加重，在呼吸道感染和吸入变应原触发下也可以使症状加重。日间症状往往与剧烈运动和玩耍有关。儿童哮喘的其他症状可以表现轻微，无特异性，包括保护性自我限制运动、可能与夜间睡眠异常有关的疲倦和体育运动能力低下等。病史询问中仔细了解以往使用抗哮喘药物（支气管舒张剂）的情况有利于哮喘的诊断。如使用支气管舒张剂可使症状得以改善，提示有哮喘的可能。如果症状，尤其是喘息经支气管舒张剂和糖皮质激素治疗无效，多不支持哮喘的诊断，要考虑其他诊断的可能。

许多因素可以触发哮喘症状，如剧烈运动、过度通气、冷或干燥气体及气道刺激物等，当有呼吸道感染和吸入变应原时，可以增加刺激物暴露的气道高反应性。有些儿童因为长期暴露于环境刺激物，导致症状持续存在，因此环境评估是哮喘诊断和管理的基本要素之一。

如存在危险因素，包括有其他过敏性疾病史，如变应性鼻炎、变应性结膜炎、变应性皮炎，多种变应原致敏，食物过敏和父母有哮喘史等，对哮喘的诊断有一定提示作用，但不是诊断哮喘的必备条件。由于在日常临床就诊时哮喘患者往往无明显的异常征象，因此病史在哮喘的诊断中十分重要。有些患者仅表现为持续的干咳，胸片检查正常，但有时可以通过深呼吸在呼吸末闻及哮鸣音。临床上经过速效吸入 β_2 受体激动剂后哮喘症状和体征在短时（10～15 分钟）内有明显改善，高度提示哮喘诊断的可能。

哮喘急性发作时听诊通常可以闻及呼气相哮鸣音和呼吸相延长，偶尔在部分区域有呼吸音下降，部位通常位于前胸右下侧。由于气道阻塞，可有局限性过度通气（气肿）的征象。因气道内有过度的黏液分泌和炎症渗出，哮喘发作时可以闻及湿啰音和干啰音，容易与支气管肺炎相混淆。但是哮喘湿啰音并非广泛肺泡炎症所致，因此其变化快于支气管肺炎时的啰音，随着有效治疗后气道痉挛得到改善，分泌物排出后啰音可以在短时间内得到明显的改善。如果有固定的局限性湿啰音和呼吸音降低，提示有局部肺不张，此时难以与支气管肺炎相鉴别。在严重哮喘急性发作时，广泛的气道阻塞时患者可出现呼吸困难和呼吸窘迫，此时可能闻及双相哮鸣音，即在吸气相也可出现哮鸣音，伴有呼气延长和吸气受限。同时表现为胸骨上和肋骨间隙凹，辅助呼吸机运动。极少部分患者，由于有严重的气流受限，呼吸音明显下降，甚至不能闻及哮鸣音，即所谓的“闭锁肺”，此为哮喘发作时的危重征象，需采取紧急救治措施。

（一）肺通气功能测定

肺通气功能测定是哮喘诊治过程中最主要的检测手段，通过肺通气功能测定可以客观了解和评估可逆性气流受限的状况，也是确定哮喘诊断的主要客观指标。对于所有 5 岁以上可以行肺通气功能检查的哮喘儿童都应该定期检测。肺通气功能测定有一定技术规范要求，一般应该有专职人员操作，并经儿科呼吸专科医师评估后得出检测结论。

与儿童哮喘相关的肺通气功能测定的主要指标包括：

1. 用力肺活量(FVC)

FVC 是深吸气至肺总量后以最大用力、最快速度所能呼出的全部气量，反映肺容量的大小。

2. 一秒钟用力呼气容积(FEV_1)

FEV_1 为用力呼气第一秒钟内呼出的气量，通过计算 FEV_1 占 FVC 的百分数可得出一秒率(FEV_1/FVC%)，是评估气流受限的主要指标之一。正常情况下儿童期的呼吸频率与年龄呈反比，年龄越小呼吸频率越快，每次呼吸周期的时间越短。因此在幼龄儿童中评估气流受限时，可以选择 0.5 秒钟用力呼气容积(FEV0.5)作为评估指标，其敏感性更优于 FEV_1。

3. 呼气峰流速(PEF)

PEF 为用力呼气过程中达到的最高呼气流速，可直接反映气道的通气功能状况。

4. 最大呼气中段流量(MMEF)

MMEF 是由 FVC 曲线计算得到的用力呼出肺活量 25%～75%的平均流量，是判断气道阻塞的主要指标之一，尤其对于小气道病变的敏感性优于 FEV_1。

如无条件进行肺通气功能检测，可以使用简易峰流速仪监测通气功能，通过连续的峰流速测定可以了解肺通气状况，有利于哮喘控制的评估和对治疗的反应性。一般要求每天早晚各测一次，正常情况下，变异率应该＜20%。实际应用时建议在患者无哮喘症状时连续测定 2 周，首先建立个人最佳值，以后根据此个人最佳值评估疾病状况。

脉冲震荡(IOS)肺功能检测技术对儿童的配合要求较低，可用于 3 岁以上儿童哮喘的肺功能测定。国际上已有相关 IOS 检测和评判标准，认可其在儿童哮喘评价中的地位，并纳入了部分哮喘防治指南。但是在具体应用时应该注意到目前国内尚无统一的正常预计值标准，评估时还需慎重。

幼龄儿童也可以采用潮气通气肺功能检测，但是除了缺乏国人的正常预计值标准参数外，还由于其采用非用力呼吸方法获得检测参数，对于哮喘气流受限程度评估的价值有限，目前尚未被任何哮喘指南作为检测指标纳入其中。

(二)激发试验

当临床症状提示为哮喘而肺通气功能正常时，测定气道反应性的激发试验有助于疾病的诊断。激发试验的方法包括通过吸入乙酰甲胆碱或组胺等支气管收缩剂刺激的直接激发，和吸入甘露醇或通过一定强度运动刺激的间接激发。常用的激发试验是通过逐级递增吸入刺激物的浓度或增加运动强度直至达到支气管收缩（以 FEV_1 下降 20%为准），或者达到最大累积吸入激发物浓度或最大运动强度来评估气道的反应性。导致 FEV_1 下降 20%时吸入激发药物的剂量或运动强度越低，表明气道反应性越高。结果以达到 FEV_1 下降 20%时的吸入激发药物剂量（PD_{20}）或浓度（PC_{20}）表示。如以乙酰甲胆碱激发，一般以 PC_{20} 低于 8mg/mL 判断为激发试验阳性，表明存在气道高反应性，支持哮喘的诊断。但是激发试验阳性并非哮喘所特有，激发试验阳性也可能发生在其他疾病如变应性鼻炎等，因此激发试验的价值更可能在于排除哮喘诊断，如果未接受抗炎治疗的有症状的儿童，激发试验阴性基本可以排除哮喘诊断。

激发试验有可能导致严重哮喘急性发作，因此必须严格按操作规范进行，并需配备即刻处理急性支气管收缩所需的医疗设备和急救药物。

（三）无创气道炎症标志物测定

气道炎症标志物测定是近年逐渐在临床中开展的无创检测手段，目前临床常用的方法有：

1. 诱导痰液检测

通过超声雾化吸入高渗盐水（一般选 3%浓度）诱导获得痰液进行分析。对诱导痰液的细胞学分析和炎症相关因子的测定可以了解气道炎症的性质和严重度。在哮喘患者中进行高渗盐水诱导痰液时有可能导致支气管痉挛，在诱导前必须预防性使用吸入 β_2 受体激动剂。学龄儿童中诱导痰液的成功率约为 80%，而在幼龄儿童中成功率较低，由于不能有效地将痰液咳出，幼龄儿童往往需要通过吸引管获取痰液。

由于痰液诱导过程较复杂且费时，虽然目前已有痰液诱导方法的质控标准，但是在实际操作中往往难以掌控，而且诱导痰液分析在儿童哮喘诊断和监测中的价值尚未确立，因此目前此技术尚未在儿科临床中普遍开展，主要应用于哮喘等疾病的临床研究。

2. 呼出气一氧化氮分数

呼出气一氧化氮分数（FeNO）是迄今为止非创伤性气道炎症评估中研究最深入的一种炎症标志物监测方法，也是目前临床应用较广的儿童哮喘检测手段。通过标准化的检测方法，可以在呼气相经口测得稳定的 FeNO，测得的水平以十亿分之一颗粒（ppb）的单位表示。该项检测技术要求高，需要十分精准的评估，因此使用不同仪器和不同检测单位所获得的结果往往不具有可比性。

FeNO 检测主要通过在线的方法进行，受试者通过口器以 50mL/s 的流速恒定地呼出气体，儿童检测时呼出气需持续 6 秒钟。要避免经鼻呼出气对检测结果的影响，因鼻和鼻窦产生的 NO 远高于下呼吸道。对于幼龄儿童也可以采用离线方法，即通过将呼出气体集于密闭容器后再分析测定，但是此方法可能会受到不同因素的影响，精确度不如在线检测。

在进行 FeNO 评估时要注意可能的影响因素，如过度用力呼吸可以导致 FeNO 水平下降，并维持数分钟，如果需要同时进行肺通气功能检测，一定是先检测 FeNO 后检测肺通气功能。吸烟可以降低 FeNO，而富含硝酸盐或精氨酸的食物可以明显提高 FeNO 的水平。感染对 FeNO 的影响也是不可小觑的一个问题，检测时都应该注意。通过对不同流速时 FeNO 水平的评估，有可能计算出支气管或肺泡来源的 FeNO，但其精确度尚待确认，目前仅限于研究所用。

根据我国最近完成的全国性研究结果显示，我国儿童的 FeNO 略高于国外报道的资料，平均值在 12ppb(95%可信区间，5～24ppb)，男女性别差别并不大。如果 FeNO 水平明显增高，达 40～50ppb 以上或高于正常上限 20%，高度提示气道存在嗜酸性细胞性炎症。

FeNO 检测有助于变应性哮喘的诊断，尤其当哮喘的症状不明显时。与儿童哮喘时肺功能检测多显示正常不同，在无症状的哮喘儿童中 FeNO 水平往往可以持续升高。FeNO 检测反映的是嗜酸细胞性炎症，在中性细胞性炎症其水平并不升高，因此必须强调不能仅依据 FeNO 水平做出哮喘的诊断或排除哮喘诊断。吸入糖皮质激素(ICS)可有效降低 FeNO 水平，此效应可以发生在 ICS 治疗后的数天内。在实践中对于已接受 ICS 治疗个体，FeNO 对于疾病诊断的临床价值有限，临床上也不推荐仅依据 FeNO 水平调整 ICS 的剂量。但是在另一方面，可以通过检测 FeNO 了解患者对 ICS 治疗的依从性和疾病状态。经过 ICS 治疗后 FeNO 下降的个体中，如 FeNO 再度上升预示着可能由于停用或减量 ICS 而使得哮喘控制不良。如果 FeNO 持续升高提示发生急性发作的危险可能性增高。FeNO 反复检测的临床价值高于单次检测，有利于动态评估。

（四）过敏状态检测

虽然不能根据变应原检测结果诊断哮喘，但是变应原检测有助于了解哮喘儿童的过敏状态和预测疾病的远期转归，同时可以识别与哮喘相关的可能触发因素，为环境控制提供客观依据，并有利于特异性免疫治疗方案的制订。

常用变应原检测方法有皮肤点刺试验和血清特异性 IgE 测定，前者为体内试验，后者为体外试验，两者临床意义相近，可以互补。而目前部分单位采用的所谓变应原特异性 IgG 测定，检测的阳性结果仅表明机体对某一种物质的接触，并非评价过敏状态的标准检测手段，对哮喘儿童过敏状态的评估不具有实际临床意义。

（五）血气分析

血气分析有助于判断哮喘急性发作时的严重程度，建议对于中、重度哮喘急性发作者都应该进行血气分析。哮喘急性发作时存在不同程度的低氧血症，病初作为代偿，机体试图通过增加每分通气量来改善低氧血症，用力深呼吸。因此哮喘急性发作初期由于代偿性过度通气，可出现一过性低碳酸血症，pH 可以维持接近正常，甚至高于正常水平。当疾病进一步恶化，低氧血症加重，酸性代谢产物增加，呼吸肌疲劳，有效通气量下降，逐渐出现 CO_2 潴留甚至出现严重的高碳酸血症，血气分析显示混合性酸中毒。因此当血气分析结果显示 CO_2 水平由低向正常水平过渡时，表明疾病正在进行性恶化，应该采取紧急医疗措施。

（六）放射学检查

哮喘是可逆性气流受限性疾病，大多情况下无须进行放射学检查。但是对于诊断不明，或临床治疗效果不佳的年幼喘息儿童，胸部放射学检查有助于排除其他原因所致喘息病变。当哮喘急性发作时病情难以控制，或发生急剧恶化时，需考虑发生并发症的可能，如气胸和纵隔气肿，或右肺中叶综合征等，此时可能需通过放射学检查得以确诊。

（七）支气管镜检查

近年国内儿科临床支气管镜的应用逐渐普及，部分儿童喘息诊断不明或临床控制不佳的喘息儿童可能需要进行此项检查，但需严格掌握指征。

气道内镜检查可以直接了解气道的解剖结构，除外异物吸入，有助于了解黏膜炎症和黏膜下组织增生的程度，并可通过支气管肺泡灌洗液分析，获取气道炎症相关信息。具体操作时要根据病情特点考虑分别进行硬质喉气管镜和纤维支气管镜检查。硬质喉气管镜视野大，有利于更好地观察喉后方的部位及气管上端，并可以较方便地直接移除异物。而纤维支气管镜在评估气道的动力学方面更佳，通过观察呼吸和咳嗽时气道的稳定性可以发现气管/支气管软化等病变。检查时应该对整个气道进行观察，即使在喉部发现了可以解释喘鸣的原因，仍有 15％的患者可以同时存在下气道病变。对于迁延性喘息患者，早期进行支气管镜评估可以提供快速准确的诊断，并预防不必要的检查和过度治疗。

三、诊断及鉴别诊断

（一）诊断

1. 婴幼儿哮喘的特点

(1)日间或夜间咳喘明显，运动后加重。

(2)病理上以黏膜肿胀、分泌亢进为主，哮鸣音调较低。

(3)对皮质激素反应相对较差。

(4)易患呼吸道感染。

2. 儿童哮喘的特点

(1)多在 2 岁以后逐渐出现呼吸道过敏。

(2)发病季节与变应原类型有关。

(3)有明显的平滑肌痉挛，哮鸣音调高。

(4)对糖皮质激素反应较好。

3. 咳嗽变异性哮喘的特点

(1)长期咳嗽，无喘息症状。

(2)咳嗽在夜间或清晨以及剧烈运动后加重。

(3)抗生素治疗无效。

(4)支气管扩张药及糖皮质激素有特效。

(5)部分患儿存在呼吸道过敏。

(6)一些患儿最终发展成支气管哮喘。儿童支气管哮喘根据年龄和临床表现不同分成 3 种：婴幼儿哮喘、儿童哮喘和咳嗽变异性哮喘。

4. 婴幼儿哮喘诊断标准

(1)年龄<3 岁，喘息≥3 次。

(2)发作时肺部有哮鸣音，呼气延长。

(3)有特应性体质(湿疹，过敏性鼻炎)。

(4)有哮喘家族史。

(5)排除其他喘息性疾病。

有以上第(1)、(2)、(5)条即可诊断婴幼儿哮喘；喘息发作 2 次，并具有第(2)、(5)条，诊断为可疑哮喘或喘息性支气管炎，如同时具有第(3)条和第(4)条时，可考虑给予治疗性诊断。

5. 儿童哮喘诊断标准

(1)年龄>3 岁，喘息反复发作。

(2)发作时两肺有哮鸣音，呼气延长。

(3)支气管舒张剂有明显疗效。

(4)排除其他原因的喘息、胸闷和咳嗽。

(5)对各年龄组疑似哮喘同时肺部有哮鸣音者，可做以下任何一项支气管舒张试验：用 $β_2$ 受体激动药的气雾剂或溶液雾化吸入；1‰肾上腺素皮下注射 0.01mL/kg，最大量不大于 0.3mL/次，15 分钟后，观察有无明显疗效。

6.咳嗽变异性哮喘诊断标准

(1)咳嗽持续或反复发作(夜间,清晨,运动,痰少,无感染)。

(2)气管舒张剂治疗有效(必须标准)。

(3)皮肤变应原试验阳性,有过敏史或家族史。

(4)气道呈高反应性,支气管激发试验阳性。

(二)鉴别诊断

由于哮喘的临床表现并非哮喘特有,所以,在建立诊断的同时,需要排除其他疾病所引起的喘息、胸闷和咳嗽。

1.心源性哮喘

心源性哮喘常见于左心心力衰竭,发作时的症状与哮喘相似,但心源性哮喘多有高血压,急性肾炎并发严重循环充血,冠状动脉粥样硬化性心脏病,风心病和二尖瓣狭窄等病史和体征,常咳出粉红色泡沫痰,两肺可闻广泛的水泡音和哮鸣音,左心界扩大,心率增快,心尖部可闻奔马律,胸部X线检查时,可见心脏增大,肺淤血征,心脏B超和心功能检查有助于鉴别,若一时难以鉴别可雾化吸入选择性 β_2 激动药或注射小剂量氨茶碱缓解症状后进一步检查,忌用肾上腺素或吗啡,以免造成危险。

2.气管内膜病变

气管的肿瘤,内膜结核和异物等病变,引起气管阻塞时,可以引起类似哮喘的症状和体征,通过提高认识,及时做肺流量容积曲线,气管断层X线摄片或纤维支气管镜检查,通常能明确诊断。

3.喘息型慢性支气管炎

实际上为慢性支气管炎合并哮喘,多见于中老年人,有慢性咳嗽史,喘息长年存在,有加重期,有肺气肿体征,两肺可闻及水泡音。

4.支气管肺癌

中央型肺癌导致支气管狭窄或伴感染时或类癌综合征,可出现喘鸣或类似哮喘样呼吸困难,肺部可闻及哮鸣音,但肺癌的呼吸困难及哮鸣症状进行性加重,常无诱因,咳嗽可有血痰,痰中可找到癌细胞。胸部X线摄片、CT或MRI检查或纤维支气管镜检查常可明确诊断。

5.变态反应性肺浸润

此病见于热带性嗜酸性细胞增多症、肺嗜酸粒细胞增多性浸润、多源性变态反应性肺泡炎等,致病原因为寄生虫、原虫、花粉、化学药品、职业粉尘等,多有接触史,症状较轻,可有发热等全身性症状,胸部X线检查可见多发性、此起彼伏的淡薄斑片浸润阴影,可自行消失或再发,肺组织活检也有助于鉴别。

四、治疗

（一）治疗目标

哮喘是一种慢性炎症性疾病，迄今为止尚无任何一种药物可以治愈或改善儿童哮喘的进程，目前的治疗目标是达到和维持哮喘控制，减少疾病的远期风险。具体目标为：①达到并维持症状的控制。②维持正常活动，包括运动能力。③维持肺功能水平尽量接近正常。④预防哮喘急性发作。⑤避免因哮喘药物治疗导致的不良反应。⑥预防哮喘导致的死亡。

（二）防治原则

儿童哮喘控制治疗应越早越好。要坚持长期、持续、规范、个体化治疗原则。具体治疗包括：①急性发作期：快速缓解症状，如平喘、抗炎治疗。②慢性持续期和临床缓解期：防止症状加重和预防复发，如避免触发因素、抗炎、降低气道高反应性、防止气道重塑，并做好自我管理。注重药物治疗和非药物治疗相结合，不可忽视非药物治疗如哮喘防治教育、变应原回避、患儿心理问题的处理、生命质量的提高、药物经济学等诸方面在哮喘长期管理中的作用。

（三）长期治疗方案

对于儿童持续哮喘不论年龄都应考虑进行一定时间的控制治疗，具体根据年龄分为5岁及以上和5岁以下哮喘的长期治疗方案。ICS是儿童哮喘首选长期控制药物，对于无法使用ICS或对使用ICS有顾虑者可以使用白三烯受体拮抗剂。ICS治疗的量效关系相对比较平坦，使用低中剂量ICS时即可达到显著的临床疗效，对于大多数患儿而言，加大ICS剂量并不能进一步获益。而且长期规律使用ICS可能会对儿童的生长发育造成一定的不良影响，目前趋向于使用小剂量ICS作为儿童哮喘控制治疗的起始推荐剂量，如无效可考虑联合治疗或ICS剂量加倍。

初始控制治疗方案根据哮喘病情严重程度分级而定，可以选择第2级、第3级或第4级治疗方案，体现了在初始治疗时“强化”治疗的概念。在开始控制后的2～4周必须随访评估疗效，如果病情控制不佳，及时调整控制治疗方案。以后每1～3个月审核一次治疗方案，如哮喘控制良好，并维持至少3个月，可考虑治疗方案降级，直至确定维持哮喘控制的最小剂量。如部分控制，可考虑升级治疗以达到控制。但考虑升级治疗之前首先要检查患儿吸药技术、遵循用药方案的情况、变应原和其他触发因素回避等情况。如未控制，升级或越级治疗直至达到控制。

在儿童哮喘的长期治疗方案中，除每天规则地使用控制治疗药物外，根据病情按需使用缓解药物。吸入型速效β_2受体激动剂是目前最有效的缓解药物，是所有年龄儿童哮喘急性发作的首选治疗药物，通常情况下1天内不应超过3～4次。亦可以选择联合吸入抗胆碱能药物作为缓解治疗药物。

我国地域广，社会经济发展很不平衡，因此联合治疗方法的选择除了考虑疗效外，还需要同时考虑地区、经济的差异。

1. 控制治疗的剂量调整和疗程

对于单用中高剂量 ICS 者，尝试在达到并维持哮喘控制 3 个月后剂量减少 25%～50%。单用低剂量 ICS 能达到控制时，可改用每天 1 次给药。联合使用 ICS 和 LABA 者，先减少 ICS 约 50%，直至达到低剂量 ICS 才考虑停用 LABA。如使用最低剂量 ICS 患者的哮喘能维持控制，并且 1 年内无症状反复，可考虑停药观察。

有相当比例的 5 岁以下幼龄儿童哮喘患者的症状会随年龄增长而自然缓解，而且从某种意义上讲，因缺乏客观指标，可以认为此年龄儿童的任何哮喘治疗都是“试验”性的，因此控制治疗方案的调整有别于年长儿。指南建议每 3～6 个月进行疗效评估，以决定是否需要继续控制治疗。换言之，部分患者仅需要数月控制治疗就可以考虑停药观察，无须长达数年的控制治疗。最近研究显示，对于明确为急性呼吸道病毒感染相关的轻症反复喘息儿童可以考虑早期停用持续控制治疗，改为依据症状驱动的间歇性高剂量 ICS/β_2 受体激动剂治疗方案，高剂量 ICS 的单次疗程一般不超过 2 周。此方案可以明显减少 ICS 的负担，而维持同样的临床疗效。

2. 变应原特异性免疫治疗(SIT)

从理论上讲，SIT 是目前唯一可能改变过敏性疾病进程的治疗方法，是通过逐渐增加提纯的变应原剂量使机体对致敏原产生耐受性而产生临床疗效。SIT 是变应原特异性的治疗，因此在开始 SIT 前必须识别和确定触发哮喘的变应原。对于已证明对变应原致敏的哮喘患者，在无法避免接触变应原和药物治疗症状控制不理想时，可以考虑采用针对变应原的特异性免疫治疗，如应用尘螨变应原提取物治疗尘螨过敏性哮喘。如果患者对多种变应原致敏，用单一变应原制剂进行 SIT 的疗效多不理想。

目前可以通过皮下注射免疫治疗(SCIT)或舌下含服免疫治疗(SLIT)两种方法进行治疗。SCIT 在临床已应用数十年，疗效确切，适用于 5 岁以上儿童。近年开始应用于临床的 SLIT 使用方便，相对安全性好，适用年龄更广，但是对于 5 岁以下儿童的有效性和安全性尚未完全确立。

进行 SIT 治疗时应遵循指南行事。哮喘症状必须得到控制，治疗前要查验近期变应原接触情况，检测肺功能。如果患者有过敏性症状或近期感染，或肺功能指标不达标，不能进行 SCIT。如出现明显的局部反应，应该考虑调整剂量。注射 SCIT 后要留院观察至少 30 分钟，如出现任何全身反应，如咳嗽、打喷嚏、瘙痒和急性全身过敏反应的征象，立即注射肾上腺素。局部不良反应一般可以用抗组胺药物治疗或预防。任何实施 SCIT 治疗的单位都必须有经过急救训练的专业人员当班，以便及时实施救急治疗。虽然 SLIT 可以在家庭中实施，首次治疗时必须在医院内进行，同样需要留院观察 30 分钟以上。

（四）急性发作期治疗

主要根据急性发作的严重程度及对初始治疗措施的反应，在原有药物基础上进行个体化治疗。

哮喘急性发作经合理应用支气管舒张剂和糖皮质激素等哮喘缓解药物治疗后，仍有严重或进行性呼吸困难者，称为哮喘危重状态（哮喘持续状态）。如此时支气管阻塞未能及时得到缓解，可迅速发展为呼吸衰竭，直接威胁生命。应将哮喘急性发作的患者置于良好医疗环境中，以相对高流量的方法供氧以维持血氧饱和度 92%～95%以上，同时进行心肺监护，监测血气分析和通气功能，对未作气管插管者，禁用镇静剂。

儿童哮喘急性发作时的治疗目标是：避免病情在短时间内进行性加重，尽可能减少并发症，避免哮喘死亡，并通过治疗教育患者掌握进行自我管理方法。一般需用联合治疗的方法，通过多途径控制哮喘的发病环节，最大限度地缓解气道痉挛，提高疗效，减少不良反应。

1. 吸入速效 β_2 受体激动剂

使用氧驱动（氧流量 6～8L/min）或空气压缩泵雾化吸入，第 1 小时可每 20 分钟 1 次，以后根据病情可每 1～4 小时重复吸入。药物剂量：每次吸入沙丁胺醇 2.5～5mg 或特布他林 5～10mg。如无雾化吸入器，可使用压力定量气雾剂（pMDI）经储雾罐吸药，每次单剂喷药，连用 4～10 喷，用药间隔与雾化吸入方法相同。

肾上腺素皮下注射仅限用于无条件使用速效 β_2 受体激动剂吸入治疗者，应在严密观察下使用。药物剂量：每次皮下注射 1∶1000 肾上腺素 0.01mL/kg（≤0.3mL/次）。必要时可每 20 分钟 1 次，但不可超过 3 次。

经吸入速效 β_2 受体激动剂治疗无效者，可能需要静脉应用 β_2 受体激动剂。药物剂量：沙丁胺醇 15μg/kg 缓慢静脉注射，持续 10 分钟以上；病情严重需静脉维持滴注时剂量为 1～2μg/(kg·min)[≤5μg/(kg·min)]。静脉用药容易出现心律失常和低钾血症等严重不良反应，要严格掌握指征及剂量，并作必要的心电图、血气及电解质等监护。

2. 糖皮质激素

全身应用糖皮质激素是治疗儿童重症哮喘发作的一线药物，早期使用可以减轻疾病的严重度，给药后 3～4 小时即可显示明显的疗效。药物剂量：口服泼尼松

1～2mg/kg。也可静脉给药，琥珀酸氢化考的松 5～10mg/kg，或甲泼尼龙 1～2mg/kg，根据病情可间隔 4～8 小时重复使用。

大剂量 ICS 对儿童哮喘发作的治疗有一定帮助，选用雾化吸入布地奈德悬液 1mg/次，每 6～8 小时 1 次。但病情严重时不能以吸入治疗替代全身糖皮质激素治疗，以免延误病情。

3. 抗胆碱药

抗胆碱药是儿童危重哮喘联合治疗的组成部分，其临床安全性和有效性已确立，对 β_2 受体激动剂治疗反应不佳的重症者应尽早联合使用。药物剂量：异丙托溴铵每次 125～500μg，间隔时间同吸入 β_2 受体激动剂。

4. 氨茶碱

静脉滴注氨茶碱可作为儿童危重哮喘附加治疗的选择。药物剂量：负荷量 4～6mg/kg(≤250mg)，缓慢静脉滴注 20～30 分钟，继之根据年龄持续滴注维持剂量 0.7～1mg/(kg·h)，已用口服氨茶碱者，直接使用维持剂量持续静脉滴注。亦可采用间歇给药方法，每 6～8 小时缓慢静脉滴注 4～6mg/kg。

5. 硫酸镁

硫酸镁有助于危重哮喘症状的缓解，安全性良好。药物剂量：25～40mg/(kg·d)(≤2g/d)，分 1～2 次，加入 10%葡萄糖溶液 20mL 缓慢静脉滴注(20 分钟以上)，酌情使用 1～3 天。不良反应包括一过性面色潮红、恶心等，通常在药物输注时发生。如过量可静脉注射 10%葡萄糖酸钙拮抗。

儿童哮喘危重状态经氧疗、全身应用糖皮质激素、β_2 受体激动剂等联合治疗后病情继续恶化者，应及时给予辅助机械通气治疗。

(五)给药方法的选择

儿童哮喘治疗给药方法的选择，直接影响到临床疗效。目前哮喘治疗的主要给药方法是吸入治疗，具有作用直接迅速、药物剂量小、安全性好、使用方便等特点。

1. 吸入治疗

吸入治疗时药物是通过不同的装置以气溶胶的形式输出并随呼吸进入体内，气溶胶具有巨大的接触面，有利于药物与气道表面接触而发挥治疗作用，但气溶胶同时也具有凝聚倾向，其流动性取决于外界赋予它的初始速度，而沉降作用基本遵循 Stoke 定律，即沉降速度与颗粒的质量成正比。吸入药物由于输送装置的特点、药物颗粒的大小、形态、分子量、电荷、吸潮性等的不同，可产生不同的临床效果。就颗粒大小而言，直径在 1～5μm 的药物颗粒最为适宜，>6μm 的颗粒绝大多数被截留在上呼吸道，而<0.5μm 的颗粒虽能达到下呼吸道但在潮气呼吸时有 90%的

药雾微粒被呼出体外。

药物吸入后可通过呼吸道和消化道两条途径进入全身血液循环。目前所用的绝大多数药物吸入肺部后以原型进入血液循环，其中仅有25%左右的药物通过肝脏首过代谢灭活，其余大部分药物分布在全身组织。而另有相当大一部分留存在口咽部的药物通过吞咽经消化道吸收进入体内，其中大部分药物可通过肝脏首过代谢迅速失活。因此所有的吸入药物都有一定的全身生物利用度，是经肺和消化道吸收进入血液循环药物的总和。不同的药物和装置组合，药物的全身生物利用度可有明显差异。

(1)不同吸入装置的特点：①压力定量气雾吸入剂(pMDI)：是目前临床应用最广的一种吸入装置，典型的pMDI由药物、推进剂和表面活性物质或润滑剂3种成分所组成，呈悬液状。因3种成分的密度相差大，静置后可分层，放置一段时间后的首剂药物剂量差异极大应弃用。要做到定量准确，每次使用前必须充分摇匀，否则将影响下一次使用时喷出的药量。pMDI便于携带，作用快捷，临床疗效与吸入方法密切相关，如正确操作，吸入肺部的药量可达10%以上。但是应用pMDI有较高的吸入技术要求，在幼龄儿童较难掌握复杂的吸入技术而限制了其在该年龄组人群中的应用。以往pMDI大多以氟利昂(CFC)作为推进剂，不利于环境保护，目前已被氢氟化合物(HFA)替代。由于理化性质的不同，使用HFA的pMDI的微颗粒制剂可产生更小的药雾颗粒，增加吸入肺内的药量，特别是周边气道的药量有明显增加，可望取得更好的临床效果。pMDI的高速气流和大颗粒输出对于其短而小的口器而言，极易造成药物留存在口咽部，增加经胃肠道药物吸收量。因此，应用pMDI时要对患者进行详细的指导，具体的吸药要求是：先深呼气，然后作与喷药同步的缓慢深吸气，随之屏气10秒钟，这样才能使药物充分地分布到下气道，达到良好的治疗效果。②pMDI＋储雾罐(pMDIs)：针对pMDI的不足，加用储雾罐作为辅助装置吸药，可以减少使用pMDIs吸药的协同性要求，适用年龄范围更大，减少了推进剂等产生的气道内应激反应。同时提供了药物储存空间，以便于药雾流速减缓和药雾微颗粒变小，患者可以任何吸气流速持续吸药数次，可以提高吸入肺内的药量。根据储雾罐的不同最终有30%～70%的药物留存在储雾罐内，减少了口咽部药物存积量，提高了安全度。哮喘急性发作时通过pMDIs用大剂量β_2激动剂吸入可达到用喷射雾化器治疗同似的效果。儿童使用应根据年龄选用合适的储雾罐，使用多剂量药物时，应单剂量重复吸药，不能一次多剂量吸药。需使用去静电处理的塑料储雾罐或金属储雾罐。③干粉吸入剂(DPI)：DPI与pMDI吸入的根本不同点在于，通过使用者主动吸气的动能分散药雾微粒，于粉雾颗粒的流速与使用者的吸气流速相吻合，而且颗粒以干粉形式输出，因此药雾在离开吸入装置后，微颗粒的大小不会因时间和距离的变化而发生迅速变化，从气雾动力学上来说，干粉剂的药雾颗粒较 pMDI 更稳定。由于气流速和气流方式的不同，药雾在口咽部留存量也较少。DPI 具有携带方便、使用快捷、操作容易、不含 CFC、可使用纯药、无须维修等特点。不同装置的吸气阻力不同，一般而言，结构简单的单剂量型干粉吸入器吸气阻力较小，多剂量型干粉吸入器结构复杂，吸气阻力相对略高。使用者的吸气流速直接决定吸入药量的多少。使用 DPI 时要采用快速的深吸气方式吸药，以期达到最大的吸入药量。在哮喘极重发作及婴幼儿可能达不到足够的吸气流速而不宜应用 DPI。④雾化器：雾化器为所有吸入装置中对患者配合要求最低的一种吸入装置，治疗时患者作平静呼吸即可，药液不含刺激物。由于输出药雾颗粒较小，药雾沉积时间长，药物在肺内的分布较均衡，有较好的临床治疗效应。近年各种改进型雾化吸入装置和新颖药物制剂的出现，使其应用范围也日益广泛。但雾化吸入治疗费用相对较贵，有动力要求而携带不方便，主要用于医院和家庭雾化。

治疗哮喘需选用射流雾化器，普通超声雾化器因输出雾粒不稳定，气雾的水密度高，可能增加气道阻力，不推荐用于儿童哮喘治疗。使用时射流雾化器时药池内的液量要充足，一般用量为 3～4mL。药雾微颗粒的大小与动力气流速相关，如用氧气驱动，每分钟流速应达到 6～8L，增加气流速可使雾化量增加，减小药物颗粒，缩短雾化时间，使患者的依从性更好。每次雾化吸入的时间以 5～10 分钟为妥。尽可能用经口吸药，如用面罩，要注意其密闭性，否则将降低吸入药量。应在安静状态下通过潮气呼吸的方式吸药，可作间歇深吸气。为了避免雾化吸入 ICS 时不良反应的发生，要防止药物进入眼睛，在吸药前不能抹油性面膏，吸药后立即清洗脸部，以减少可能经皮肤吸收的药量。

(2)吸入治疗时不良反应的防治：吸入治疗时的某些不良反应如口咽部霉菌感染，声音嘶哑，吸药时的咳嗽反射等可以通过吸入装置的改变而减轻，用 pMDI 吸药者最好加用储雾罐，特别当长期使用较大剂量的 ICS 时，必须使用储雾罐。由于吸药方式不同使用干粉吸入器时前述不良反应的发生也较少。更重要的是无论使用何种吸入装置，每次吸入 ICS 后一定要及时漱口，祛除口咽部沉积的药量，尽可能减少经胃肠道的药物吸收量。

使用不同的制剂吸入体内的药量不尽相同，对疗效有明显的影响。使用吸入治疗时，应将药物和吸入装置作为一个整体加以考虑，选用适合于具体患者的吸入装置。也要考虑到不同药物的体内代谢情况的不同点，尽可能选用肝脏首过代谢率高的药物以减少全身生物利用度，提高用药的安全性。

(3)各年龄适用的吸入装置：临床医师应熟悉各种药物、吸入装置和给药方法的特点，根据患者的年龄和病情制订治疗方案，使用合适的吸入装置和药物，指导正确的吸药方法，用尽可能少的药物达到最佳临床治疗效果。

2.经皮给药

针对儿童用药的特点，目前临床有新型的透皮吸收剂型，如妥洛特罗贴剂。该药采用结晶储存系统控制药物持续释放，药物分子经过皮肤吸收，可以减轻全身性不良反应。每天只需贴敷1次，用药后4～6小时可以达到药物的峰浓度，药效约维持24小时，使用方法简单。根据药物体内特点，一般推荐晚上用药，药物达峰时间正好与儿童哮喘午夜后症状好发时间相吻合，有利于夜间症状的控制。该药有0.5mg、1mg、2mg三种剂型，分别用于不同年龄的儿童哮喘。

（六）临床缓解期的处理

为了巩固疗效，维持患儿病情长期稳定，提高其生命质量，应加强临床缓解期的处理。重点是提高患者自我管理的能力，包括病情监测、触发危险因素的回避、共患疾病的诊治、发作先兆征象的识别和家庭处理方法的掌握。

在哮喘长期管理治疗过程中，要尽可能采用客观的评估哮喘控制的方法，连续监测，提供可重复的评估指标，从而调整治疗方案，确定维持哮喘控制所需的最低治疗级别，维持哮喘控制，降低医疗成本。

（七）重症哮喘的治疗

哮喘发作时出现严重呼吸困难，合理应用拟交感神经药物和茶碱类药物仍不见缓解，病情进行性加重，称为哮喘持续状态，又称哮喘严重发作。由于哮喘持续状态时支气管呈严重阻塞状态，是一种威胁生命的严重状态，一旦确诊，应积极进行治疗。

1.重症哮喘的类型

重症哮喘的临床表现和病情恶化进展速度存在明显个体差异，可分为2类。

（1）缓发持续型（致死性哮喘Ⅰ型）：占致死性哮喘的70%，常有哮喘控制很差的病史，对常规治疗效果不佳，长时间处于哮喘状态不能缓解，或症状控制不理想，或因感觉迟钝耐受性强，自觉症状不重，导致患儿、家长和医师低估病情的严重性。此类患儿对β_2受体激动药反应有限，需静脉注射大剂量激素，对治疗反应也较缓慢，如行机械通气也需较长时间。

（2）特发激进型（致死性哮喘Ⅱ型）：较少见。发作前哮喘症状似乎轻微，但由于气道高反应性引起支气管痉挛，症状发生后数小时，甚至数分钟内发生呼吸骤停。此类患儿气道慢性炎症不明显，所以对支气管扩张药反应好，缓解较快，如机械通气，则可在1～2日内撤机拔管。

另外，近年来，由于重症早产儿、新生儿和婴儿慢性肺部疾病抢救成功率提高，加之婴儿哮喘发生率增加，使收入呼吸病房和PICU的喘息患儿明显增多。此类患儿常因感染反复诱发喘息加重，或者感染和喘息互为因果。由于婴幼儿气道窄、咳嗽排痰能力弱，呼吸泵代偿能力差，极易发生气道梗阻，甚至诱发呼吸心跳骤停致死。临床上需连续监护，宜早期开放气道，给予呼吸支持。

哮喘致死危险因素包括：①既往有急性重症发作史。②前一年曾有哮喘发作住院史。③存在社会心理问题。④有因哮喘发作进行抢救行气管插管的病史。⑤最近有皮质激素减量或停用史。⑥不配合医生的治疗。

2. 重症哮喘的血气和体液平衡紊乱

(1)低氧血症：在哮喘持续状态几乎均存在低氧血症 PaO_2＜8.3kPa(60mmHg)，常由于肺泡通气不足而造成通气灌注失平衡，开始由于通气不畅，患儿常有代偿性过度通气，$PaCO_2$ 下降至 3.3～4.0kPa(25～30mmHg)，当 $PaCO_2$ 上升时，是临床面临严重情况的表现，故 $PaCO_2$ 达 5.3kPa(40mmHg)时，不能考虑为正常情况。严重气道阻塞使气道阻力大幅度增加，呼吸流速减慢，呼气时间延长，从而造成胸腔内压增加和肺过度充气，进而可改变通气/血流灌注比例，导致氧气交换障碍、低氧血症加重，使肺小动脉收缩，肺动脉压升高，右心负荷增大。呼吸功能增强，如气流阻塞不缓解，则可发展为高碳酸血症，$PaCO_2$＞5.3kPa(40mmHg)，代谢性酸中毒、肌力疲劳、衰竭，甚至死亡。

(2)酸中毒：早期由于过度通气，患者可有呼吸性碱中毒，而年幼儿多发展为代谢性酸中毒(有碱基缺乏≥4mmol/L)，是由于组织缺氧，乳酸上升，脏器酸性产物产生所致。当二氧化碳潴留及肺泡通气不足，进而发生混合性酸中毒(pH＜7.35)。

(3)脱水及电解质紊乱：哮喘持续状态常有5%脱水，这是因为液体摄入量减少，呕吐，呼吸增快，而增加液体丢失(隐性丢失)。也常伴有应用氨茶碱后引起利尿而失水。

3. 实验室检查

(1)峰流速值(PEF)及第1秒用力呼气容积(FEV_1)：此项检查特别有助于在支气管舒张药应用前后的对比，如重复给予 β_2 激动药后 PEF 或 FEV_1 仍＜40%预计值，意味患者已处于哮喘持续状态。

(2)血气测定：对肺泡通气情况评估甚有意义，如 $PaCO_2$ 正常，意味着呼吸肌疲劳即将出现，如 $PaCO_2$ 超过正常值，必须小心监测。

(3)胸部X线检查：当患者疑有感染或有急性哮喘并发症(气胸、纵隔气肿或肺不张)或疑有气道异物时可进行胸部X线检查(尽量在床边检查)。

(4)茶碱血药浓度测定：在平时应用氨茶碱的患儿需进行血药浓度测定以指导氨茶碱的进一步使用。

(5)血电解质测定有助于补液。

4. 临床表现

哮喘急性发作或加重时突然出现气促、咳嗽、胸闷等症状或进行性加重，常伴有呼吸窘迫、PEF下降。其发生可因数小时内接触致敏原等刺激物，呼吸道感染或治疗失败所致，病情加重可在数天、数小时内出现，也可在数分钟内危及生命。在病情危重时患儿因喘息而说话困难、语言不连贯、大汗、呼吸频率＞25～30次/分、心率＞140次/分、PEF低于50%预计值，诊断为哮喘严重发作；当PEF低于30%预计值，呼吸减弱，呼吸音低甚至听不到，并出现发绀、烦躁、意识障碍甚至昏迷，为致命性哮喘发作。

5. 出现哮喘持续状态的危险因素及表现

(1)病史：激素依赖的慢性哮喘；既往在ICU抢救过或多次住院；既往有过机械通气；既往48小时重复去过急诊室；突然开始的严重呼吸困难，治疗效果甚差；在严重发作时患者、家属及医生均认识不足，不按医嘱服药；具有心理-社会学问题，如精神抑郁、家庭不和睦、出现危机、否认本身症状严重性及脑水肿低氧惊厥。

(2)体检：正常人呼吸时，脉搏大小多无变化，或只有轻度变化(低于1.33kPa)，如脉搏在呼气终了时变强，吸气时变弱，差别明显增加，则称为奇脉，如差别为2.67kPa，伴有严重肺气肿、气道阻塞，这是判断严重哮喘的一个可靠指标(除非患者有心包收缩及填塞情况)，还可有低血压、心动过速、呼吸增快、青紫、气短、昏睡、激动、三凹征、严重呼吸困难、呼吸音降低。

6. 哮喘持续状态治疗

重症哮喘和婴幼儿喘息需要从整体状态、呼吸困难表现、肺部体征和动脉血气指标综合、动态判断。重症哮喘患儿需要做哮喘控制、整体病情严重度分级和哮喘发作心肺功能的分级评估。肺部喘鸣音的强弱并非总是与严重度相一致，所以严重哮喘一旦被确定即需急诊治疗，住重症监护病房，进行心脏监测，应有一详细观察表记录入院年月日、临床表现、生命体征、奇脉、血气、峰流速值(PEF)、用氧情况、治疗过程及用药情况。

对于哮喘持续状态的早期识别、开放气道并保持通畅、持续监护、适宜心肺功能支持和维持内环境平衡是抢救重症哮喘和婴幼儿喘息的关键。

(1)氧疗：为保证组织有充分氧气，应持续供氧，吸氧浓度以40%为宜，流量6～8L/min，应用一般面罩吸入更为合适。使血气维持在PaO_2 9.3～12kPa(70～90mmHg)更为理想。多数患儿经30%～50%给氧后即可纠正低氧血症，但有的患儿给予充分氧疗后PaO_2仍处于6.7～8.0kPa(50～60mmHg)，应考虑可能因大量分泌物、肺不张或肺炎所引起，此时除积极输氧外还要清除痰液，虽然多数哮喘患儿血氧过低甚至严重缺氧，但氧分压低于8.0kPa(60mmHg)的情况不多见，由于8.0kPa氧分压相当于动脉血氧饱和度90%，故很少有哮喘患者发绀或大脑功能受损，一旦发绀意味着哮喘严重发作(但当气道阻塞威胁到生命时发绀却不发生)。使用各种支气管舒张药虽会加重低氧血症，但并无重要临床意义，在急性哮喘发作时输氧很少会使二氧化碳分压升高(慢性肺心病的患者除外)，因此，没有必要用特殊的面罩或装置输氧。

(2)紧急的药物治疗

①吸入 β_2 激动药：对于急性重症哮喘患儿缓解症状和治疗的效果及安全性已无争议，由于激动药可通过激活气道平滑肌中肌浆球蛋白的腺苷酸环化酶使细胞cAMP增加，蛋白激酶A活化，从而肌浆球蛋白碳酸化，降低细胞内 Ca^{2+} 浓度，达到松弛气道平滑肌的作用，且不被儿茶酚胺氧位甲基转移酶(COMT)所灭活，故 β_2 激动药的作用较为持久，且 β_2 激动药所产生心血管不良反应较少，使用氧驱动(氧气流量6～8L/min)或空气压缩泵雾化吸入，第1小时可每20分钟1次。药物剂量：每次吸入沙丁胺醇2.5～5mg或特布他林5～10mg。如无雾化吸入器，可使用压力型定量气雾剂(pMDI)经贮雾罐吸药，每次单剂喷药，连用4～10喷，用药间隔与雾化吸入方法相同。

如无条件使用吸入型速效 β_2 激动药，可使用肾上腺素皮下注射，但应加强临床观察，预防心血管等不良反应的发生。药物剂量：每次皮下注射1∶1000肾上腺素0.01mL/kg，最大剂量不超过0.3mL。必要时可每20分钟1次，但不可超过3次。

经吸入速效 β_2 激动药治疗无效者，可能需要静脉应用 β_2 激动药。药物剂量：沙丁胺醇15μg/kg缓慢静脉注射，持续10分钟以上；病情严重需静脉持续滴注时剂量为1～2μg(kg·min)[≤5μg/(kg·min)]。静脉应用 β_2 激动药时容易出现心律失常和低钾血症等严重不良反应，使用时要严格掌握指征及剂量，并做必要的心电图、血气及电解质等监护。

②糖皮质激素：糖皮质激素和 β_2 激动药联合作用是治疗严重哮喘的基础，糖皮质激素应用不足已被证明是哮喘致死的主要因素。

糖皮质激素对哮喘的作用主要是抑制炎症细胞趋化效应和炎性反应，减少炎症和细胞因子的释放，降低黏膜上皮和微血管的通透性，减轻黏膜水肿，并通过腺苷酸环化酶增强 β_2 激动药的效应，减轻支气管的痉挛作用，严重哮喘对糖皮质激素的反应迟缓，通常在4～6小时内还见不到明显的效应，而在轻、中度患者，反应约需60分钟，对严重哮喘发作应尽早使用糖皮质激素，对糖皮质激素应用可采用琥珀酸泼尼松(酒精过敏者禁用)或氢化可的松琥珀酸钠，通常用静脉注射5～10mg/kg，每6小时静脉滴注1次，连续应用3～5日，好转后可口服泼尼松1～2mg/(kg·d)(每日最大量40mg)，分2～3次服，经3～4日后停用。应用甲泼尼龙每次1～2mg/kg，每6小时1次。短期使用糖皮质激素的不良反应很少，严重哮喘是一种危险情况，绝不要因担心不良反应而对糖皮质激素的应用有所犹豫。条件较差无甲泼尼龙时可用地塞米松每次 0.25～0.75mg/kg，但效果不如前者。大剂量吸入型糖皮质激素对儿童哮喘发作的治疗有一定帮助，选用雾化吸入布地奈德悬液每次 1mg，每 6～8 小时 1 次。但病情严重时不能以吸入治疗替代全身糖皮质激素治疗，以免延误病情。

③抗胆碱能药物：是儿童危重哮喘联合治疗的组成部分，其临床安全性和有效性已确立，对 $β_2$ 激动药治疗反应不佳的重症者应尽早联合使用。药物剂量：异丙托溴铵每次 250～500μg 加入 $β_2$ 激动药溶液作雾化吸入，间隔时间同吸入 $β_2$ 激动药。

④甲基黄嘌呤类药物：氨茶碱是最常见的甲基黄嘌呤类药物，是茶碱和乙烯二胺组成的一种复合物，因而易溶于水。茶碱作用机制以往认为主要通过抑制磷酸二酯酶，增加细胞内 cAMP 的浓度而达到舒张支气管的作用，目前认为，它可拮抗腺苷受体，抑制细胞内 Ca^{2+} 及内生儿茶酚胺的释放，并有较明显的中枢性呼吸刺激作用，加强呼吸肌收缩，在急性重症哮喘发作时，茶碱仍为有价值的药物，茶碱的支气管舒张效应与其血药浓度间呈明显的相关，由于氨茶碱的有效剂量和中毒剂量相近，应用时需进行茶碱血药浓度测定。

在哮喘严重发作时，可给一负荷剂量茶碱，在不同年龄及不同病情应用氨茶碱量不同，应用负荷剂量后 30～60 分钟，有条件者可测量茶碱血药浓度，如>20μg/mL 则停止继续给维持量，如低于 10μg/mL，可适当增加药量（增加 20％注射量）。以后可在给药 12 小时、24 小时后取血监测血药浓度。

氨茶碱开始负荷剂量为 5～7mg/kg，要求在 20～30 分钟静脉滴注，以后按照<9 岁者 1.1mg/(kg・h)，>9 岁者 0.7mg/(kg・h)给药滴入，如患者给过静脉氨茶碱，不要用负荷剂量，可每次 3～4mg/kg，以后给 0.7～1.1mg/(kg・h)。如不用维持静脉给药也可用氨茶碱每次 4～5mg/kg，每 6 小时重复静脉滴注 1 次，以 20～30 分钟静脉滴注，2 岁以下因茶碱清除率低，最好持续给药，其持续给药剂量为：2～6 个月，0.5mg/(kg・h)；6～11 个月，0.7mg/(kg・h)。

⑤硫酸镁：离子舒张支气管的机制未完全清楚，一般认为，镁能调节多种酶的活性，能激活腺苷环化酶，使三磷酸腺苷生成环磷酸腺苷（cAMP），提高 cAMP/cGMP 的比值，使肥大细胞介质不易释放，能激活低下的肾上腺素能受体功能，并降低支气管平滑肌的紧张度，使支气管扩张而改变通气情况，故目前硫酸镁在哮喘急性发作中正在取得一定地位，特别是对常规药物治疗无效者，是治疗哮喘较安全的药物，一般在静脉注射后 20 分钟有明显支气管扩张作用，尤其在极度烦躁患儿有一定镇静作用。儿童用量为每次 0.025g/kg（25％硫酸镁每次 0.1mL/kg）加 10％葡萄糖溶液 20mL 在 20 分钟内静脉滴注，每日 1～2 次，用以上剂量静脉注射

比较安全，但注射时仍应注意其呼吸、血压变化，少数患者出现乏力、胸闷、呼吸减弱、呼吸困难情况可用10%葡萄糖酸钙静脉注射。

⑥注射用β肾上腺素能激动药：对于能够使用雾化器或面罩的患者，注射用药不但没有帮助，反而会增加毒性。因此，此种用法只用于呼吸严重受抑制的患者：a.肾上腺素皮下注射，在用β_2激动药吸入、氨茶碱静脉注射不能缓解症状时，或对于那些极度烦躁，无法吸入β_2激动药或在气道上存在广泛黏液栓塞，或严重的支气管痉挛，以致吸入药物无法起到作用者，可每次皮下注射1∶1000肾上腺素0.01mL/kg，儿童最大剂量不超过0.3mL；b.静脉注射沙丁胺醇，如雾化吸入沙丁胺醇及静脉滴注氨茶碱处理后病情未见好转，可用沙丁胺醇(舒喘灵)静脉注射，学龄儿童剂量为每次5μg/kg，如病情十分严重，也可将沙丁胺醇2mg加入10%葡萄糖溶液250mL静脉滴注，速度为1mL/min，即速率保持在8μg/min左右，静脉滴注20～30分钟，起效时间为20～30分钟，严密观察病情，若病情好转速度减慢，维持时间一般在4～6小时，故6～8小时可重复用药，有时注射β_2激动药会引起心律不齐，因此，要监测心电图(ECG)，静脉注射β_2激动药常引起严重低钾血症，如出现心律不齐或肌肉无力情况时应随时加以注意，对学龄前期小儿沙丁胺醇剂量应减半；c.异丙肾上腺素，在以上治疗措施无效时可用异丙肾上腺素静脉滴注，最初以每分钟0.1μg/kg缓慢滴注(0.5mg异丙肾上腺素加入10%葡萄糖溶液100mL，每毫升含5μg，在心电图及血气监护下可每10～15分钟增加剂量，按每分钟0.1μg/kg的速度增加)，直到PaO_2及通气功能改善，或心率达到180～200次/分时停用，有时可发生心律失常，如窦性心动过速、室颤等，故必须进行心脏监护及血气监测才可应用，症状好转后可维持用药24小时。

由于β_2激动药主要通过松弛支气管平滑肌起作用，故具有明显黏膜水肿，不仅仅是支气管痉挛的病症，单独使用β_2激动药不能从根本上进行彻底的治疗。开始一些严重哮喘患者对β_2激动药的反应快，而在有严重支气管痉挛时可产生不敏感性，故在治疗中应使患儿峰流速仪监测达到预计值的50%～75%时才不至于在治疗过程中复发。

(3)维持体液及酸碱平衡：哮喘持续状态由于呼吸增加及摄入量不足常伴有轻度脱水，适当补充水分以保持血容量使黏稠黏液栓塞排出，但如过多液体输入可能会引起肺水肿，严重急性哮喘存有明显胸内负压，较易在肺间质内蓄积液体，可进一步加重小气道阻塞，由于哮喘急性期抗利尿激素分泌，如过多输液也可出现低钠血症及水中毒。在临床中患者常因轻度脱水而需补液，开始可给1/3张含钠液体，最初2小时内给5～10mL/kg，以后用1/5～1/4含钠液维持，见尿后补钾，根据年龄及脱水程度，一般补液量每天50～120mL/kg。

哮喘持续状态时的呼吸性酸中毒，应以改善通气来纠正，代谢性酸中毒常可用吸氧及补液来纠正，明显的代谢性酸中毒可使用碳酸氢钠，稀释至等张液（碳酸氢钠为1.4%）滴注，未能纠正时可重复同剂量1次。

（4）呼吸衰竭与机械通气据报道哮喘持续状态有21%将发生呼吸衰竭，其发生可根据PaO_2、发绀、$PaCO_2$、呼吸音、呼吸辅助肌应用、呼出气喘息情况、脑功能等来评估呼吸衰竭发生。

机械通气的指征：①持续严重的呼吸困难。②呼吸音降低到几乎听不到哮鸣音及呼吸音。③因过度通气和呼吸肌疲劳而使胸廓运动受限。④意识障碍，烦躁或抑制甚至昏迷。⑤吸入40%氧后发绀毫无改善。⑥$PaCO_2 \geq 8.6kPa$（65mmHg）（Woods计分>7分）。

呼吸器以定容型为好，保证在气道高阻力下有足够通气量进入肺内，潮气量选择10～20mL/kg，呼吸比值为1∶2，呼吸频率稍慢，8～15次/分，而最高压力不大于$60cmH_2O$，以改善氧合作用，保持$PaCO_2$在5.3～8.0kPa（40～60mmHg），避免气压伤，在恢复阶段加用终末正压，预防肺不张发生。有学者认为，治疗中需维持pH>7.25，并给予足够潮气量，以尽快改善缺氧。吸气峰压PIP>$50cmH_2O$，合并症发生机会增多，故可允许有轻度CO_2潴留，应用CPAP或PEEP可对抗内源性PEEP，减少呼吸功消耗。

（5）镇静药：可用水合氯醛，其他镇静药应禁用。在插管条件下，可用地西泮镇静，剂量为每次0.3～0.5mg/kg。插管时可用苯巴比妥，每次10mg/kg。

（6）祛痰药：有效祛痰药甚少，必要时可试用溴己新、竹沥水。

（7）强心药：如确有心力衰竭，可用洋地黄制剂，否则少用。

（8）抗生素：因为引起哮喘加重的感染多数是病毒感染，在合并细菌感染时可用抗生素，但对哮喘持续状态的缓解过程及其他并发症无明显改善作用。

（八）并发症的治疗

哮喘急性发作或反复发作，可经常出现某些并发症，并发症的出现使哮喘容易误诊、漏诊，从而导致误治和漏治。并发症常使哮喘治疗效果不佳，甚至影响哮喘患者的预后，并发症的危害大于哮喘病本身，两者相互影响，共同作用于机体，形成恶性循环，甚至引起死亡。因此，预防和治疗哮喘的并发症已成为哮喘病防治中的重要一环。

1.哮喘并发症的种类

（1）哮喘本身引起的并发症

①急性发作并发症：大部分发生在急性期，包括肺气漏、肺不张、呼吸衰竭、猝死、感染、电解质紊乱等。

②长期反复发作并发症：部分可使儿童生长发育迟缓，成年人则可发展成为慢

性阻塞性肺疾病(COPD)和慢性肺源性心脏病等。

(2)治疗导致的并发症

①药物治疗:长期的药物治疗如糖皮质激素、茶碱、β_2受体激动药等尚可导致一些全身不良反应。

②机械通气治疗:应用机械通气也可导致相应的并发症,如气压伤、导管脱落、循环障碍等。

(3)注意事项

①哮喘本身可引起并发症。

②治疗哮喘的药物和措施也可导致并发症;一种并发症可由多种治疗产生;一种治疗又可导致多种并发症。

③哮喘和治疗均可导致并发症。

④重视哮喘并发症的诊断和处理。

2.哮喘本身引起的并发症的诊疗

(1)急性发作并发症的诊疗

①肺部感染:肺部感染是哮喘最常见的并发症之一,见于42%～50%的儿童患者和11%～38%的成年患者。

a.临床特点

感染可以加重病情或成为急性发作的诱因。

多表现为阶段性肺炎,易伴有肺不张。

病原菌以肺炎链球菌、流感和副流感嗜血杆菌、卡他莫拉菌最为常见,约占80%,部分可见革兰阴性杆菌感染。

b.治疗

掌握应用抗生素的指征:轻、中症哮喘发作必须有急性细菌感染的指征方可用药,而哮喘持续状态或重症哮喘发作建议使用抗生素。

注意药物可能的过敏反应:可加重哮喘。

注意二重感染。

积极治疗哮喘。

②肺不张:气道慢性炎症使黏液分泌亢进,纤毛-黏液的传输功能受损;脱水使黏液排除不畅,继发细菌感染使黏液更多、更稠,更易形成痰栓。黏液痰栓阻塞和肺不张发生率约为11%,多见于儿童,2岁以下者占52%。

a.临床特点

临床表现不典型,易漏诊,因此,当发绀、气急症状加重,而两肺哮鸣音逐渐减弱或消失时应警惕。

3岁以下患儿多见,右侧多于左侧,女孩多于男孩,主要见于中、重度哮喘发作时。

b. 治疗

补液，纠正脱水；湿化气道，稀释痰液。

拍打背部：协助痰栓排出。

控制感染：静脉给予抗生素。

祛痰药：分解痰液，糖皮质激素也可减少气道黏液分泌。

支气管扩张药，如 β_2 受体激动药、胆碱能受体阻滞药等。

支气管肺泡灌洗：用于重症哮喘，冲洗痰栓，促进排出。

c. 预防

及时缓解支气管痉挛，应用抑制黏液产生和加速纤毛传输运动的药物。

拍打背部：协助痰栓排出。

给足水分，预防感染。

③气胸：支气管哮喘严重发作时，气道阻塞，肺泡张力过大，使肺泡和（或）胸膜破裂，引起肺间质纵隔气肿心包积气、颈部胸部皮下气肿气胸等，称为“肺气漏”，其中最常见的为气胸和纵隔气肿。自发性气胸多发生在中、重度哮喘发作过程中，尤以张力性气胸多见，而且危害大，常危及生命，多需及早诊断，紧急处理。

a. 临床特点

气胸本身的症状易被哮喘的原发症状所掩盖，易误认为哮喘的加重而忽略气胸的存在。关键在于仔细观察患者的呼吸情况，当发现呼吸困难突然加重时要想到合并气胸的可能。

气胸的体征不典型，患者因已存在肺气肿过度通气，使呼吸音消失的体征难以判断。因此，当哮鸣音消失后症状反而加重，仔细听诊有助于鉴别诊断。

X 线检查可见胸线以外透亮度增高，无肺纹理，肺脏受压，但有时不易发现，应仔细读片。

CT 的分辨率高，诊断更有价值，但在急诊时实用性不大，不能过分依赖。

b. 治疗

一般治疗：氧疗，休息。

胸腔穿刺抽气，胸腔闭式引流。

哮喘本身治疗。

④纵隔气肿、皮下气肿：即气体进入肺间质，沿支气管和血管鞘移行至肺门，然后进入纵隔；也可沿大血管和气管周围的疏松结缔组织向上引起头、颈、胸部皮下气肿，也可向下引起腹部皮下气肿，甚至腹膜后、阴囊积气。往往和气胸并存，且可伴有心包积气，甚至形成心脏压塞征象。

a. 临床特点

临床如有咽喉部不适感，颈部发紧和吞咽困难，应考虑纵隔气肿。

头、颈、胸部皮下气肿时，可有局部捻发音和握雪感。半数纵隔气肿患者有Hamman征，表现为心浊音界缩小，心前区可听到与心搏一致的特殊摩擦音，左侧卧位更加明显。

患儿由于纵隔内压短期内上升，压迫大静脉，静脉血回流减少，心排血量降低，造成空气压塞综合征，可有呼吸急迫、大汗淋漓、烦躁不安等急性心功能不全症状，并伴有发绀、血压降低等休克表现。更为严重者可出现昏迷、危及生命。

X线检查可见心包周围出现“晕轮征”，胸大肌纤维间的“空气束带”。

CT的分辨率高，诊断更有价值。

b. 治疗

一般治疗：氧疗，休息。

主要治疗是排气，可用多个粗针头刺至皮下排气或切开排气或可置皮瓣引流。

哮喘本身治疗。

⑤呼吸衰竭：严重哮喘患儿未得到及时治疗，可发生呼吸衰竭，发生率1%～5.3%。

a. 原因

治疗不及时，如糖皮质激素使用不及时或剂量不足，β_2受体激动药用量过大。

药物应用不恰当，使用镇静药，麻醉药、抗过敏药、硫酸镁等抑制呼吸中枢。

感染未能得到及时有效的控制。

脱水和黏液栓形成。

合并气胸、肺不张等并发症。

b. 治疗

呼吸衰竭的常规治疗。

机械通气：对常规哮喘治疗和呼吸衰竭治疗反应不佳者，尽早使用。

哮喘本身的治疗。

⑥应激性胃肠道反应：包括消化性溃疡、胃出血、溃疡穿孔等。

a. 原因

应激性。

大剂量皮质激素治疗。

b. 治疗

对症处理，保护胃黏膜，止血等。

哮喘本身的治疗。

⑦水、电解质失衡

a. 原因

酸碱平衡失调：早期为呼吸性碱中毒，病情进展时出现呼吸性酸中毒，随着缺氧和无氧代谢的增加，可合并代谢性酸中毒。

电解质紊乱：低钾血症（呼吸性碱中毒和糖皮质激素的使用）、低钠血症、低氯血症；高钾血症（发生酸中毒时）；低磷血症（哮喘恢复期）。

抗利尿激素不适当分泌综合征。

b. 治疗

对症处理。

哮喘本身的治疗。

⑧猝死：所谓"突发致死性哮喘"，是最为严重的并发症。指哮喘患者在数分钟至数小时内因哮喘严重发作，导致心跳呼吸骤停，未能及时抢救即死亡。有学者认为，10～14 岁的哮喘患儿易发生猝死，可能与这组年龄的患儿已开始自我治疗，主述较少，有较多患儿与依赖平喘气雾剂有关。

a. 原因

窒息：大量分泌物形成痰栓，加上水肿、痉挛，引起广泛阻塞。

心源性猝死：心功能改变所致，可能与过量使用 β_2 受体激动药，尤其使用异丙肾上腺素有关。

肾上腺皮质功能不全：长期全身使用皮质激素，当处于应激状态，因内源性皮质激素不足导致猝死。

其他因素：气胸、呼吸衰竭时，猝死可能性明显增加。

b. 治疗

及时有效的心肺复苏措施：争分夺秒地抢救，维持气道通畅，人工呼吸，胸外心脏按压等。

解除可能的诱发因素。

治疗各种并发症。

c. 预防：由于猝死发生突然，往往来不及救治，病死率极高，所以重在预防。

患者和家属的教育：了解有关哮喘合并猝死的知识，合理用药，懂得何时应强化治疗，何时应去医院。

医师应正确评估病情：提高对病情严重性的认识，及时发现高危患者，使其在先兆期就及时得到有效的治疗，防止猝死。

高危人群临床特点：突发性哮喘伴极度呼吸困难，吸气表浅或呼吸节律异常。心动过缓低血压，心电图示室性期前收缩、QT 间期延长、急性肺性 P 波、ST-T 改变。听诊呼吸音减弱甚至消失，呈"沉默肺"。意识模糊或昏迷。动脉血气分析示低氧、高碳酸血症、呼吸性酸中毒或合并代谢性酸中毒。反复检测昼夜 PEF 变异率，其值超过 30%。深夜至凌晨易发生。既往有严重发作史。不稳定性哮喘。对治疗反应不佳。症状不重而有奇脉。肺功能检查示 PEF≤预计值或最高值的 33%（但此类检查通常难以在这些患者中进行）。

（2）慢性并发症的诊疗

①生长发育迟缓：见于哮喘患儿，如生长发育不良、骨龄延迟、青春期推迟、胸廓畸形等现象。如果发病年龄越早、病程越长、病情越重，则对生长发育的影响越大。

a. 原因

长期、慢性缺氧。

长期使用糖皮质激素。

营养不良。

b. 防治

尽早有效控制哮喘病情。

尽量避免长期全身性使用糖皮质激素，而尽量采用吸入治疗。

心理治疗及营养指导。

②肺动脉高压、肺气肿、肺心病：反复发作的哮喘可引起，在肺心病中约 4.4% 为支气管哮喘所致，儿童极为少见。

a. 原因：常年反复发作的哮喘，气道持续阻塞。

b. 治疗

纠正低氧血症和 CO_2 潴留。

加重期用激素。

哮喘本身的治疗。

可配合降低肺动脉压的治疗，如血管扩张药酚妥拉明、钙通道阻滞药硝苯地平等的应用。

肝素可改善血液黏稠度，也有平喘作用。

③支气管扩张：儿童极为少见。

a. 原因：支气管被黏液嵌塞使管腔扩大而形成支气管扩张，如若反复继发感染，可使病变持续存在，并逐渐加重。

b. 治疗

纠正低氧血症和 CO_2 潴留。

抗感染治疗。

哮喘本身的治疗。

必要时可采用手术治疗。

④闭锁综合征：由于气道阻塞进行性加重，从而达到危重状态，或虽不太严重但症状持续不缓解，使用各种药物都无效，呼吸道与外界隔绝，像被“关闭”或“锁”起来一样。

a. 原因

过量应用异丙肾上腺素，或不恰当使用了普萘洛尔（心得安）、普拉洛尔和利血平等。

通气/血流比例的严重失调。

支气管黏液栓广泛阻塞。

b. 治疗

停用异丙肾上腺素。

禁用普萘洛尔、镇静药。

高流量吸氧。

支气管灌洗。

补液。

氨茶碱、大剂量激素。

机械通气。

3. 哮喘治疗导致的并发症

药物治疗导致并发症的诊疗：

(1)长期使用糖皮质激素的并发症

①骨质疏松，肌病，糖尿病，库欣综合征，高血压，精神失常。

②溃疡病活动性出血，月经紊乱，后囊下白内障。

③真菌感染，肺部感染，结核病活动。

④发声困难，皮肤紫纹，低钾血症。

⑤对下丘脑-垂体-肾上腺(HPA)轴的抑制作用。

⑥小儿生长迟缓。

当使用吸入性皮质激素如丙酸倍氯米松、布地奈德时，如果剂量过大，如儿童＞400μg/d、成年人＞1000μg/d，则产生可检测到的全身性不良反应。

(2)大量茶碱引起的不良反应

①临床表现

心律失常。

消化道反应。

中枢神经系统刺激症状：抽搐、脑损伤、死亡。

②治疗

测定血清茶碱浓度。

催吐；服用药用碳。

对症处理、呼吸支持。

影响茶碱排泄的药物：大环内酯类抗生素、氟喹诺酮类抗菌药物、甲氰咪呱、普萘洛尔、呋塞米等。

(3)β_2 激动药引起的不良反应

①临床表现

心血管：心律失常，心肌缺血。

反常支气管痉挛。

β_2 激动药受体下调。

骨骼肌震颤。

血糖升高。

②注意事项

规律使用。

吸入为主。

(4)异丙托品引起的不良反应

①临床类型

大剂量出现肌肉震颤。

口干、干咳、尿潴留。

急性虹膜角闭锁性青光眼。

②注意事项

注意用法、用量。

吸入为主。

(5)机械通气治疗导致并发症的诊疗：机械通气治疗的并发症高达80%。

①临床类型

脱管、喉损伤、喉水肿。

碱中毒(呼吸性或代谢性碱中毒)。

气压伤。

循环障碍。

肺部感染。

②注意事项

以定容模式为主。

气管插管内径应尽量大。

烦躁者用镇静药、麻醉药。

容许性碳酸血症。

PEEP。

雾化吸入 β_2 激动药。

(6)支气管灌洗的并发症

①临床类型

气压伤。

低氧血症。

咳嗽、发热。

短暂肺部浸润。

短暂肺功能受损。

②注意事项

严格掌握指征。

技术要熟练。

恰当的氧疗。

第五节　支气管肺炎

支气管肺炎是小儿的一种主要常见病，尤多见于婴幼儿，也是婴儿时期主要死亡原因。支气管肺炎又称小叶肺炎，肺炎多发生于冬春寒冷季节及气候骤变时，但夏季并不例外。甚至有些华南地区反而在夏天发病较多，患病后免疫力不持久，容易再受感染。支气管肺炎由细菌或病毒引起。

一、病因

(一)好发因素(35%)

婴幼儿时期容易发生肺炎是由于呼吸系统生理解剖上的特点，如气管、支气管管腔狭窄、黏液分泌少、纤毛运动差、肺弹力组织发育差、血管丰富易于充血、间质发育旺盛、肺泡数少、肺含气量少、易为黏液所阻塞等。在此年龄阶段免疫学上也有弱点，防御功能尚未充分发展，容易发生传染病、营养不良、佝偻病等疾患，这些内在因素不但使婴幼儿容易发生肺炎，并且比较严重。1 岁以下婴儿免疫力很差，故肺炎易于扩散，融合并延及两肺，年龄较大及体质较强的幼儿，机体反应性逐渐成熟，局限感染能力增强，肺炎往往出现较大的病灶，如局限于一叶则为大叶肺炎。

(二)病原菌感染(35%)

凡能引起上呼吸道感染的病原均可诱发支气管肺炎，但以细菌和病毒为主，其中肺炎链球菌、流感嗜血杆菌、RSV 最为常见。20 世纪 90 年代以后美国等发达国家普遍接种b型流感嗜血杆菌(Hib)疫苗,因而流感嗜血杆菌所致肺炎已明显减少,一般支气管肺炎大部分由于肺炎球菌所致,占细菌性肺炎的90%以上。其他细菌,如葡萄球菌、链球菌、流感杆菌、大肠埃希杆菌、肺炎杆菌、铜绿假单胞菌则较少见,肺炎球菌至少有86个不同血清型,都对青霉素敏感,所以目前分型对治疗的意义不大,较常见肺炎球菌型别是第14、18、19、23等型。

有毒力的肺炎球菌均带荚膜,含有型特异性多糖,因而可以抵御噬菌作用。而无症状的肺炎球菌致病型的携带者在散播感染方面起到比肺炎患者更重要的作用,此病一般为散发,但在集体托幼机构有时可有流行。β溶血性链球菌往往在麻疹或百日咳病程中作为继发感染出现,凝固酶阳性的金黄色葡萄球菌是小儿重症肺炎的常见病原菌,但白色葡萄球菌肺炎近几年来有增多趋势,流感杆菌引起的肺炎常继发于支气管炎,毛细支气管炎或败血症,3岁以前较为多见。大肠埃希杆菌所引起的肺炎主要见于新生儿及营养不良的婴儿,但在近年来大量应用抗生素的情况下,此病与葡萄球菌肺炎一样,可继发于其他重病的过程中,肺炎杆菌肺炎及铜绿假单胞菌肺炎较少见,一般均为继发性,间质性支气管肺炎大多数由于病毒所致,主要为腺病毒、呼吸道合胞病毒、流感病毒、副流感病毒、麻疹病毒等,麻疹病程中常并发细菌性肺炎,但麻疹病毒本身亦可引起肺炎,曾自无细菌感染的麻疹肺炎早期死亡者肺内分离出麻疹病毒,间质性支气管肺炎也可由于流感杆菌、百日咳杆菌、草绿色链球菌中某些型别及肺炎支原体所引起。

二、临床表现

(一)表现

1.一般肺炎

典型肺炎的临床表现包括:

(1)一般症状:起病急骤或迟缓,骤发的有发热、呕吐,烦躁及喘憋等症状。发病前可先有轻度的上呼吸道感染数天,早期体温多在38~39℃,亦可高达40℃左右,大多为弛张型或不规则发热,新生儿可不发热或体温不升,弱小婴儿大多起病迟缓、发热不高、咳嗽与肺部体征均不明显,常见呛奶、呕吐或呼吸困难,呛奶有时很显著,每次喂奶时可由鼻孔溢出。

(2)咳嗽:咳嗽及咽部痰声,一般在早期就很明显,早期为干咳,极期咳嗽可减少,恢复期咳嗽增多、有痰,新生儿、早产儿可无咳嗽,仅表现为口吐白沫等。

(3)气促:多发生于发热,咳嗽之后,呼吸浅表,呼吸频率加快(2个月龄内>60次/分,2~12个月>50次/分,1~4岁>40次/分),重症者呼吸时呻吟,可出现发绀,呼吸和脉搏的比例自1:4上升为1:2左右。

(4)呼吸困难:常见呼吸困难,口周或指甲青紫及鼻翼扇动,重者呈点头状呼吸、三凹征、呼气时间延长等,有些病儿头向后仰,以便较顺利地呼吸,若使患儿被动地向前屈颈时,免疫很明显,这种现象应和颈肌强直区别。

(5)肺部固定细湿啰音:胸部体征早期可不明显或仅呼吸音粗糙或稍减低,以后可闻及固定的中、细湿啰音或捻发音,往往在哭闹、深呼吸时才能听到,叩诊正常或有轻微的叩诊浊音或减低的呼吸音,但当病灶融合扩大累及部分或整个肺叶时,可出现相应的肺实变体征,如果发现一侧肺有明显叩诊浊音和(或)呼吸音降低则应考虑有无合并胸腔积液或脓胸。

2. 重症肺炎

重症肺炎除呼吸系统严重受累外,还可累及循环、神经和消化等系统,出现相应的临床表现:

(1)呼吸衰竭:早期表现与肺炎相同,一旦出现呼吸频率减慢或神经系统症状应考虑呼吸衰竭可能,及时进行血气分析。

(2)循环系统:较重肺炎病儿常见心力衰竭,表现为以下几点:

①呼吸频率突然加快,超过 60 次/分。

②心率突然加快,超过 160 次/分。

③骤发极度烦躁不安,明显发绀,面色发灰,指(趾)甲微血管充盈时间延长。

④心音低钝,奔马律,颈静脉怒张。

⑤肝脏显著增大或在短时间内迅速增大。

⑥少尿或无尿,颜面眼睑或双下肢水肿,以上表现不能用其他原因解释者即应考虑心力衰竭,指端小静脉网充盈,或颜面、四肢水肿,则为充血性心力衰竭的征象,有时四肢发凉、口周灰白、脉搏微弱,则为末梢循环衰竭。

(3)神经系统:轻度缺氧常见表现为烦躁、嗜睡,很多幼婴儿在早期发生惊厥,多由于高热或缺钙所致,如惊厥之同时有明显嗜睡和中毒症状或持续性昏迷,甚至发生强直性痉挛、偏瘫或其他脑征,则可能并发中枢神经系统病变如脑膜脑炎或中毒性脑病,脑水肿时出现意识障碍、惊厥、呼吸不规则、前囟隆起、脑膜刺激征等,但脑脊液化验基本正常。

(4)消化系统:轻症肺炎常有食欲不振、呕吐、腹泻等,重症可引起麻痹性肠梗阻,表现为腹胀、肠鸣音消失。腹胀可由缺氧及毒素引起,严重时膈肌上升,可压迫胸部,可更加重呼吸困难,有时下叶肺炎可引起急性腹痛,应与腹部外科疾病鉴别,消化道出血时可呕吐咖啡渣样物,大便隐血阳性或排柏油样便。

(二)检查

1. X 线检查

X 线可表现为非特异性小斑片状肺实质浸润阴影,以两肺下野、心膈角区及中内带较多。常见于婴幼儿。小斑片病灶可部分融合在一起成为大片状浸润影，甚至可类似节段或大叶性肺炎的形态。可产生肺不张或肺气肿。在小儿肺炎中肺气肿是早期常见征象之一。可出现肺间质X线征象，肺门周围局部的淋巴结大多数不肿大或仅呈现肺门阴影增深，甚至肺门周围浸润。胸膜改变较少。有时可出现一侧或双侧胸膜炎或胸腔积液的现象。

2.血象

细菌性肺炎患儿白细胞总数大多增高，一般可达$(15\sim30)\times10^9/L$，偶可高达$50\times10^9/L$。中性粒细胞达60%～90%。病毒性肺炎时，白细胞数多低下或正常。

3.C-反应蛋白

在细菌感染，C-反应蛋白(CRP)的阳性率可高达96%，并随感染的加重而升高。同时，CRP还有助于细菌、病毒感染的鉴别。一般来说，病毒感染的患儿CRP值较低。

4.血气分析、血乳酸盐和阴离子间隙(AG)测定

对重症肺炎有呼吸衰竭者，可以依此了解缺氧与否及严重程度、电解质与酸碱失衡的类型及程度，有助于诊断治疗和判断预后。

5.病原学检查

(1)细菌直接涂片镜检和细菌分离鉴定：需要注意的是，咽拭子和鼻咽分泌物中分离到的菌株只能代表上呼吸道存在的细菌，并不能代表下呼吸道感染的病原。胸腔积液在化脓性胸膜炎患儿的培养阳性率较高。肺泡灌洗术所取标本采用防污、刷检等技术，能更好地反映下呼吸道病原。也可以使用细菌核酸的检测发现细菌。

(2)病毒病原：可使用鼻咽分泌物的PCR测定、免疫荧光测定法、固相免疫测定等。

6.血清学检查

(1)双份血清：适用于抗原性较强，以及病程较长的细菌感染性疾病的诊断。通常采取双份血清，如果$S_2/S_1\geqslant4$倍升高，则可确定为现症感染。

(2)单份血清：包括特异性IgM和特异性IgG检测。IgM产生的较早，消失得快，所以能代表现症感染，临床使用较广泛。特异性IgG产生得较晚，不能作为早期诊断，但在疾病的某一时期单份血的IgG达到一定的水平，也可认为是现症感染。如肺炎衣原体特异性IgG效价≥1∶512，即可认为是现症感染。

三、诊断及鉴别诊断

(一)诊断

根据典型临床症状，结合X线胸片所见，诊断多不困难，根据急性起病，呼吸道

症状及体征，必要时可做X线透视、胸片或咽拭、气管分泌物培养或病毒分离。白细胞明显升高时能协助细菌性肺炎的诊断，白细胞减低或正常，则多属病毒性肺炎。

（二）鉴别诊断

需与肺结核、支气管异物、哮喘伴感染相鉴别，同时应对其严重度、有无并发症和可能的病原菌做出评价。

1.肺结核

活动性肺结核的症状及X线胸片，与支气管肺炎有相似之处，鉴别时应重视家庭结核病史，结核菌素试验及长期的临床观察，同时应注意肺结核多见肺部病变而临床症状较少，二者往往不成比例。

2.发生呼吸困难的其他病症

喉部梗阻的疾病一般表现为嘶哑等症状，如病儿的呼吸加深，应考虑是否并发酸中毒，哮喘病的呼吸困难以呼气时为重，婴儿阵发性心动过速虽有气促、发绀等症状，但有心动过速骤发骤停的特点，还可借助于心电图检查。

四、治疗

（一）一般治疗

1.护理

环境要安静、整洁。要保证患儿休息，避免过多治疗措施。室内要经常通风换气，使空气比较清新，并须保持一定温度（20℃左右）、湿度（相对湿度以60%为宜）。烦躁不安常可加重缺氧，可给镇静剂。但不可用过多的镇静剂，避免咳嗽受抑制反使痰液不易排出。避免使用呼吸兴奋剂，以免加重患儿的烦躁。

2.饮食

应维持足够的入量，给以流食，并可补充维生素，应同时补充钙剂。对病程较长者，要注意加强营养，防止发生营养不良。

（二）抗生素疗法

细菌性肺炎应尽量查清病原菌后，至少要在取过体液标本作相应细菌培养后，开始选择敏感抗生素治疗。一般先用青霉素类治疗，不见效时，可改用其他抗生素，通常按照临床的病原体诊断或培养的阳性病菌选用适当抗生素。对原因不明的病例，可先联合应用两种抗生素。目前，抗生素，尤其头孢菌素类药物发展很快，应根据病情、细菌敏感情况、患者的经济状况合理选用。

儿童轻症肺炎首先用青霉素、第一代头孢菌素、氨苄西林。以上无效时改用哌拉西林、舒他西林、阿莫西林克拉维酸钾等。对青霉素过敏者用大环内酯类。疑为支原体或衣原体肺炎，首先用大环内酯类。

院内获得性肺炎及重症肺炎常由耐药菌引起，选用抗生素如下：①第二代或第三代头孢菌素，必要时可选用碳青霉烯类。②阿莫西林克拉维酸钾或磷霉素。③金黄色葡萄球菌引起的肺炎，选用万古霉素、利福平，必要时可选用利奈唑胺。④肠杆菌肺炎宜用第三代头孢菌素或头孢哌酮舒巴坦，必要时可选用碳青霉烯类，或在知情同意后联合氨基糖苷类。

抗生素应使用到体温恢复正常后5～7天。停药过早不能完全控制感染；不可滥用抗生素，否则易引起体内菌群失调，造成致病菌耐药和真菌感染。

（三）抗病毒疗法

如临床考虑病毒性肺炎，可试用利巴韦林，为广谱抗病毒药物，可用于治疗流感、副流感病毒、腺病毒以及RSV感染。更昔洛韦目前是治疗CMV感染的首选药物。另外，干扰素、聚肌胞注射液及左旋咪唑也有抗病毒作用。奥司他韦是神经氨酸酶抑制剂，可用于甲型和乙型流感病毒的治疗。

（四）免疫疗法

大剂量免疫球蛋白静脉注射对严重感染有良好治疗作用，可有封闭病毒抗原、激活巨噬细胞、增强机体的抗感染能力和调理功能。要注意的是，选择性IgA缺乏者禁用。但由于其价格昂贵，不宜作常规治疗。

（五）对症治疗

包括退热与镇静、止咳平喘的治疗、氧疗等。对于有心力衰竭者，应早用强心药物。部分患儿出现腹胀，多为感染所致的动力性肠梗阻（麻痹性肠梗阻），一般采用非手术疗法，如禁食、胃肠减压等。弥散性血管内凝血（DIC）的治疗包括治疗原发病，消除诱因，改善微循环，抗凝治疗，抗纤溶治疗，血小板及凝血因子补充，溶栓治疗等。在积极治疗肺炎时应注意纠正缺氧酸中毒、改善微循环、补充液量等。

（六）液体疗法

一般肺炎患儿可口服保持液体入量，不需输液。对不能进食者，可进行静脉滴注输液。总液量以60～80mL/(kg·d)为宜，婴幼儿用量可偏大，较大儿童则应相对偏小。有明显脱水及代谢性酸中毒的患儿，可1/2～1/3等渗的含钠液补足累积丢失量，然后用上述液体维持生理需要。有时，病程较长的严重患儿或在大量输液时可出现低钙血症，有手足搐搦或惊厥，应由静脉缓慢注射10%葡萄糖酸钙10～20mL。

（七）激素治疗

一般肺炎不需用肾上腺皮质激素。严重的细菌性肺炎，用有效抗生素控制感染的同时，在下列情况下可加用激素：①中毒症状严重，如出现休克、中毒性脑病、超高热（体温在40℃以上持续不退）等。②支气管痉挛明显，或分泌物多。③早期胸腔积液，为了防止胸膜粘连也可局部应用。以短期治疗不超过3～5天为宜。一般静脉滴注氢化可的松5～10mg/(kg·d)、甲泼尼龙1～2mg/(kg·d)或口服泼尼松1～2mg/(kg·d)。用激素超过5～7天者，停药时宜逐渐减量。病毒性肺炎一般不用激素，毛细支气管炎喘憋严重时，也可考虑短期应用。

（八）物理疗法

对于啰音经久不消的患儿宜用光疗、电疗。

（九）并发症的治疗

肺炎常见的并发症为腹泻、呕吐、腹胀及肺气肿。较严重的并发症为脓胸、脓气胸、肺脓肿、心包炎及脑膜炎等。如出现上述并发症，应给予针对性治疗。

第六节　急性呼吸窘迫综合征

急性呼吸窘迫综合征（ARDS）是在严重感染、休克、创伤及烧伤等疾病过程中，肺毛细血管内皮细胞和肺泡上皮细胞炎症性损伤造成弥漫性肺泡损伤，导致急性低氧性呼吸功能不全或衰竭。以肺容积减少、肺顺应性降低、严重的通气/血流值失调为病理生理学特征，其临床特征是进行性低氧血症和呼吸窘迫，肺部影像学表现为非均一性的渗出性病变。尽管成人和儿童在ARDS存在相似的病理生理学改变，但在危险因素、病因、合并症、呼吸机设置及预后等方面均有较大差异。

一、病因

ARDS病因复杂多样，有100余种，包括气道直接（如吸入胃内容物或毒性物质）或经血流间接（如脓毒症或创伤）等致病因素。

ARDS常见的危险因素：肺炎、脓毒症、非心源性休克、误吸胃内容物、严重创伤、肺挫伤、急性胰腺炎、严重烧伤、药物过量、多次输血、肺血管炎和溺水。其中，严重感染是导致ARDS最常见的原因。最近的流行病学研究还提出多种医院内可预防的危险因素，如多种血液制品输血、高潮气量机械通气、高浓度吸氧、过多的液体复苏、医院获得性肺炎及高风险的手术（特别是主动脉、心脏和急腹症）。慢性肝病、免疫抑制、低蛋白血症和肥胖也与ARDS有关。

在儿童ARDS的危险因素中，肺部感染、误吸胃内容物和脓毒症分别占35％、15％和13％。危险因素不同，ARDS患病率也不同。严重感染时ARDS患病率可高达25％～50％，大量输血可达40％，多发性创伤达到11％～25％；而在严重误吸时，ARDS患病率达9%～26%。如同时存在2个或3个危险因素，ARDS患病率将进一步升高。危险因素持续时间越长，ARDS患病率越高，持续24小时、48小时、72小时，ARDS发病率分别为76%、85%和93%。

遗传因素在ARDS易感性、发病和治疗反应中也具有重要作用。目前已报道ARDS易感性与表面活性物质蛋白-B、血管紧张素转换酶、TNF-α和NF-κB等几十种基因多态性有关。

二、临床表现

(一)表现

起病急，多见于严重外伤、休克、重症感染的患者突然出现呼吸增快，在24～48小时可出现严重呼吸窘迫，呼吸时常带鼻音或呻吟，有明显发绀及胸凹陷现象，但多无咳嗽和血沫痰，肺部体征极少，有时可闻支气管呼吸音及偶闻干湿啰音，晚期才有肺部实变体征，如叩浊、呼吸音减低及明显管状呼吸音，典型的临床经过可分为以下4期：

1. 急性损伤期

ARDS如系创伤诱发，急性损伤期的时间较为明确，如系氧中毒所引起则难以确定损伤的时间，此期并无肺或ARDS特征性体征。虽然某些患儿有通气过度、低碳酸血症和呼吸性碱中毒，但动脉血氧分压(PaO_2)仍正常，胸部听诊及X射线检查正常，原发性损伤在肺部者例外。

2. 潜伏期

潜伏期亦称表面稳定期，继上期之后持续6～48小时，此期患儿心、肺功能稳定，但通气过度持续存在，胸片可见细小网状浸润和肺间质性积液。通过连续观察，发现最终发展为ARDS患儿在此期的血细胞比容，动脉血氧分压，肺血管阻力和pH与不发生ARDS者有明显区别。因此，在此期患儿虽然表面稳定，但有可能发展成为ARDS，需提高警惕。

3. 急性呼吸衰竭期

突然气促、呼吸困难、刺激性咳嗽、咳出白色泡沫痰或血痰、心率增快、恐惧感伴有发绀、鼻翼扇动、三凹征，肺部有时可闻及哮鸣音，吸氧及增加通气量后，缺氧状态不见好转。

4. 严重生理障碍期

从急性呼吸衰竭期过渡至本期的界线不明显，如患儿出现ARDS不常见的高碳酸血症时，表明病情转重，但并非不可逆，严重ARDS的慢性肺部病变，需要为时数月的呼吸支持才能消失。但有一些低氧血症及高碳酸血症的患儿对通气治疗毫无反应，最终死于难治性呼吸衰竭合并代谢紊乱，因此，也称此期为终末期。

（二）检查

1.影像学

早期病变以间质性改变为主，胸部X线片常无明显改变。病情进展后，可出现肺内实变，可见散在斑片状密度增高阴影，有时可见支气管充气征，实变影呈区域性重力性分布，以中下肺野和肺外带为主。后期为大片实变，支气管气相明显，呈“白肺”改变。如果既往存在呼吸系统疾病或ARDS的病因为中毒性肺炎、吸入毒性气体或胃内容物，可有明显影像学变化或与上述改变重叠。值得注意的是，ARDS胸片改变较临床症状延迟4～24小时，而且受治疗干预的影响很大。

胸部CT，尤其是高分辨CT，可清晰地显示病变部位、范围和形态。ARDS胸部CT表现显示病变分布不均匀，在重力依赖区（仰卧位在背部）呈实变影，常见支气管充气征，中间区域呈毛玻璃样影。通过CT扫描评估的肺重量在ARDS时增加，并且与ARDS的严重程度呈正相关。CT有利于对肺泡出血、急性间质性肺炎、过敏性肺炎、急性嗜酸细胞性肺炎、支气管炎伴机化性肺炎等疾病进行鉴别诊断。胸部CT有助于评估肺复张和合理设置呼气末正压（PEEP）。

2.血气分析

PaO_2和PaO_2/FiO_2是主要的客观诊断指标。顽固性低氧血症（PaO_2＜60mmHg和PaO_2/FiO_2＜300mmHg）是常用的诊断依据。ARDS早期至急性呼吸衰竭期，常表现为呼吸性碱中毒和不同程度的低氧血症，肺泡-动脉血氧分压差升高（＞35～45mmHg）。除表现为低氧血症外，ARDS换气功能障碍表现为无效腔通气增加，ARDS后期往往表现为动脉$PaCO_2$升高和pH下降。

3.超声心动图

美国欧洲共识会议（AECC）标准中将肺动脉楔压（PAWP）≥2.4kPa（18mmHg）作为排除心源性肺水肿的指标。测定PAWP需要置入Swan-Ganz气囊漂浮导管。临床无法做到对每例患儿进行该检查。建议采用超声心动图对ARDS患儿进行床旁心功能检查，测定时间为胸片显示有肺水肿时，间隔不超过24小时。若＞18mmHg，考虑心源性肺水肿，不能诊断ARDS。肺静脉血流频谱AR波流速＞0.3m/s或时间＞30ms，不能诊断ARDS。射血分数＜50％或短轴缩短率＜30％，不能诊断ARDS。

4.肺超声

评估胸腔积液、气胸、肺间质综合征、肺实变、肺脓肿、肺复张或再萎陷等情况，可以在床旁准确判断肺形态的变化和帮助调节PEEP。

5. 生物学标志物

肺泡灌洗液中 IL-8、血清脂多糖结合蛋白都能作为判断 ARDS 高危因素的指标。血浆中克拉拉细胞蛋白(CC16)显著高于无 ARDS 患儿。如果以 CC16≥18ng/mL 作为诊断 ARDS 的标准,敏感性为 80%,特异性为 92%。

三、诊断及鉴别诊断

(一)诊断

1. 有引起 ARDS 的原发病

原发病包括肺部疾病(如肺炎、误吸、溺水)和肺外全身系统疾病(如创伤、脓毒症、休克、烧伤、胰腺炎和心肺复苏后等),严重急性呼吸综合征(SARS)、禽流感、手足口病及甲型 H1N1 流感危重症的严重阶段。

2. 体征

气促、呼吸困难、刺激性咳嗽、心率增快、恐惧感伴有发绀、鼻翼扇动、三凹征,肺部有时可闻及哮鸣音,一般面罩吸氧时缺氧状态不能改善。

3. 血气分析

应动态观察血气变化。

(1)早期为明显低氧血症,低碳酸血症,呼吸性碱中毒。

(2)晚期二氧化碳潴留,呈呼吸性酸中毒和代谢性混合性酸中毒。

(3)根据动脉和混合静脉血气值、吸入氧浓度(FiO_2)、和平均气道压计算各项参数,如氧合指数(PaO_2/FiO_2)、肺泡动脉氧压差($AaDO_2$)。

4. X 线检查

(1)早期仅有肺纹理增粗及斑点状浸润。

(2)继之出现融合成片状、实质浸润呈磨玻璃状、肺大疱、肺不张,病灶间肺过度充气。

(3)晚期可见两肺密度增高实变,大片融合、心缘不清呈“白肺”样改变。

不同原发病的胸部 X 线片表现可不一致。新生儿、小婴儿需考虑拍摄 X 线片条件、呼吸气相不同和呼吸机条件的影响。

5. CT 检查

CT 检查有助于早期诊断。

在病变早期可见肺野密度增加,呈点状硬、不规则血管影。ARDS 时肺 CT 表现可分为未损伤肺、受损及萎缩肺、实变和坏死肺等。

(二)鉴别诊断

在病程中应将其与心源性肺水肿相鉴别(表 1-1)。

表 1-1　急性呼吸窘迫综合征与心源性肺水肿的鉴别诊断

项目	急性呼吸窘迫综合征(ARDS)	心源性肺水肿
发病机制	肺实质细胞损害、肺毛细血管通透性增加	肺毛细血管静水压升高
起病	较缓	急
病史	感染、创伤、休克等	心血管疾病
痰的性质	非泡沫状稀血样痰	粉红色泡沫痰
痰内蛋白含量	高	低
痰中蛋白/血浆蛋白	>0.7	<0.5
体位	能平卧	端坐呼吸
胸部听诊	早期可无啰音,后期湿啰音广泛分布	双肺底可闻及湿啰音
肺动脉嵌顿压	<18mmHg	>18mmHg
X 线表现		
心脏大小	正常	常增大
血液分布	正常或对称分布	逆向分布
叶间裂	少见	多见
支气管血管袖	少见	多见
胸膜渗出	少见	多见
水肿液分布	斑片状,周边区多见	肺门周围多见
支气管气像	多见	少见
治疗		
强心利尿	无效	有效
提高吸入氧浓度	难以纠正低氧	低氧血症改善
机械通气要点	PEEP 的益处在于肺泡复张改善氧合	适当的 PEEP/CPAP 少回心血量
机械通气适应证	重要脏器组织顽固的氧合不足	心电不稳,AMI、严心律失常

注:PEEP:呼气末正压;CPAP:持续气道正压;AMI:急性心肌梗死

四、治疗

(一)综合性治疗和药物治疗

1. 积极治疗原发病和避免医源性高危因素

积极控制原发病和遏制其诱导的全身失控性炎症反应是治疗的关键。严重感染是引起 ARDS 首位高危因素，也是影响 ARDS 的首要原因。因此，应积极控制感染，抢救休克，尽量少用库存血，及时的进行骨折复位和固定等措施也很重要。

2. 液体管理

ARDS 患儿在最初 3 天的液体量呈负平衡，可显著降低患儿的病死率。美国心肺和血管研究院公布了 ARDS 协作网"水分与导管治疗项目"(FACTT)结果，限制性液体管理策略使呼吸机脱机天数缩短，肺生理学指标得到相应的改善，ICU 外的治疗天数延长，并且使 60 天内的死亡率下降，这些数据表明限制性液体管理策略对于 ARDS 患儿的预后效果更好。应用利尿剂减轻肺水肿能改善氧合、减轻肺损伤、缩短 ICU 住院时间。但是，应用利尿剂减轻肺水肿可能会导致有效循环血量下降和器官灌注不足。因此，在维持循环稳定和保证组织器官灌注前提下，以最低有效血容量来维持循环功能，实施限制性液体管理(利尿和限制补液)，保持体液负平衡，一般按生理需要量的 70% 给予。必要时可放置 Swan-Ganz 漂浮导管，动态监测 PAWP，保持 PAWP 在 14～16cmH_2O。若无测定 PAWP 条件，应仔细观察患儿尿量、血压，随时调整输入液体量，避免输液过多过快。值得注意的是，尽管在 FACTT 研究中表明限制性液体管理策略有较好的预后，但休克的患儿是否如此，尚待进一步研究；对于脓毒症的早期治疗不宜限制液体量，进行早期有目标性的治疗(大量液体复苏)可以改善预后；由于没有将需要透析治疗的患儿考虑在 FACTT 的研究之中，关于这类患儿还没有明确的液体管理策略可供参考。

采用晶体液还是胶体液进行液体复苏存在争论。低蛋白血症是严重感染发生 ARDS 的独立危险因素，可导致 ARDS 病情恶化，机械通气时间延长，病死率增加。尽管白蛋白联合呋塞米治疗未能明显降低伴低蛋白血症 ARDS 患儿的病死率，但与单纯应用呋塞米相比，氧合明显改善、休克时间缩短。对于有低蛋白血症的患儿，在补充白蛋白等胶体液时联合应用呋塞米，有助于实现液体负平衡。

3. 营养支持

应尽早给予营养支持，首选肠内营养，强调个体化治疗和采用持续泵入。在 ARDS 早期应采用允许性低热卡的能量供给原则，避免过度喂养。适当降低糖类比例，降低呼吸商。采取充分措施，避免反流和误吸。

据 Meta 分析显示，给予含有高浓度的二十碳五烯酸和 γ-亚油酸和 ω-3 脂肪酸的肠内营养能增加氧合、减少 ICU 停留时间和降低 28 天死亡率。在标准营养配方基础上，添加鱼油、亚麻酸与抗氧化剂的营养配方可能为 ALI 患儿更理想的选择。最近 Rice 等发现，每天 2 次给予 n-3 脂肪酸、γ-亚油酸和抗氧化剂并不能缩短机械通气时间和降低 60 天死亡率。

4. 糖皮质激素

作用于 ARDS 的多个发病环节，糖皮质激素很早就已经用于 ARDS 的治疗。

但是，糖皮质激素给药的时机和剂量备受争议。

有学者使用多层贝叶斯模型方法对近年所有随机对照试验进行 Meta 分析，结果显示糖皮质激素在预防 ARDS 方面并没有明显优势，高危患儿使用糖皮质激素反而易使患儿发展为 ARDS，并增加死亡率，不建议常规使用糖皮质激素防治 ARDS。有学者对来自韩国 2009 年 245 名 H1N1 流感患儿进行研究，糖皮质激素治疗组 30 天的病死率高于非激素治疗组，有学者认为对于 H1N1 流感病毒感染而导致的 ARDS 患儿不建议早期给予糖皮质激素治疗，可能与糖皮质激素可延长病毒的复制有关。然而，对于其他因素导致的 ARDS，早期给予糖皮质激素可能改善预后，有学者对美国 4 家三级医院 ICU 共 79 名患儿实施 2∶1 随机对照研究（RCT），结果显示早期给予甲基泼尼松龙持续性治疗可通过明显降低重要炎症和凝血指标改善临床症状和预后，但需要进一步大规模 RCT 进行证实。

既往应用糖皮质激素治疗 ARDS 的研究中，所采用的甲泼尼龙剂量不一。某学者对使用低剂量甲泼尼龙 0.5～2.5mg/(kg·d)治疗 ARDS 的研究进行 Meta 分析，结果显示低剂量持续使用糖皮质激素治疗 ARDS 有利于改善患儿的预后（包括死亡率），并且未见糖皮质激素相关不良反应增加。Lamontagne 等进行应用糖皮质激素高、低剂量组之间预后的比较，发现对于 ARDS 及重症肺炎使用低剂量糖皮质激素持续治疗可降低病死率，改善预后。

5. 粒细胞-巨噬细胞集落刺激因子（GM-CSF）

维持肺稳态的重要成分，也是肺泡上皮细胞生长因子、肺泡细胞修复来源物质。目前的研究结果存在争议，需要更大样本量研究 GM-CSF 在 ARDS 中的疗效和安全性。

6. 输血

在临床稳定、有充分氧输送证据（除外发绀型心脏病、出血、严重低氧血症）的患儿，建议将血红蛋白浓度 70g/L 作为 ARDS 患儿红细胞输注的临界值。

7. 血液净化

在高容量血液滤过的情况下，连续性血液净化可清除 1 万～30 万的中分子量细胞因子，通过吸附机制清除 IL-6 等细胞因子，减少肺血管外的肺水含量、维持内环境稳定和机体容量调节，改善氧合。但是，血液净化确切疗效尚待进一步研究。

8. 干细胞治疗

儿科报道较少。大部分成果为病例报道或动物实验，证据可信度不高。因此，新指南未将干细胞治疗纳入治疗措施中。

9. 其他

研究表明，β_2 受体激动剂并不能降低 ARDS 死亡率。因此，不推荐使用 β_2 受体激动剂。前列腺素 E_1、酮康唑、己酮可可碱、内毒素和细胞因子单克隆抗体、重组人活化蛋白 C 等药物的作用不确定,需要进一步研究明确。

(二)呼吸支持治疗

呼吸支持治疗是纠正或改善顽固性低氧血症的关键手段,可以防止肺泡塌陷、减轻肺水肿、改善肺泡氧合和防止呼吸肌疲劳。

1. 氧疗

是纠正 ARDS 低氧血症的基本手段,使 PaO_2 达到 60～80mmHg。根据低氧血症改善的程度和治疗反应调整氧疗方式。首先使用鼻导管,当需要较高的吸氧浓度时,可采用面罩或头罩吸氧。但是,氧疗常常难以奏效。

2. 无创支持通气

在 ARDS 高危患儿中,早期无创正压通气可以改善气体交换、降低呼吸功,避免潜在的有创通气并发症。对于免疫功能低下的 ARDS 患儿,早期可以首先试用无创支持通气。但是,指南不推荐有严重疾病的 ARDS 患儿进行无创支持通气。

接受无创支持通气患儿若临床症状无明显改善或有恶化的表现,包括呼吸频率增加、呼吸功增加、气体交换障碍、意识水平改变,则需要气管插管和有创机械通气。ARDS 患儿接受无创通气时,应该使用口鼻或全面罩,实现最有效的人机同步,应该密切监测潜在的并发症,如皮肤破裂、胃腹胀满、气压伤及结膜炎等。接受无创正压通气时,强烈推荐进行加温加湿。

3. 常频机械通气

(1)时机选择:ARDS 患儿经高浓度吸氧(>50%)不能改善低氧血症(PaO_2<60mmHg)时,应气管插管。早期机械通气能更有效地改善低氧血症、降低呼吸功、缓解呼吸窘迫、改善全身缺氧和防止肺外器官损害。

(2)体位:气管插管可导致声门关闭功能丧失、胃内容物反流并误吸到下呼吸道。因此,平卧位机械通气容易出现呼吸机相关肺炎(VAP),而半卧位则显著降低 VAP。如果没有脊髓损伤等体位改变的禁忌证,ARDS 患儿应采用 30°～45°角半卧位。

(3)通气模式:压力限制型通气模式易于与患者的自主呼吸同步,可减少或避免应用镇静剂和肌松剂;提供的气流为递减波型,有利于气体的交换和增加氧合;压力波形近似方形,产生同样潮气量所需压力明显要比容量限制型通气模式低;ARDS 肺部病变多为不均匀分布,若有一持续压力平台,可率先使一些顺应性好的肺泡得到充气,随着压力的持续及时间的推移,另一些顺应性稍差的肺泡亦得到充气而不致压力过高,从而避免了呼吸机相关肺损伤(VALI)。

在压力限制型通气模式的常用通气模式,如压力辅助通气(PAV)、压力控制通气(PCV)、压力支持通气(PSV)和压力控制-同步间歇指令通气(PC-SIMV)中,在

ARDS 的早期阶段，选用 PCV，因为 PCV 比 PAV、PSV 和 PC-SIMV 可提供更多的通气辅助功，从而减少患儿自主呼吸功和氧耗量。在撤机时，可改用 PC-SIMV 或 PSV，以锻炼患儿的呼吸肌力量。

采用保留部分自主呼吸的通气模式是 ARDS 呼吸支持的趋势。部分通气支持模式可部分减少对机械通气的依赖，降低气道峰值压，通过提高心排血量而增加全身氧的输送，改善通气/血流值，保留患儿主动运动能力和呼吸道清洁排痰能力，减少对血流动力学和胃肠运动的干扰。一项前瞻性对照研究显示，与控制通气相比，保留自主呼吸的患儿镇静剂使用量、机械通气时间和 ICU 住院时间均明显减少。因此，在循环功能稳定、人机协调性较好的情况下，ARDS 患儿机械通气时有必要保留自主呼吸。常用的自主呼吸模式：

①压力支持通气（PSV）：需要自主呼吸触发，触发后每次吸气时呼吸机给予一定支持压力，呼吸频率完全决定于患儿，潮气量大小决定于压力大小和患儿呼吸力量。该模式除有定压型模式的优点外，尚有比较完善的自主呼吸特点，需患儿有较好的自主呼吸触发能力。PSV 非常符合 ARDS 患儿具有较强的自主呼吸、较大的吸气流速、较快的呼吸频率和较大通气量的特点。早期研究提示，ARDS 患儿应尽早使用 PSV＋PEEP 治疗，以减轻呼吸肌营养不良和缩短呼吸机时间。近年来，PSV 改善 ARDS 观点受到挑战。随着 PSV 支持水平增加，潮气量明显增加，吸-呼气转换时间明显延迟，触发延迟时间显著延长，人机难以同步。神经电活动辅助通气（NAVA）是应用实时监测膈肌电活动信号实施机械通气的新技术，通过膈肌电活动信号触发吸气和呼气切换，根据膈肌电活动信号的幅度决定通气支持水平。吴晓燕等研究提示，与 PSV 相比，NAVA 通气支持时间、通气支持水平与自身呼吸形式更加匹配，应用 NAVA 更能改善 ARDS 患儿人机同步性。

②反比通气（IRV）：当吸气时间超过 1/2 呼吸周期，称为 IRV。IRV 可使气道平均压增高，肺内分流减少，而伴以较低的 PEEP 和 PIP 水平。因为呼气时间缩短，产生内源性 PEEP，可增加功能残气量。但是，IRV 与自主呼吸不协调，且可能对血流动力学产生影响，并不能降低死亡率，主要用于正比通气无效的患儿。

③双相正压通气（BiPAP）：让患儿的自主呼吸交替地在两种不同的气道正压水平上进行，以两个压力水平间转换引起呼吸容量的改变而达到机械通气辅助的作用，其实质是自主呼吸＋双水平的持续气道正压。BiPAP 可满足从指令到间歇指令和自主呼吸的不同需要，不仅允许自主呼吸间断出现，也允许在两个压力水平上持续存在，克服传统机械通气自主呼吸和控制通气不能并存的特点，改善人机对抗。研究表明，肺复张手法联合 BiPAP 比单纯小潮气量容量控制/辅助通气具有迅速改善氧合、肺顺应性明显增加、缩短带机时间、稳定血流动力学及减少镇静药物的使用等优点。

(4)镇静、镇痛和肌松:机械通气需要考虑用镇静镇痛剂,以缓解焦虑、躁动、疼痛,减少过度的氧耗。镇静方案包括镇静目标和评估镇静效果的标准。根据镇静目标来调整镇静剂的剂量,常用 Ramsay 评分来评估镇静深度、制订镇静计划。以 Ramsay 评分 3～4 分作为镇静目标。每天均需中断或减少镇静药物剂量直至患儿清醒,以判断患儿的镇静程度和意识状态。

恰当的肌松剂应用能增加胸壁顺应性,促进人机同步,减少机体氧耗和呼吸功,甚至可能会降低呼吸机相关肺损伤(VALI)。不合理应用肌松剂会导致痰液引流障碍、肺不张、通气/血流值失衡和 ICU 获得性衰弱等严重并发症,延长机械通气时间和住院时间。机械通气的 ARDS 患儿应尽量避免使用肌松剂。如确有必要使用肌松剂,应监测肌松水平,以预防膈肌功能不全。

(5)肺保护性通气策略(限制潮气量和平台压):自 1972 年以来,应用大潮气量(10～15mL/kg)一直是 ARDS 正压通气的标准用法。20 世纪 90 年代,VALI 受到重视,并提出保护性机械通气策略。其中,小潮气量通气是最为接受的一种模式。研究显示,肺保护性通气措施可明显减少 VALI。大潮气量通气可引起肺泡过度扩张和呼气时肺泡萎陷,反复的潮气性肺泡过度牵拉可诱发病理改变与 ARDS 相似的弥散性肺泡损伤;损伤的肺可诱导释放炎性细胞因子进入循环,引起多器官功能衰竭。2000 年,美国 ARDS 协作网进行的大样本多中心 RCT 显示,小潮气量(6mL/kg 理想体重)的病死率(31%)比常规通气组(12mL/kg 理想体重)的病死率(39.8%)降低 9%,28 天内平均上机天数明显减少。小潮气量通气还能降低炎性介质和细胞因子水平,对 ALI 患儿具有良好的抗炎和屏障保护作用。Meta 分析显示,小潮气量通气可显著降低气胸发生率和病死率。

气道平台压是指吸气平台时的气道压力。气道峰压包括用于扩张肺泡的压力(约等于平台压)和用于扩张气道的压力。因此,肺泡压以平台压而不是气道峰压表示更为准确,平台压能更直接地反映 VALI 的危险程度,高平台压不仅可引起气压伤,也可引起类似 ARDS 的弥散性肺损伤。研究发现,大约 1/3 的严重 ARDS 患儿,尽管用 6mL/kg 理想体重的潮气量进行通气,根据胸部 CT 扫描,仍有肺泡过度扩张的证据;对于使用 6mL/kg 潮气量,气道平台压仍在 28～30cmH_2O 以上的患儿,逐步减小潮气量至 4mL/kg,以控制气道平台压在 25～28cmH_2O,72 小时后肺泡灌洗液中 IL-1b、IL-6、IL-8 及 IL-Ra 等炎症因子的表达均显著下降。对于重症 ARDS 患儿即使设定 6mL/kg 的潮气量,若平台压仍在 28～30cmH_2O 以上,仍有可能导致 VALI,需要结合平台压进一步降低潮气量。

由于不同 ARDS 患儿的正常通气肺组织容积差异较大,可能出现同一潮气量通气时不同 ARDS 肺组织所受应力水平存在显著差异。因此,ARDS 患儿潮气量的选择应强调个体化,还应综合考虑患儿病变程度、平台压水平、胸壁顺应性和自主呼吸强度等因素的影响。如对于胸壁顺应性显著降低的患儿(如严重肥胖、腹腔高压),常因胸腔内压力异常增加导致大量肺泡塌陷,为增加跨肺泡压复张塌陷肺泡,此时平台压水平有可能会超过 30cmH_2O。对于重度 ARDS 患儿,过强的自主吸气会显著增大跨肺泡压和增加肺泡过度牵张的风险,此时应适当降低平台压水平或抑制自主呼吸强度。

对于任何机械通气的患儿,在控制通气模式下,应该根据肺的病理状态和呼吸系统顺应性设置潮气量。以患儿的年龄或者体重为依据(5~8mL/预计千克体重),控制潮气量在患儿生理潮气量范围之内或以下。呼吸系统顺应性差的患儿,潮气量应为预测每千克体重 3~6mL。对于肺顺应性保持较好的患儿,潮气量应更接近生理范围(5~8mL/预测千克体重)。在没有跨肺压数值的情况下,吸气平台压力不超过 28cmH_2O。胸壁弹性增加(即胸壁顺应性减小)的患儿可以允许吸气平台压稍高(29~32cmH_2O)。

(6)允许性高碳酸血症:在保证 ARDS 患儿氧合的同时,允许 $PaCO_2$ 在一定范围内缓慢升高,即允许性高碳酸血症(PHC)。应用小潮气量通气难免发生高碳酸血症和呼吸性酸中毒。PHC 是肺保护性通气策略的结果,并非 ARDS 的治疗目标。目前采用 PHC 策略的安全性还有争议。大多数研究提示实施 PHC 策略是安全的。但在缺血性心脏病、左心衰竭或右心衰竭、肺动脉高压和颅脑损伤时应禁用。目前尚无理想的 $PaCO_2$ 上限值,一般主张保持 pH>7.2,$PaCO_2$ 不超过 9.33kPa(70mmHg)。对于非常严重的二氧化碳潴留患儿(经积极处理后 pH 仍低于 7.2),不推荐常规补充碳酸氢盐。有条件单位此时可考虑联合应用体外膜肺氧合(ECMO)、体外二氧化碳清除技术。

(7)确定最佳 PEEP:ARDS 肺泡塌陷不但可导致顽固性低氧血症,且部分可复张的肺泡周期性塌陷开放而产生的剪切力会导致或加重呼吸机相关肺损伤。PEEP 在具有导致肺复张效应的同时,也具有肺泡过度膨胀的双刃剑效应。肺复张与高 PEEP 联合使用有可能使原来正常通气的肺泡过度膨胀,导致 VALI 和加重 ARDS。ARDS 应采用防止肺泡塌陷的最佳 PEEP。

在过去 10 余年,已有 3 个 RCT 研究评价两种不同 PEEP 法对 ARDS 患儿病死率的影响,在应用小潮气量通气的基础上积极加用高 PEEP 可明显改善 ARDS 患儿的氧合,但是不能降低 ARDS 的死亡率和 VALI 的发生率。Meta 分析显示,高 PEEP 加小潮气量通气不能改善成人 ARDS 的病死率。虽然高 PEEP 与低 PEEP 法的 RCT 未能证明降低 ARDS 的病死率。然而,从总体上看,最佳 PEEP 的选择应强调个体化设置。高 PEEP 对于重度 ARDS 患儿是有好处的。对于轻度 ARDS(或急性肺损伤)患儿,应慎重使用高 PEEP。

设置最佳 PEEP 的方法有很多,包括 FiO_2/PEEP 递增法、低位转折点法、最大顺应性法、肺牵张指数法、胸部CT导向的PEEP递减法和最佳氧合法。在小潮气量通气的同时，以静态压力-容积（P-V）曲线低位转折点压力$+2cmH_2O$来确定PEEP能遏制肺部炎症介质的释放，降低ARDS的死亡率。Villar多中心RCT显示，用FiO_2/PEEP递增法治疗ARDS的住院死亡率为55.5%，而低位转折点设置PEEP治疗ARDS的住院死亡率明显降低为34%。若有条件，应根据静态P-V曲线低位转折点压力$+2cmH_2O$来确定最佳PEEP。

新指南推荐：通过缓慢增减PEEP达到肺复张目的，同时严密监测氧合水平和血流动力学改变；而对于PEEP的调节，重度ARDS患儿使用中等水平的PEEP（$10\sim15cmH_2O$）并缓慢增加直至出现可被观察到的氧合水平和血流动力学反应；当PEEP水平高于$15cmH_2O$时，平台压需要一定限制。一般情况下，PEEP初调时，可用$3\sim5cmH_2O$，FiO_2维持在30%～50%；若氧合不佳，可参考FiO_2逐步上调PEEP，每次可调$2cmH_2O$，儿童PEEP一般用$10\sim15cmH_2O$已经足够，最高根据年龄可调至$16\sim20cmH_2O$。

（8）肺复张：是在设定潮气量的基础上，在短暂时间内（一般是30～120秒）以较高的CPAP或PEEP，一般是$30\sim45cmH_2O$，使萎陷的肺泡尽可能复张，促使塌陷肺泡复张、增加肺容积、改善氧合。肺复张是肺保护性通气策略的重要手段。

常用的肺复张手法包括控制性肺膨胀、PEEP递增法及压力控制法。尽管研究显示肺复张联合高PEEP保持肺泡开放可持续改善患儿的氧合状况，儿童患儿应用肺复张手法（采用恒压通气、吸气压$30\sim40cmH_2O$，持续时间为15～20秒）后6小时，FiO_2可降低6.1%。但是，ARDS协作网经550例的临床验证，认为肺复张手法可短暂改善氧合而不能改善病死率，可增加气胸发生率肺复张的效果与ARDS的病因、肺损伤的严重程度、ARDS病程、实施肺复张的压力和时间、患儿的体位及肺的可复张性等因素有关。肺复张治疗ARDS是否安全也无定论。通过发现肺复张手法还可引起8%～12%患儿出现短暂而显著的低血压及低氧血症，实施过程中需要密切关注正常通气肺泡是否出现过度膨胀甚至发生气压伤。

指南不推荐常规应用肺复张，仅用于威胁生命的难治性低氧血症，建议对中重度ARDS患儿实施肺复张，不建议对ARDS患儿进行持续肺复张，对血流动力学不稳定和有气压伤高危风险患儿实施肺复张应慎重。

（9）吸入氧气浓度（FiO_2）：对于不同病情的ARDS患儿，氧合目标的设定应根据患儿是否存在组织缺氧的危险因素（如血红蛋白下降、血容量不足和心排血量降低）进行适当调整FiO_2水平并维持SpO_2为88%～95%和PaO_2为55～80mmHg。一旦氧合改善，应及时降低FiO_2。对于严重的低氧血症，为达到该目标可能需进行高浓度吸氧，甚至需要100%吸氧。尽管可能出现氧中毒，但是没有研究证实单独高浓度吸氧会加重ARDS肺损伤。如果不及时纠正严重的低氧血症，则会危及患儿的生命安全。

(10)俯卧位通气：通过减少肺组织压缩，促进肺内液体移动，改善通气/血流值，明显增加氧合。PALISI 研究显示，俯卧位通气可显著改善急性肺损伤儿童的氧合，但是对脱离呼吸机天数、死亡率、肺损伤恢复时间、无肺外器官衰竭天数和认知功能损害等无显著改善。最近研究显示，俯卧位通气优于仰卧位通气，可以降低严重 ARDS 患儿的死亡率。Rival 等研究发现，俯卧位通气联合肺复张可显著改善氧合。

俯卧位通气主要用于治疗早期重度 ARDS($PaO_2/FiO_2<100mmHg$)，尤其对于 PEEP 水平$>10cmH_2O$ 患儿，2015 年指南不推荐将其作为常规治疗。如果无严重低血压和室性心律失常等禁忌证，可考虑俯卧位通气作为短期的抢救措施。需要注意预防婴儿猝死综合征、气道阻塞、低血压、呕吐和意外拔管。

(11)撤离机械通气：不同病种导致的呼吸衰竭儿童中，拔管失败率为 2%～20%，最常合并上气道水肿。对于儿科患儿(包括新生儿)，预防使用糖皮质激素既能减少拔管后喘鸣的发生，又可减少再插管的次数。只要患儿一般情况好，神志清醒，有较强的咳痰能力，PEEP 降至 $5cmH_2O$ 以下，FiO_2 降至 40%以下，$PaO_2>60\sim70mmHg$，即可停机。一旦达到撤机指征，应立即撤机，无须感染完全控制或病变完全恢复正常；避免加用经面罩机械通气“康复”或“过渡”，或进行所谓的“序贯通气”。

4. 高频震荡通气(HFOV)

该法是一种完全不同于传统机械通气的呼吸支持方式，气道内气体在设定的平均气道压力水平上进行高频振荡，从而产生小于解剖无效腔的潮气量(1～4mL/kg)和高通气频率(3～15Hz，即 180～900 次/分)。HFOV 通过较高的平均气道压持续维持肺泡开放，改善氧合；因其潮气量很小，能避免肺泡过度牵张，减少 VALI 发生。

Meta 分析显示，HFOV 虽可改善氧合但不能改善患儿病死率。在低氧性呼吸衰竭患儿的呼吸道平台压超过 $28cmH_2O$ 而又没有胸壁弹性下降证据的情况下，HFOV 可作为一种替代的通气模式，且应被考虑在中重度急性呼吸窘迫综合征(PARDS)患儿中使用。

在 HFOV 时，可调节的参数有 FiO_2、平均气道压力(MAP)、振幅及呼吸频率(1Hz=60 次/分)。参数调整需要根据患儿实际情况、胸部 X 线片和血气结果来进行。HFOV 参数初设时，应用稍高于常频通气时的 MAP($2\sim3cmH_2O$)，以达到合适的肺容量(功能残气量)，保持肺泡扩张和良好的氧合。若氧合不满意，可每次 $1\sim2cmH_2O$ 的幅度提高 MAP。FiO_2 可先设置为 100%，后根据患儿的血氧饱和度调整。振幅可先置于 $30\sim35cmH_2O$，以可触及良好的胸廓抬举为准，根据患儿的二氧化碳潴留情况调整。呼吸频率初设需按不同的年龄段设置(婴儿10～15Hz,儿童6～10Hz,成人4～7Hz),每次调整不超过0.5～1.0Hz;吸/呼值通常为0.33。每次调整好参数后,应及时复查血气,定期复查胸片。

当病情稳定好转后,使用HFOV的患儿很少直接撤机,通常转为常频机械通气。转为常频机械通气时,应考虑患儿原发病的治疗情况及氧合、通气状况。当原发病好转,FiO_2 降至60%以下,MAP降至10～20cmH_2O,若能维持正常氧合,无二氧化碳潴留,可转为常频通气。

HFOV的危险主要有肺泡过度膨胀、气漏。尽管气胸是应用HFOV的适应证,但是有报道HFOV气压伤总体发病率与常频通气相近或更高。在使用HFV时,气道湿化不充分、MAP过高、感染或气管供血减少,则可能出现呼吸道黏膜缺血坏死,导致坏死性气管支气管炎;使用较高的MAP可能会导致静脉回流减少而出现低血压,对于接受HFOV的患儿需加强对循环系统的监测。HFOV可增加脑室内出血和脑室周围白质软化的机会,增加颅内出血的危险。HFOV治疗早期过度通气会造成低二氧化碳血症,使脑血流减少,造成缺血性脑损伤,还存在继发呼吸机相关性肺炎、高浓度氧所致氧中毒的风险。

5.体外膜肺氧合(ECMO)

ECMO是重症ARDS的救援措施。目前静脉-静脉ECMO是较理想的选择,对新生儿、儿童的治疗效果优于成人。体外生命支持组织报道共44824例用ECMO治疗患儿,接受ECMO的ARDS儿童存活率为54%。英国的常规通气支持与ECMO治疗成人重型呼吸衰竭的多中心研究显示,ARDS早期接受ECMO治疗6个月生存率63%,而传统机械通气组6个月存活率仅47%,对于严重ARDS接受高浓度氧吸入或较高压力支持治疗超过7天的患儿,ECMO的疗效明显下降;建议Murray评分>3或pH<7.2的成人重症ARDS都有指征者早期进行ECMO治疗。HIN1大流行性期间,多个研究显示,采用ECMO治疗的成人和儿童严重ARDS存活率都在70%以上,ECMO能够降低严重ARDS患儿住院死亡率,改善远期预后。然而,对现有的9篇(包括3篇随机对照研究)文献的Meta分析表明,ECMO不能改善成人ARDS的预后。2015新指南建议,重度ARDS患儿如果呼吸衰竭被考虑是可逆的或适合进行肺移植的,应该考虑接受ECMO;对可能从中获益的患儿不应作太多限制,但若其生存分析结果有限的话,则不建议使用。

6.体外二氧化碳清除技术($ECCO_2R$)

该技术能有效清除二氧化碳。目前临床上可选择无泵式体外肺辅助系统(pECLA)或低流速泵驱动静脉二氧化碳清除系统。

与单独使用小潮气量通气或高频通气相比,$ECCO_2R$ 能减少肺损伤和显著改善 ARDS 预后。有学者以 pH 作为启动指征，当 ARDS 患儿平台气道压在 28～30cmH_2O 时，按每千克体重 1mL 降低潮气量直到平台气道压在 25～28cmH_2O，同时为保证清除二氧化碳和缓冲 pH，可以增加呼吸频率直到 40 次/分及每小时 20mmol 输注碳酸氢钠，如经过上述治疗后，pH 仍小于 7.25，立即启动 $ECCO_2R$。

7. 非机械通气辅助治疗

(1)肺表面活性物质：ARDS 患儿多伴有肺表面活性物质(PS)减少或功能缺失，易引起肺泡塌陷。1980 年日本学者首次用牛 PS 治疗 10 例新生儿呼吸窘迫综合征患儿获得成功。PS 能增强肺顺应性、减少呼吸功，维持肺泡稳定性，促进肺水清除，降低前脉细血管张力，对肺泡上皮细胞有保护作用。通过对 153 例 1～21 岁的 ARDS 患儿采用 2 次经气管滴入 80mL/m^2 小牛 PS，显示小牛 PS 可显著增加氧合和降低病死率。但是，有学者 Meta 分析纳入 9 个临床试验共 2575 例 ARDS 患儿，给予外源性 PS 仅能改善给药后 24 小时内的氧合，并不能改善患儿死亡率，而且氧合超过给药后 120 小时，会有较高的不良反应发生率。此外，也尚未解决 PS 最佳用药剂量、给药时间和间隔等问题。2015 新指南推荐，外源性 PS 不能作为常规治疗。

(2)一氧化氮吸入：是内源性血管扩张剂。吸入一氧化氮可选择性扩张肺血管，显著降低肺动脉压，减少肺内分流，改善通气/血流值失调，同时具有抗炎的特性。学者们 Meta 分析 14 个随机对照研究，共纳入 1303 例 ARDS 患儿，结果显示吸入一氧化氮仅能一过性提高开始 24 小时氧合，不能降低死亡率、机械通气时间和住院时间，反而可能增加肾功能不全风险。2015 新指南推荐，吸入一氧化氮不作为儿童 ARDS 的常规治疗，可用于被证实有肺动脉高压或严重右心室功能不全的患儿和作为重度患儿的抢救措施或转换体外生命支持的桥梁。

第七节 结核性胸膜炎

结核性胸膜炎是结核病的一种类型，系结核菌由邻近胸膜的原发病灶直接侵入胸膜，或经淋巴管和血管播散至胸膜而引起的渗出性炎症。分为干性胸膜炎和浆液性胸膜炎。小儿结核性胸膜炎多为肺结核病灶直接浸润引起。在治疗上应早期诊断、积极抽液、早期正规全程抗结核治疗，可减少包裹性积液及胸膜肥厚的发生。

一、病因

原发性结核病是结核杆菌首次侵入机体所引起的疾病，结核杆菌有 4 型：人型、牛型、鸟型和鼠型，而对人体有致病力者为人型结核杆菌和牛型结核杆菌，我国小儿结核病大多数由人型结核菌所引起，结核杆菌的免疫力较强，除有耐酸、耐碱、耐酒精的特性外，对于冷、热、干燥、光线以及化学物质等都有较强的耐受力，湿热对结核菌的杀菌力较强，在65℃ 30分钟、70℃ 10分钟、80℃ 5分钟即可杀死，干热杀菌力较差，干热100℃需20分钟以上才能杀死。因此干热杀菌，温度需高，时间需长，痰内的结核菌在直接太阳光下2小时内被杀死，而紫外线仅需10分钟，相反在阴暗处可存活数月之久，痰液内的结核菌如用5%的石炭酸（苯酚）或20%漂白粉液消毒，则需24小时方能生效。

二、临床表现

（一）表现

发病年龄多为3岁以上，主要表现为发热、结核中毒症状、咳嗽、胸痛。其特点为一般状况较好、中毒症状和呼吸道症状较轻，一般高热2～3周后转为低热。

（二）检查

结核性胸膜炎初期，血中白细胞总数可增高或正常，中性粒细胞占优势，白细胞计数正常，并转为淋巴细胞为主，红细胞沉降率增快。

胸液外观多呈草黄色、透明或微浊，或呈毛玻璃状，少数胸液可呈黄色、深黄色、浆液血性乃至血性，比重1.018以上，Rivalta试验阳性，pH 7.00～7.30，有核细胞数$(0.1 \sim 2.0) \times 10^9$/L，急性期以中性粒细胞占优势，而后以淋巴细胞占优势，蛋白定量30g/L以上，如大于50g/L，更支持结核性胸膜炎的诊断。葡萄糖含量＜3.4mmol/L、乳酸脱氢酶（LDH）＞200U/L、腺苷脱氨酶（ADA）＞45U/L、干扰素-γ＞3.7μ/mL、癌胚抗原（CEA）＜20μg/L、流式细胞术细胞呈多倍体。目前有报道测定胸腔积液的结核性抗原和抗体，虽然结核性胸膜炎者其胸腔积液的浓度明显高于非结核性者，但特异性不高，限制其临床应用。胸腔积液结核杆菌阳性率低于25%，如采用胸腔积液离心沉淀后涂片，胸腔积液或胸膜组织培养，聚合酶链反应（PCR）等，可以提高阳性率，胸腔积液间皮细胞计数＜5%。

1. 胸膜活检

针刺胸膜活检是诊断结核性胸膜炎的重要手段。活检的胸膜组织除了可行病理检查外，还可行结核菌的培养，如壁层胸膜肉芽肿改变提示结核性胸膜炎的诊断。虽然其他的疾病如真菌性疾病、结节病、土拉菌病和风湿性胸膜炎均可有肉芽肿病变，但95%以上的胸膜肉芽肿病变系结核性胸膜炎，如胸膜活检未能发现肉芽肿病变，活检标本应该做抗酸染色，因为偶然在标本中可发现结核杆菌，第1次胸膜活检可发现60%的结核肉芽肿改变，活检3次则为80%左右，如活检标本培养加上显微镜检查，结核的诊断阳性率为90%，也可用胸腔镜行直视下胸膜活检，阳性率更高。

2.X线检查

胸腔积液在300mL以下时,后前位X线胸片可能无阳性发现,少量积液时肋膈角变钝,积液量多在500mL以上,仰卧位透视观察,由于积聚于胸腔下部的液体散开,复见锐利的肋膈角,也可患侧卧位摄片,可见肺外侧密度增高的条状影。中等量积液表现为胸腔下部均匀的密度增高阴影、膈影被遮盖、积液呈上缘外侧高,内侧低的弧形阴影。大量胸腔积液时,肺野大部呈均匀浓密阴影,膈影被遮盖,纵隔向健侧移位。结核性胸腔积液有些可表现为特殊类型,常见的有:

(1)叶间积液:液体积聚于一个或多个叶间隙内,表现为边缘锐利的梭形阴影或圆形阴影,在侧位胸片上显示积液位置与叶间隙有关。

(2)肺下积液:液体主要积聚于肺底与膈肌之间,常与肋胸膜腔积液同时存在,直立位时,表现为患侧膈影增高,膈顶点由正常的内1/3处移到外1/3处,中部较平坦,左侧肺底积液表现为膈影与胃泡之间的距离增大,患侧肋膈角变钝,如怀疑肺下积液,嘱患者患侧卧位20分钟后做胸透或胸片检查,此时液体散开,患侧肺外缘呈带状阴影,并显出膈肌影,带状阴影越厚,积液越多。

(3)包裹性积液:包裹性积液是胸膜粘连形成的局限性胸腔积液,肋胸膜腔包裹性积液常发生于下部的后外侧壁。少数可发生在前胸壁,X线征象直立位或适当倾斜位时可显示底边贴附于胸壁,内缘向肺野凸出的边界锐利,密度均匀的梭形或椭圆形阴影,阴影边缘与胸壁呈钝角。

(4)纵隔积液:纵隔积液是纵隔胸膜腔的积液,前纵隔积液表现为沿心脏及大血管边沿的阴影,右前上纵隔积液阴影颇似胸腺阴影或右上肺不张阴影,取右侧卧位,左前斜30°位置20～30分钟后,摄该体位的后前位胸片,显示上纵隔阴影明显增宽,前下纵隔积液须与心脏增大阴影或心包积液相鉴别,后纵隔积液表现为沿脊柱的三角形或带状阴影。

3.超声波检查

超声探测胸腔积液的灵敏度高,定位准确,并可估计胸腔积液的深度和积液量,提示穿刺部位,亦可以和胸膜增厚进行鉴别。

三、诊断及鉴别诊断

(一)诊断

根据病史和临床表现,结核性胸膜炎一般可确诊。临床表现主要为中度发热、初起胸痛以后减轻、呼吸困难、体格检查、X线检查及超声波检查可做出胸液的诊断。诊断性胸腔穿刺、胸液的常规检查、生化检查和细菌培养等为诊断的必要措施，这些措施可对75%的胸液病因做出诊断。

（二）鉴别诊断

不典型的结核性胸膜炎应与下列疾病鉴别：

1.细菌性肺炎合并脓胸

患儿年龄较小，多见于5岁以下的幼儿，而结核性胸膜炎多见于5岁以上之少年儿童，肺部体征及X线检查，胸腔穿刺液检查可助鉴别。

2.病毒性肺炎合并胸腔积液

多见于婴幼儿，临床表现较重，咳嗽、喘憋明显，严重者合并心脏功能衰竭。

3.风湿性胸膜炎

多见于年长儿，且发生在风湿热极期，血沉往往较高。

4.恶性肿瘤合并胸腔积液

胸腔积液多为漏出液或为血性，抽出积液后胸腔积液增长较快，胸腔积液病理检查找到肿瘤细胞的阳性率较高，可作为诊断的重要依据。

5.支原体肺炎合并胸膜炎

此病近年也不少见，如及时做冷凝集试验及支原体抗体测定，可鉴别。

四、治疗

（一）一般治疗

体温38℃以上可卧床休息，一般患者可以适当起床活动。总的休息时间大约以体温恢复正常、胸液消失后仍须持续2～3个月。

（二）胸腔穿刺抽液

由于结核性胸膜炎胸液蛋白含量和纤维蛋白含量高，容易引起胸膜粘连，故原则上应尽快抽尽胸腔内积液，每周2～3次。首次抽液不要超过700mL，以后每次抽取量约1000mL，最多不要超过1500mL。如抽液过多、过快，可由于胸腔内压力骤降发生复张后肺水肿和循环衰竭。

若出现头晕、出汗、面色苍白、脉搏细弱、四肢发冷、血压下降等反应，立即停止抽液，皮下注射0.5%肾上腺素0.5mL，同时静脉内注射地塞米松5～10mg，保留静脉输液导管，直至症状消失。如发生肺复张后肺水肿，应进行相应的抢救。胸腔抽液有以下作用：

(1)减轻中毒症状，加速退热。

(2)解除肺脏和心脏血管受压，改善呼吸及循环功能。

(3)防止纤维蛋白沉着所致胸膜粘连肥厚。目前也有学者主张早期大量抽液或胸腔插管引流可减少胸膜增厚和胸膜粘连等并发症。

（三）抗结核药物治疗

一般采用链霉素（SM）、异烟肼（INH）和利福平（RFP）或链霉素（SM）异烟肼（INH）乙胺丁醇（EMB）联合治疗。链霉素（SM）0.75～1.0g/d，肌内注射，疗程2～3个月。异烟肼（INH）0.3g/d，顿服，利福平（RFP）0.45～0.6g/d，顿服，乙胺丁醇（EMB）0.75g/d，顿服，上述口服药物均连续服用1.0～1.5年。治疗过程必须注意抗结核药物的不良反应，如听力的变化、视觉的变化和肝功能等，发生时应根据情况减量或停用。

结核性胸膜炎不主张常规使用糖皮质激素，因为有许多不良反应。当大量胸腔积液、吸收不满意或结核中毒症状严重时可用泼尼松30mg/d，至胸液明显减少或中毒症状减轻时每周减少5～10mg，一般4～6周停药。减药太快或用药时间太短，容易产生胸液或毒性症状的反跳。胸腔内注射抗结核药物或皮质激素没有肯定意义。抗结核药物在胸液的浓度已经足够，胸腔内注射药物对胸液的吸收及预防胸膜增厚与不用药物者没有显著差异。

（四）外科治疗

经过内科治疗，临床症状消失，胸膜明显增厚，影响病儿的发育及呼吸功能，宜做胸膜剥脱术。此外包裹性结核性脓胸，内科治疗疗效不佳，应及早手术治疗。

第二章

消化系统疾病

第一节　功能性消化不良

功能性消化不良(FD)是指有持续存在或反复发作的上腹痛、腹胀、早饱、嗳气、厌食、胃灼热、泛酸、恶心及呕吐等消化功能障碍症状,经各项检查排除器质性疾病的一组小儿消化内科最常见的临床综合征。功能性消化不良的患儿主诉各异,又缺乏肯定的特异病理生理基础,因此,对这一部分患者,曾有许多命名,主要有功能性消化不良、非溃疡性消化不良(NUD)、特发性消化不良、原发性消化不良、胀气性消化不良以及上腹不适综合征等。目前国际上多采用前三种命名,而“功能性消化不良”尤为大多数学者所接受。

一、病因

FD的病因不明,其发病机制亦不清楚。目前认为是多种因素综合作用的结果。这些因素包括了饮食和环境、胃酸分泌、幽门螺旋杆菌感染、消化道运动功能异常、心理因素以及一些其他胃肠功能紊乱性疾病,如胃食管反流性疾病(GERD)、吞气症及肠易激综合征等。

(一)饮食与环境因素

FD患者的症状往往与饮食有关,许多患者常常主诉一些含气饮料、咖啡、柠檬或其他水果以及油炸类食物会加重消化不良。虽然双盲法食物诱发试验对食物诱因的意义提出了质疑,但许多患儿仍在避免上述食物并平衡了膳食结构后感到症状有所减轻。

(二)胃酸

部分FD的患者会出现溃疡样症状,如饥饿痛,在进食后渐缓解,腹部有指点压痛,当给予制酸剂或抑酸药物症状可在短期内缓解。这些都提示这类患者的发病与胃酸有关。

然而绝大多数研究证实FD患者基础胃酸和最大胃酸分泌量没有增加，胃酸分泌与溃疡样症状无关，症状程度与最大胃酸分泌也无相关性。所以，胃酸在功能性消化不良发病中的作用仍需进一步研究。

（三）慢性胃炎与十二指肠炎

功能性消化不良患者中有30％～50％经组织学检查证实为胃窦胃炎，欧洲不少国家将慢性胃炎视为功能性消化不良，认为慢性胃炎可能通过神经及体液因素影响胃的运动功能，也有学者认为非糜烂性十二指肠炎也属于功能性消化不良。应当指出的是，功能性消化不良症状的轻重并不与胃黏膜炎症病变相互平行。

（四）幽门螺杆菌感染

幽门螺杆菌是一种革兰阴性细菌，一般定植于胃的黏液层表面。幽门螺杆菌感染与功能性消化不良关系的研究结果差异很大，有些研究认为幽门螺杆菌感染是FD的病理生理因素之一，因为在成人中，功能性消化不良患者的胃黏膜内常可发现幽门螺杆菌，检出率在40％～70％之间。但大量的研究却表明：FD患者的幽门螺杆菌感染率并不高于正常健康人，阳性幽门螺杆菌和阴性幽门螺杆菌者的胃肠运动和胃排空功能无明显差异，且幽门螺杆菌阳性的FD患者经根除幽门螺杆菌治疗后其消化不良症状并不一定随之消失，进一步研究证实幽门螺杆菌特异性抗原与FD无相关性，甚至其特异血清型CagA与任何消化不良症状或任何原发性功能性上腹不适症状均无关系。目前国内学者的共识意见为幽门螺杆菌感染为慢性活动性胃炎的主要病因，有消化不良症状的幽门螺杆菌感染者可归属于FD范畴。

（五）胃肠运动功能障碍

许多的研究都认为FD其实是胃肠道功能紊乱的一种。它与其他胃肠功能紊乱性疾病有着相似的发病机制。近年来随着对胃肠功能疾病在生理学（运动-感觉）、基础学（脑-肠作用）及精神社会学等方面的进一步了解，并基于其所表现的症状及解剖位置，罗马委员会制定了新的标准，即罗马Ⅲ标准。罗马Ⅲ标准不仅包括诊断标准，亦对胃肠功能紊乱的基础生理、病理、神经支配及胃肠激素、免疫系统做了详尽的叙述，同时在治疗方面也提出了指导性意见。因此罗马Ⅲ标准是目前世界各国用于功能性胃肠疾病诊断、治疗的一个共识文件。

该标准认为：胃肠道运动在消化期与消化间期有不同的形式和特点。消化间期运动的特点则是呈现周期性移行性综合运动。空腹状态下由胃至末端回肠存在一种周期性运动形式，称为消化间期移行性综合运动（MMC）。在正常餐后4～6小时，这种周期性、特征性的运动起于近端胃，并缓慢传导到整个小肠。每个MMC由4个连续时相组成：Ⅰ相为运动不活跃期；Ⅱ相的特征是间断性蠕动收缩;Ⅲ相时胃发生连续性蠕动收缩,每个慢波上伴有快速发生的动作电位(峰电位),收缩环中心闭合而幽门基础压力却不高,处于开放状态,故能清除胃内残留食物;Ⅳ相是Ⅲ相结束回到Ⅰ相的恢复期。与之相对应,在Ⅲ期还伴有胃酸分泌、胰腺和胆汁分泌。在消化间期,这种特征性运动有规则的重复出现,每一周期为90分钟左右。空腹状态下,十二指肠最大收缩频率为12次/分,从十二指肠开始MMC向远端移动速度为5~10cm/min,90分钟后达末端回肠,其作用是清除肠腔内不被消化的颗粒。

消化期的运动形式比较复杂。进餐打乱了消化间期的活动,出现一种特殊的运动类型:胃窦-十二指肠协调收缩。胃底出现容受性舒张,远端胃出现不规则时相性收缩,持续数分钟后进入较稳定的运动模式,即3次/分的节律性蠕动性收缩,并与幽门括约肌的开放和十二指肠协调运动,推动食物进入十二指肠。此时小肠出现不规则、随机的收缩运动,并根据食物的大小和性质,使得这种运动模式可维持2.5~8小时。此后当食物从小肠排空后,又恢复消化间期模式。

在长期的对FD患者的研究中发现:约50% FD患者存在餐后胃排空延迟,可以是液体或(和)固体排空障碍。小儿FD中有61.53%胃排空迟缓。这可能是胃运动异常的综合表现,胃近端张力减低、胃窦运动减弱以及胃电紊乱等都可以影响胃排空功能。胃内压力测定发现,25%功能性消化不良胃窦运动功能减弱,尤其餐后明显低于健康人,甚至胃窦无收缩。儿童中,FD患儿胃窦收缩幅度明显低于健康儿。胃容量-压力关系曲线和电子恒压器检查发现患者胃近端容纳舒张功能受损,胃顺应性降低,近端胃壁张力下降。

部分FD患者有小肠运动障碍,以近端小肠为主,胃窦-十二指肠测压发现胃窦-十二指肠运动不协调,主要是十二指肠运动紊乱,约有1/3的FD存在肠易激综合征。

(六)内脏感觉异常

许多功能性消化不良的患者对生理或轻微有害刺激的感受异常或过于敏感。一些患者对灌注酸和盐水的敏感性提高;一些患者即使在使用了H_2受体拮抗剂阻断酸分泌的情况下,静脉注射五肽胃泌素仍会发生疼痛。一些研究报道,球囊在近端胃膨胀时,功能性消化不良患者的疼痛往往会加重,他们疼痛发作时球囊膨胀的水平显著低于对照组。因此,内脏感觉的异常在功能性消化不良中可能起到了一定作用。但这种感觉异常的基础尚不清楚,初步研究证实功能性消化不良患者存在两种内脏传入功能障碍,一种是不被察觉的反射传入信号,另一种为感知信号。两种异常可单独存在,也可以同时出现于同一患者。当胃肠道机械感受器感受扩张刺激后,受试者会因扩张容量的逐渐增加而产生感知、不适及疼痛,从而获得不同状态的扩张容量，功能性消化不良患者感知阈明显低于正常人，表明患者感觉过敏。

（七）心理社会因素

心理学因素是否与功能性消化不良的发病有关一直存在着争议。国内有学者曾对 186 名 FD 患者的年龄、性别、生活习惯以及文化程度等进行了解，并做了焦虑及抑郁程度的评定，结果发现 FD 患者以年龄偏大的女性多见，它的发生与焦虑及抑郁有较明显的关系。但目前尚无确切的证据表明功能性消化不良症状与精神异常或慢性应激有关。功能性消化不良患者重大生活应激事件的数量也不一定高于其他人群，但很可能这些患者对应激的感受程度要更高。所以作为医生，要了解患者的疾病就需要了解患者的性格特征及生活习惯等，这可能对治疗非常重要。

（八）其他胃肠功能紊乱性疾病

1. 胃食管反流性疾病(GERD)

胃灼热和反流是胃食管反流的特异性症状，但是许多 CERD 患者并无此明显症状，有些患者主诉既有胃灼热又有消化不良。目前有许多学者已接受了以下看法：有少数 GERD 患者并无食管炎，许多 GERD 患者具有复杂的消化不良病史，而不仅是单纯胃灼热与酸反流症状。用食管 24 小时 pH 监测研究发现：约有 20%的功能性消化不良患者和反流性疾病有关。最近，20 例小儿厌食中，12 例(60%)有胃食管反流。因此，有充分的理由认为胃食管反流性疾病和某些功能性消化不良的病例有关。

2. 吞气症

许多患者常下意识地吞入过量的空气，导致腹胀、饱胀和嗳气，这种情况也常继发于应激或焦虑。对于此类患者，治疗中进行适当的行为调适往往非常有效。

3. 肠易激综合征(IBS)

功能性消化不良与其他胃肠道紊乱之间常常有许多重叠。约有 1/3 的 IBS 患者有消化不良症状；功能性消化不良患者中有 IBS 症状的比例也近似。

二、临床表现

临床症状主要包括上腹痛、腹胀、早饱、嗳气、厌食、胃灼热、泛酸、恶心和呕吐。病程多在 2 年内，症状可反复发作，也可在相当一段时间内无症状。可以某一症状为主，也可有多个症状的叠加。多数难以明确引起或加重病情的诱因。

1989 年，美国芝加哥 FD 专题会议将功能性消化不良分为 5 个亚型：反流样消化不良、运动障碍样消化不良、溃疡样消化不良、吞气症及特发性消化不良。目前采用较多的是 4 型分类：①运动障碍样型。②反流样型。③溃疡样型。④非特异型。

(一)运动障碍样消化不良

此型患者的表现以腹胀、早饱及嗳气为主。症状多在进食后加重。过饱时会出现腹痛、恶心,甚至呕吐。动力学检查为50%~60%患者存在胃近端和远端收缩和舒张障碍。

(二)反流样消化不良

此型突出的表现是胸骨后痛,胃灼热,反流。内镜检查未发现食管炎,但24小时pH监测可发现部分患者有胃食管酸反流。对于无酸反流者出现此类症状,认为与食管对酸敏感性增加有关。

(三)溃疡样消化不良

主要表现与十二指肠溃疡特点相同,夜间痛,饥饿痛,进食或服抗酸剂能缓解,可伴有反酸,少数患者伴胃灼热,症状呈慢性周期性。内镜检查未发现溃疡和糜烂性炎症。

(四)非特异型消化不良

消化不良表现不能归入上述类型者。常合并肠易激综合征。

但是,2006年颁布的罗马Ⅲ标准对FD的诊断更加明确及细化:指经排除器质性疾病、反复发生上腹痛、烧灼感、餐后饱胀或早饱半年以上且近3个月有症状,成人根据主要症状的不同还将FD分为餐后不适综合征(PDS,表现为餐后饱胀或早饱)和腹痛综合征(EPS,表现为上腹痛或烧灼感)两个亚型。

三、诊断及鉴别诊断

(一)诊断

对于功能性消化不良的诊断,首先应排除器质性消化不良。除了仔细询问病史及全面体检外,应进行以下的器械及实验室检查:①血常规。②粪隐血试验。③上消化道内镜。④肝胆胰超声。⑤肝肾功能。⑥血糖。⑦甲状腺功能。⑧胸部X检查。其中①~④为第一线检查,⑤~⑧为可选择性检查,多数根据第一线检查即可基本确定功能性消化不良的诊断。此外,近年来开展的胃食管24小时pH监测、超声或放射性核素胃排空检查以及胃肠道压力测定等多种胃肠道动力检查手段,在FD的诊断与鉴别诊断上也起到了十分重要的作用。许多原因不明的腹痛、恶心及呕吐患者往往经胃肠道压力检查找到了病因,这些检查也逐渐开始应用于儿科患者。

(二)功能性消化不良通用的诊断标准

(1)慢性上腹痛、腹胀、早饱、嗳气、泛酸、胃灼热、恶心、呕吐、喂养困难等上消化道症状,持续至少 4 周。

(2)内镜检查未发现胃及十二指肠溃疡、糜烂和肿瘤等器质性病变,未发现食管炎,也无上述疾病史。

(3)实验室、B 超及 X 线检查排除肝、胆、胰疾病。

(4)无糖尿病、结缔组织病、肾脏疾病及精神病史。

(5)无腹部手术史。

(三)儿童功能性消化不良的罗马Ⅲ诊断标准

必须包括以下所有项:

(1)持续或反复发作的上腹部(脐上)疼痛或不适。

(2)排便后不能缓解,或症状发作与排便频率或粪便性状的改变无关(即除外肠易激综合征)。

(3)无炎症性、解剖学、代谢性或肿瘤性疾病的证据可以解释患儿的症状。

诊断前至少 2 个月内,症状出现至少每周 1 次,符合上述标准。

(四)鉴别诊断

1. 胃食管反流

胃食管反流性疾病功能性消化不良中的反流亚型与其鉴别困难。胃食管反流性疾病具有典型或不典型反流症状,内镜证实有不同程度的食管炎症改变,24 小时食管 pH 监测有酸反应,无内镜下食管炎表现的患者属于反流样消化不良或胃食管反流性疾病不易确定,但两者在治疗上是相同的。

2. 具有溃疡样症状的器质性消化不良

包括:十二指肠溃疡、十二指肠炎、幽门管溃疡、幽门前区溃疡、糜烂性胃窦炎。在诊断功能性消化不良溃疡亚型前,必须进行内镜检查以排除以上器质性病变。

3. 胃轻瘫

许多全身性的或消化道疾病均可引起胃排空功能的障碍,造成胃轻瘫。较常见的原因有糖尿病、尿毒症及结缔组织病。在诊断功能性消化不良运动障碍亚型时,应仔细排除其他原因所致的胃轻瘫。

4. 慢性难治性腹痛(CIPA)

CIPA 患者 70%为女性,多有身体或心理创伤史。患者常常主诉有长期腹痛(超过 6 个月),且腹痛弥漫,多伴有腹部以外的症状。大多数患者经过广泛的检查而结果均为阴性。这类患者多数有严重的潜在的心理疾患,包括抑郁、焦虑和躯体形态的紊乱。他们常坚持自己有严重的疾病并要求进一步检查。对这类患者应提供多种方式的心理、行为和药物联合治疗。

四、治疗

（一）一般治疗

一般说来，治疗中最重要的是在医生和患者之间建立一种牢固的治疗关系。医生应通过详细询问病史和全面细致的体格检查取得患者的信赖。经过初步检查之后，应与患者讨论鉴别诊断，包括功能性消化不良的可能。应向患者推荐合理的诊断和检查步骤，并向患者解释他们所关心的问题。经过诊断性检查之后，应告诉患者功能性消化不良的诊断，同时向他们进行宣教、消除疑虑，抑制“过分检查”的趋势，将重点从寻找症状的原因转移到帮助患者克服这些症状。

医生应该探究患者的生活应激情况，包括患者与家庭、学校、人际关系及生活环境有关的事物。改变他们的生活环境是不太可能的，应指导患者减轻应激反应的措施，如体育锻炼和良好的饮食睡眠习惯。

还应了解患者近期的饮食或用药的改变。要仔细了解可能使患者症状加重的食物和药物，并停止使用。

（二）药物治疗

对于功能性消化不良，药物治疗的效果不太令人满意。目前为止没有任何一种特效的药物可以使症状完全缓解。而且，症状的改善也可能与自然病程中症状的时轻时重有关，或者是安慰剂的作用。所以治疗的重点应放在生活习惯的改变和采取积极的克服策略上，而非一味地依赖于药物。在症状加重时，药物治疗可能会有帮助，但应尽量减少用量，只有在有明确益处时才可长期使用。

下面介绍一下治疗功能性消化不良的常用药物：

1.抗酸剂和制酸剂

(1)抗酸剂：在消化不良的治疗用药中，抗酸剂是应用最广泛的一种。在西方国家这是一种非处方药，部分患者服用抗酸剂后症状缓解，但也有报告抗酸剂与安慰剂在治疗功能性消化不良方面疗效相近。

抗酸剂（碳酸氢钠、氢氧化铝、氧化镁、三硅酸镁）：在我国常用的有碳酸钙口服液、复方氢氧化铝片及胃达。这类药物对于缓解饥饿痛、反酸及胃灼热等症状有较明显效果。但药物作用时间短，须多次服用，而长期服用易引起不良反应。

(2)抑酸剂：抑酸剂主要指 H_2 受体拮抗剂和质子泵抑制剂。

H_2 受体拮抗剂治疗功能性消化不良的报道很多，药物的疗效在统计学上显著优于安慰剂。主要有西咪替丁、雷尼替丁及法莫替丁等。它们抑制胃酸的分泌，无论对溃疡亚型和反流亚型都有明显的效果。

质子泵抑制剂奥美拉唑，可抑制壁细胞 H^+-K^+-ATP 酶，抑制酸分泌作用强，持续时间长，适用于 H_2 受体拮抗剂治疗无效的患者。

2. 促动力药物

根据有对照组的临床验证，现已肯定甲氧氯普胺（胃复安）、多潘立酮（吗丁啉）及西沙比利对消除功能性消化不良诸症状确有疗效。儿科多潘立酮应用较多。

（1）甲氧氯普胺：有抗中枢和外周多巴胺作用，同时兴奋 5-HT_4 受体，促进内源性乙酰胆碱释放，增加胃窦-十二指肠协调运动，促进胃排空。儿童剂量每次 0.2mg/kg，3～4 次/日，餐前 15～20 分钟服用。因不良反应较多，故临床应用逐渐减少。

（2）多潘立酮：为外周多巴胺受体阻抗剂，可促进固体和液体胃排空，抑制胃容纳舒张，协调胃窦-十二指肠运动，松弛幽门，从而缓解消化不良症状。儿童剂量每次 0.3mg/kg，3～4 次/日，餐前 15～30 分钟服用。1 岁以下儿童由于血脑屏障功能发育尚未完全，故不宜服用。

（3）西沙比利：通过促进胃肠道肌层神经丛副交感神经节后纤维末梢乙酰胆碱的释放，增强食管下端括约肌张力，加强食管、胃、小肠和结肠的推进性运动。对胃的作用主要有增加胃窦收缩，改善胃窦-十二指肠协调运动。降低幽门时相性收缩频率，使胃电活动趋于正常，从而加速胃排空。儿童剂量每次 0.2mg/kg，3～4 次/日，餐前 15～30 分钟服用。临床研究发现该药能明显改善消化不良症状，但因心脏的不良反应，故应用受到限制。

（4）红霉素：虽为抗生素，也是胃动素激动剂，可增加胃近端和远端收缩活力，促进胃推进性蠕动，加速空腹和餐后胃排空，可用于 FD 小儿。

3. 胃黏膜保护剂

这类药物主要有硫糖铝、米索前列醇、恩前列素及蒙脱石散等。临床上这类药物的应用主要是由于功能性消化不良的发病可能与慢性胃炎有关，患者可能存在胃黏膜屏障功能的减弱。

4. 5-HT_3

受体拮抗剂和阿片类受体激动剂这两类药物促进胃排空的作用很弱，用于治疗功能性消化不良患者的原理是调节内脏感觉阈。但此类药在儿科中尚无用药经验。

5. 抗焦虑药

国内有人使用小剂量多虑平和多潘立酮结合心理疏导治疗功能性消化不良患者，发现对上腹痛及嗳气等症状有明显的缓解作用，较之不使用多虑平的患者有明显提高。因此，在对 FD 的治疗中，利用药物对心理障碍进行治疗有一定的临床意义。

第二节 腹泻

腹泻是一个症状，在小儿时期极为常见。根据1987年世界卫生组织统计亚非拉地区（中国除外）每年死于小儿腹泻的5岁以下儿童有500万，即约每分钟死亡10个。近年来腹泻的发病率与病死率均有明显下降，但仍有大量儿童因腹泻而死亡。2003年Black统计全球每年死于腹泻儿童有200万。腹泻患者可引起水、电解液和酸碱紊乱；迁延性腹泻和慢性腹泻可引起蛋白质能量营养不良（PEM）和各种维生素和微量元素缺乏，严重影响小儿健康。由于维生素和微量元素缺乏，使患儿免疫力低下容易继发其他疾病。

1.腹泻的定义

腹泻是指大便每日超过3次并且有大便性质的改变。性质改变是大便含水量多或大便中有脓、血、黏液或脱落的肠黏膜。必须指出母乳喂养儿童大便可呈糊状，大便次数每日2～5次也属正常。也有学者提出粪便量超过每日每平方米体表面超过200mL为腹泻；也有学者提出成人粪便超过200g、婴儿每日大便量超过10g/kg为腹泻。

2.急性、迁延性、慢性腹泻

我国的腹泻防治方案规定腹泻＜2周为急性腹泻，腹泻2周至2个月为迁延性腹泻，腹泻＞2个月为慢性腹泻。国外有的文选和教科书把迁延性腹泻和慢性腹泻统称为慢性腹泻。

3.腹泻病

腹泻是一个症状，急性腹泻中70％是感染引起的，少数是其他原因引起的；慢性腹泻中约半数是感染引起的。腹泻病因明确为感染引起的称为肠炎，如轮状病毒肠炎；明确不是感染引起的称腹泻，如双糖水解酶缺乏性腹泻；对未检查病因或检查后未能明确的称为腹泻病。由于腹泻病因检查较困难，需要一定设备条件，因此临床上多数腹泻患儿就诊断为腹泻病。

必须指出不能因为大便常规检查只有脂肪球或有少数白细胞就认为不是感染引起的，因为很多感染性腹泻大便中无脓细胞、白细胞、红细胞，而只有脂肪球和少数白细胞，如病毒性肠炎、毒素性大肠埃希菌肠炎、致病性大肠埃希菌肠炎、贾第鞭毛虫肠炎等。

一、病因

小儿腹泻病因极为复杂，且有些病例明确病因很困难。慢性腹泻病因更为复杂，明确病因难度更大。常见病因有以下几个方面：

（一）感染性腹泻

此病是小儿腹泻的主要原因，有些是急性腹泻，如病毒性腹泻，有些是慢性腹泻，如肠结核、贾兰鞭毛虫、阿米巴痢疾等，多数是可急性亦可慢性。

1. 细菌性肠炎

如细菌性痢疾、沙门菌肠炎、耶尔森菌肠炎、空肠弯曲菌肠炎、埃希大肠杆菌肠炎、霍乱、铜绿假单胞菌肠炎、伤寒等。2009 年据报告广州地区 2006 年 1 月至 2007 年 12 月两年中广州地区 2409 例腹泻患儿培养出病原菌 448 株，阳性率 18.6%，其中志贺菌 159 株，致病大肠埃希菌 141 株，沙门菌 76 株，致泻弧菌 11 株，空肠弯曲株菌 20 株，真菌 41 株。

2. 病毒性肠炎

如轮状病毒肠炎、诺沃克病毒肠炎等。

3. 原虫性肠炎

如阿米巴痢疾、隐窝孢子虫肠炎、蓝氏贾第鞭毛虫肠炎等。

4. 真菌性肠炎

如白念珠菌肠炎等。

5. 肠道感染后吸收不良症

肠道感染后 2 个月内又发生慢性腹泻。腹泻发生机制有：①肠道病原微生物感染治愈后，原来的致病病原微生物感染复发或其他病原微生物肠道感染。②肠炎后肠道黏膜损伤导致继发性双糖水解酶缺乏所致渗透性腹泻。③肠炎后肠黏膜损伤导致肠道对食物过敏所致分泌性腹泻。

（二）抗生素相关性腹泻

婴幼儿长期使用抗生素可使有些肠道病原微生物，如隐窝孢子虫、真菌、梭状芽孢杆菌（伪膜性肠炎）等繁殖而致病，亦可使肠寄生的条件致病菌大量繁殖而致病。

（三）过敏性腹泻

过敏性腹泻是一组由过敏引起的腹泻，包括：①食物过敏性肠病：有明确的食物致敏原，多数为急性腹泻，但也有慢性腹泻，如乳糜泻，乳糜泻又称麸质敏感性肠病，是一种由于遗传易感个体摄入麦麸后引起的机体免疫应答。典型表现为腹泻、腹痛、腹胀等消化道症。②食物蛋白诱导的小肠结肠炎综合征（FPIES）。③过敏性结肠炎：是一种摄入外源性蛋白引起的，免疫介导反应导致的慢性腹泻。变应原不明确，确诊根据结肠组织病理学检查黏膜各层有嗜酸性粒细胞浸润，在固有层轻中度浸润为主。

（四）消化酶缺乏性腹泻

这组病包括双糖水解酶活力减低或单糖转运障碍、胰腺囊性纤维化所致脂肪酶缺乏、乳糖不耐发症，蔗糖酶-异牙糖酶缺乏、葡萄糖-半乳糖吸收不良症、先天性氯化物腹泻等。由于消化酶缺乏使糖、脂肪等在小肠大量积聚，使水分由肠细胞渗透到肠腔，形成渗透性腹泻。以上疾病均为慢性腹泻。

（五）炎症性肠病（IBD）

这组病均为慢性腹泻，2009 年报告 179 例慢性腹泻患儿中，明确病因 154 起，本病占 35.2％。本病包括非特异性溃疡性结肠炎（UC）、克罗恩病（CD），本病确切病因不明，虽病理检查有炎细胞浸润，但至今未找到病原微生物。

（六）其他

其他原因引起的腹泻还有：①免疫缺陷儿的慢性腹泻。②肿瘤引起的慢性腹泻。③内分泌疾病引起的慢性腹泻等。

二、临床表现

（一）轻型腹泻

此病多为饮食因素或肠道外感染所致，或由肠道内病毒或非侵袭性细菌感染引起。主要表现为胃肠道症状。可表现为食欲缺乏，偶有溢乳或呕吐。大便次数增多，每日 5～10 次。但每次大便量不多，稀薄或带水，呈黄色或黄绿色，有酸味，常可见白色或黄白色奶瓣和泡沫。可混有少量黏液。无明显全身症状，精神尚好。体温大多正常，偶有低热，体重不增或稍降，无脱水症状。大便镜检可见大量脂肪球。多在数日内痊愈。

（二）重型腹泻

此病多由肠道内感染所致。常表现为急性起病，也可由轻型逐渐加重转变而来。除有较重的胃肠道症状以外，伴有脱水、电解质紊乱及全身中毒症状。

1. 胃肠道症状与全身中毒症状

腹泻频繁，每日 10 余次至数十次。每次大便量多，呈黄绿色、黄色或微黄色水样便或蛋花汤样，可有少量黏液。大便镜检可见脂肪球及少量白细胞。食欲缺乏，常有呕吐，严重者吐咖啡样液体，腹胀，不规则发热，有时高热。烦躁不安，精神萎靡，重者意识障碍，甚至昏迷、惊厥。

2. 水、电解质及酸碱平衡紊乱症状

（1）脱水：由于吐泻丢失体液和摄入量不足使体液总量尤其是细胞外液量减少，导致不同程度的脱水。临床表现为患儿迅速消瘦，体重减轻，精神萎靡，皮肤苍白或发灰，弹性减退，前囟和眼窝下陷，黏膜干燥，腹部凹陷，脉搏增快，血压降低，尿量减少。

①脱水程度：一般可根据病史和临床表现如前囟紧张度、眼窝凹陷情况及尿量等估计脱水程度。一般分为轻、中、重三度。

轻度脱水：体液丢失约占体重的5%以下(约50mL/kg)。患儿精神稍差，面色略苍白，皮肤稍干但弹性尚好，眼窝稍凹陷，尿量较平日略减少。

中度脱水：体液丢失占体重的5%～10%(50～100mL/kg)。患儿精神萎靡，阵阵烦躁。皮肤苍白、发灰、干燥松弛、弹性差、捏起后不能立即展平、前囟和眼窝明显下陷。口周发青，唇及黏膜干燥。双眼闭不紧。心音低钝，四肢发凉。尿量明显减少。

重度脱水：体液丢失占体重的10%～15%(100～150mL/kg)。患儿精神极度萎靡，表情淡漠，对周围环境无反应。皮肤苍灰或有花纹、干燥、弹性极差。眼窝和前囟深陷，眼闭不合，两眼凝视，哭时无泪，口唇黏膜极干燥。因血容量明显减少可出现休克症状如心音低钝、脉细数、血压下降、四肢厥冷、尿量极少或无尿。

②脱水的性质：在腹泻时水和电解质(主要是钠)成比例的丢失，但二者丧失的比例不同，可导致体液渗透压的改变，可以发生等渗性、低渗性或高渗性脱水。临床上以等渗性脱水为最多见，其次为低渗性脱水，高渗性脱水少见。钠是构成细胞外液渗透压的主要成分，所以常用血清钠来判定细胞外液的渗透压。

等渗性脱水：指水和电解质(主要是钠)成比例地损失，血浆渗透压在正常范围内，血清钠为130～150mmol/L。等渗性脱水常由于呕吐、腹泻、胃肠引流、进食不足或急性感染伴高热所引起。体液的主要变化为细胞外液容量及循环血容量减少，但细胞内液量无明显改变。临床上出现一般的脱水症状如口渴、皮肤弹性差、前囟及眼窝凹陷、口唇黏膜干燥、四肢冷、血压下降，尿量少。除重度脱水出现嗜睡外，神经系统的其他症状不明显。

低渗性脱水：指丧失电解质(主要是钠)的比例大于失水。血浆渗透压降低，血清钠＜130mmol/L。常由于严重或长期的腹泻、过多补充非电解质成分的溶液、大量利尿、营养不良并发脱水等。血液呈低渗状态，细胞外液水渗入细胞内，造成血容量进一步减少，同时出现细胞内水肿(包括神经细胞水肿)，因此，脱水症状比等渗性脱水更明显。此外，因神经细胞水肿，出现头痛、嗜睡、抽搐、昏迷等。

高渗性脱水：指电解质(主要是钠)的损失比水分少，血液渗透压较正常高，血清钠＞150mmol/L。多见于腹泻伴有高热及补充含钠液过多的患儿。细胞外液呈高渗状态，细胞内液进入细胞外液，循环血容量得到部分补充。因此，虽有脱水，但脱水的症状不如等渗性及低渗性脱水明显。由于细胞内脱水而出现烦渴、发热、皮肤干燥、昏迷、抽搐等症状。

三种性质脱水的主要体征及区别见表 2-1。

表 2-1　三种性质脱水的主要体征及区别

体征	等渗性脱水	低渗性脱水	高渗性脱水
常见病因	呕吐、腹泻、胃肠引流、进食差或急性感染伴高热	营养不良儿腹泻、过多补充非电解质溶液等	腹泻伴有高热、补充含钠溶液过多
血清钠	130～150mmol/L	<130mmol/L	>150mmol/L
主要体液减少区	细胞外液	细胞外液	细胞内、外液
口渴	一般	早期不明显，轻微	早期即明显，严重
尿量	减少	早期可不减少	早期即明显减少
皮肤	干燥、弹性差	弹性极差、松弛、冷而黏湿	明显干燥、潮红，弹性尚可
黏膜	干	稍湿	干焦
眼窝、前囟	凹陷	凹陷	凹陷
神志	嗜睡	昏迷	易受激动
循环衰竭	严重者有	发生早而严重	一般无，严重者可出现
尿化验	尿比重，尿钠正常	尿比重低，尿钠减少	尿比重增高，尿钠增加

(2)代谢性酸中毒：中、重度脱水的患儿多有程度不同的代谢性酸中毒。导致代谢性酸中毒的原因主要是：腹泻丢失大量碱性物质；进食少和肠吸收不良，摄入热量不足，体内脂肪的氧化增加，酮体生成增多(酮血症)；血容量减少，血液浓缩，组织灌注不良和缺氧，乳酸堆积(乳酸血症)；以及肾血流量不足，肾功能减低，尿量减少，酸性代谢产物潴留等。患儿表现为呼吸深快、厌食、恶心、呕吐、精神萎靡，嗜睡，严重者意识不清，口唇樱红，呼气可有丙酮味。新生儿和小婴儿的呼吸代偿功能较差，酸中毒时其呼吸改变可不典型，往往仅有精神萎靡、拒食和面色苍白等。根据血浆中测得的 CO_2-CP 值可将酸中毒分为轻度(20～15mmol/L)、中度(15～10mmol/L)及重度(<10mmol/L)。

(3)低钾血症：由于胃肠道分泌液中含钾较多(腹泻大便的含钾量为 17.9±11.8mmol/L)，呕吐和腹泻可大量失钾；进食少，钾的摄入量不足；肾脏保钾的功能比保留钠差，在缺钾时，仍有一定量的钾继续排出。腹泻患儿都有不同程度的缺钾，尤其是久泻和营养不良的患儿。一般在脱水未纠正前因血液浓缩、尿少，血钾浓度多可维持正常。当输入不含钾的液体后，随着脱水的纠正，血钾被稀释、酸中毒被纠正和输入葡萄糖合成糖原使钾由细胞外向细胞内转移、利尿后钾排出增加、大便继续失钾。当血钾<3.5mmol/L 时，即可出现缺钾症状，主要表现为神经肌肉、循环、泌尿和消化系统症状。神经肌肉的兴奋性减低，精神萎靡、反应低下，四肢无力、肌腱反射减弱、腹胀、肠鸣音减弱、心音低钝。重者出现肠及膀胱麻痹、呼吸肌麻痹、肌腱反射消失、心脏扩大、心律不齐，可危及生命。心电图出现 U 波(高于 0.1mV)，T 波低平或倒置，ST 段下降。在同一导联中 U 波高于 T 波。缺钾还可使肾小管上皮细胞空泡变性，对抗利尿激素反应低下，浓缩功能降低，尿量增加。根据血钾浓度不同，可分为轻度低钾(血钾<3mmol/L)，中度缺钾(血钾 2～3mmol/L)和重度缺钾(<2mmol/L)。

(4)低钙和低镁血症：由于腹泻患儿进食少，吸收不良，从大便中丢失钙、镁，可使体内钙、镁减少，但一般多不严重。在营养不良和活动性佝偻病患儿，当脱水与酸中毒纠正后，血清钙降低至 1.74～1.87mmol/L(7～7.5mg/dL)，离子钙减少至<1mmol/L(4mg/dL)易出现低钙症状，表现为神经兴奋性增高，面部肌肉抽动或惊厥，手足搐搦。极少数久泻和营养不良的患儿可出现低镁性手足搐搦症：表现为手足震颤，舞蹈病样不随意运动，烦躁不安。有些患儿出现心动过速及室性期前收缩。

(5)低磷血症：由于进食少，吸收不良、腹泻失磷(腹泻大便含磷量为 11.3mmol/L)，腹泻患儿多有缺磷，尤其是久泻、营养不良或活动性佝偻病的患儿，轻、中度低磷血症多无症状，严重者低至<0.5mmol/L(1.5mg/dL)可出现嗜睡、精神错乱或昏迷、乏力、心音低钝、呼吸变浅、溶血和糖尿等。由于一般缺磷不重，进食后可恢复，无需另外补充磷盐。

(三)迁延性腹泻

腹泻持续 2 周至 2 个月者称为迁延性腹泻，多与营养不良和在急性期未彻底治疗有关，人工喂养儿多见。其机制如下。

(1)营养不良时，胃酸及消化酶分泌减少，酶活性降低，消化功能障碍，肠道下部的细菌易于上移和繁殖，分解食物使其发酵和腐败而致腹泻。

(2)感染性腹泻时，肠黏膜上皮细胞的损害使双糖酶尤其是乳糖酶缺乏，有时恢复较迟，甚至达 1 个月以上。

(3)全身或消化道局部免疫功能低下，肠道内原有感染不易清除，小肠内细菌易于繁殖。常伴有皮肤、泌尿道、呼吸道等的继发感染。病程久者，消化、营养状态及免疫功能更为降低，形成恶性循环。

(4)长期滥用抗生素引起肠道菌群失调，有时继发白色念珠菌、梨形鞭毛虫等感染。故凡迁延性腹泻，均应注意查大便中有无真菌孢子和菌丝以及梨形鞭毛虫的滋养体和包囊。

(四)慢性腹泻

腹泻持续2个月以上称为慢性腹泻。其病因繁杂,有时通称为难治性腹泻,包括一组具有不同程度、不同性质的慢性腹泻。可由下述密切相关的发病机制引起。

(1)正常细胞对水、电解质、营养物质的转运机制障碍。

(2)由于肠变短或黏膜疾病,可利用的吸收面积减少。

(3)肠运动加强。

(4)肠腔内未被吸收的活性分子使渗透压增加。

(5)肠通透性增加使得水分和电解质丢失。

三、诊断及鉴别诊断

(一)诊断

1.病史

详细询问病史是诊断腹泻病的关键,也是治疗的依据。常由于询问病史不详,妨碍了正确诊断而给予不必要的药物,尤其对非感染性婴儿腹泻,一般只要改善喂养方法、调整饮食即可达到制止腹泻的目的。询问病史应包括以下几方面。

(1)流行病学史:年龄、性别、居住环境、个别或集体发病、散发性或流行性、季节、最近有无腹泻病接触史等。如细菌性腹泻多发生在夏季、病毒性腹泻常在秋冬季节流行。霍乱更有流行病学病史。

(2)过去用药情况:长期接受广谱抗生素治疗的患儿,突然发生严重腹泻,须考虑金黄色葡萄球菌肠炎。长期接受广谱抗生素、激素或免疫抑制剂治疗的体弱患儿,出现难治性腹泻,粪便为黄色水样,有时呈豆腐渣状或有较多泡沫、带黏液、色绿者,应注意白色念珠菌性肠炎。

(3)粪便的性质:了解粪便的性质对诊断很有帮助。水样便应考虑病毒性肠炎、大肠埃希菌肠炎、金黄色葡萄球菌及某些中毒性肠炎等;黏液便多见于各种细菌性肠炎;脓血便则见于菌痢、鼠伤寒沙门菌肠炎及溃疡性结肠炎等病。淡黄色或绿色泡沫便见于糖及淀粉样食物进食过多、真菌感染(发酵)、胰酶缺乏及各种糖不耐受症。脂肪便为淡黄色油性,腐臭味。量多、发亮,在便盆内可滑动,在尿布上不易洗掉,表现脂肪消化不良。

(4)其他胃肠道症状

①腹痛:分泌性腹泻可无或只有轻度腹痛。严重腹痛以渗出性腹泻和侵袭性腹泻多见。腹痛的部位可能提示病变部位。小肠病变的疼痛位于脐周或右下腹(回肠);结肠病变的疼痛多位于下腹部;痢疾的直肠受累则多有里急后重。腹泻而无腹痛,提示非炎症性肠功能紊乱。

②呕吐：吐出物多为不消化物，严重时吃什么吐什么。严重酸中毒时可呕吐咖啡水样物。轮状病毒性肠炎患儿呕吐常发生在腹泻之前。腹泻出现后呕吐持续1～2天停止。

(5)发热：各种肠炎可有不同程度发热。结肠炎发热尤为明显，可高达39～40℃。

2. 体检

全面详细的体检对做出正确诊断有重要意义。

(1)脱水、酸中毒：一般腹泻患者可有不同程度脱水、酸中毒。体检可发现：表情烦躁或淡漠、昏睡，呼吸正常或深快、带果酸味口唇湿润或干燥、前囟和眼眶正常或凹陷，皮肤弹性正常或减低，脉搏正常或快弱，四肢温暖或厥冷，根据上述表现并结合腹泻次数和大便量、呕吐及尿量的多少来判断脱水、酸中毒的程度。

轻度脱水体重丢失5%以下，中度脱水5%～10%、重度脱水10%以上。严重脱水者可出现低血容量性休克征。

(2)腹部检查：腹部呈舟状或膨隆，肠鸣音低或亢进，腹部压痛部位，有无包块及包块大小、部位、压痛、形状和移动性。

(3)腹泻伴全身性感染者：如肺炎、中耳炎、脑膜炎、肾盂肾炎、败血症者应全面查体，以发现相应体征。

3. 辅助检查

实验室检查对腹泻的病因诊断有决定性的意义。

(1)粪便检查：应检查患者首次或初期所排新鲜粪便，包括肉眼检查、排便量和气味。粪便的显微镜检查，包括涂片和痛原体染色。粪便常规检查见红细胞、白细胞、脓球、吞噬细胞者多属杆菌痢疾或侵袭性肠炎；查见寄生虫卵或原虫者如梨形鞭毛虫病或阿米巴痢疾；查见大量霉菌孢子及菌丝者为真菌性肠炎。

(2)粪便培养：腹泻应进行细菌培养。各种肠炎可培养分离出相关的病原。

(3)粪便的电子显微镜(电镜)检查：轮状病毒、诺瓦克病毒可用电镜检查粪便，明确诊断。

(4)清学检查：用免疫血清学方法，形成抗原-抗体复合物，可以检测未知抗原或抗体。已采用的有免疫荧光测定(IFT)，反相词接血凝试验(RIHAT)、乳胶凝集试验(LTA)、固相放射免疫试验(RIA)、对流免疫电泳试验(CIE)和酶联免疫吸附试验(ELISA)等多种方法，酶联免疫吸附试验敏感性较强特异性较高、方法简便，可在一般医院检验室应用，为轮状病毒肠炎的临床诊治和流行病学研究提供了较为可靠快速的方法。

(5)分子生物学检测：如聚丙稀酰胺凝胶电泳(PAGE)、多聚酶链反应(PCR)等检测法，可对核酸进行分析，以确定病原。PAGE法准确、快速，价廉，特别适合临床检验室。

(6)病毒分离:人类轮状病毒的组织培养,长期以来未获成功。Wyatt 将人轮状病毒接种乳猪,反复在乳猪体内传代,经 11 代后,转种非洲绿猴原代肾细胞获得了生长。Sato 和 Urasawa 用来源于胎猴肾的 MA-104 细胞,成功地从粪便标本中直接培养出人类轮状病毒。1982 年 Hasegwa 又介绍了用原代猴肾(PMK)细胞成功地分离出人类轮状病毒,为轮状病毒疫苗的制造提供了条件。

(7)特殊检查:较少用于小儿急性腹泻病,对慢性腹泻的诊断有重要意义。

①十二指肠、空肠液检查有无寄生虫(梨形鞭形虫),做细菌分类和菌落计数,可了解肠道微生态有无变化。十二指肠黏膜活检,可观察组织学变化及测定双糖酶数量及活性。

②纤维结肠镜检查对慢性细菌性痢疾、阿米巴痢疾或慢性血吸虫病有鉴别诊断价值。

③X 线钡剂灌肠可鉴别局限性肠炎、溃疡性结肠炎、肠吸收不良综合征等慢性腹泻病例。

④超声波检查:腹部 B 超对胃肠、肝胆的形态,占位性病变等提供形态学诊断依据。

⑤磁共振成像(MRI):MRI 对肝脏肿瘤,特别是肝脏恶性肿瘤与囊性病变的鉴别诊断很有意义。还可以用于炎性肠病及坏死性小肠结肠炎,淋巴瘤和外伤后肠壁血肿的诊断。MRI 具有无放射损伤,检查无不适,无并发症等优点,但检查时间长,价格贵,临床只能选择使用。

⑥CT 检查:在小儿腹部疾病的鉴别诊断中起重要作用,主要用于腹部包块、腹腔脓肿、外伤,肝、胰等疾病的诊断和鉴别诊断。

⑦病理检查:活体组织病理检查对腹泻的确诊具有决定意义。各种内窥镜的检查,使活检成为可能,为病理检查提供了材料,使病理与临床密切配合从而得出正确诊断。近年来通过胃肠道黏膜的组织学检查,对以下疾病的诊断取得了很大成绩。非热带性脂肪泻、炎症后肠病、牛奶及大豆蛋白不耐受、嗜酸粒细胞性肠炎、Crohn 病、微绒毛包涵体病、急性出血性坏死性肠炎、先天性巨结肠等,通过组织学检查,为疾病的确诊提供了病理诊断。

(二)鉴别诊断

1. 轮状病毒性肠炎

此病又称秋季腹泻,是婴幼儿秋冬季节常见腹泻病。

流行季节 9 月至次年 3 月,但以 10～12 月为流行高峰,在流行季节 80%以上为轮状病毒肠炎。以 6 个月至 2 岁婴幼儿发病率最高。主要是粪-口传播途径感染。临床表现发热、咳嗽等呼吸道症状占 1/3 病例，常误诊为上感。继而出现恶心、呕吐、水样便，亦可呈黄稀便，糊状便。每日 10～20 次不等，常伴尿少，脱水，酸中毒，少数并发心肌炎，病死率 1%～2%。粪便中有大量轮状病毒排出，最长可达 1 周。粪便检查可见少许白细胞。在感染者的粪便中，轮状病毒颗粒可达每克粪便 109 或更高的浓度。电镜可直接观察到轮状病毒，血清学酶联免疫吸附试验（ELISA）法可查到特异 IgM 抗体（感染后 5 日出现）；病毒 RNA 电泳（PAGE 法），核酸斑点杂交试验等，都有助于病原学确诊。

2. 致病大肠埃希菌（EPEC）肠炎

其致病机制主要通过对肠黏膜的黏附作用，使细菌与肠黏膜紧密相连，在电镜下可见黏附处的刷状缘及微绒毛脱落，有关细胞结构遭到破坏，从而影响肠黏膜消化吸收的正常功能，导致腹泻。其临床表现起病较缓，不发热，大便多为蛋花汤或带奶瓣样，有时有黏液，有腥臭味，重者可有脱水和电解质紊乱，大便分离出该致病菌，并经血清学证实，即可确诊。

3. 产肠毒素性大肠埃希菌（ETEC）肠炎

该菌发病机制与霍乱相似，ETEC 进入肠道。借助于定居因子（CF）定居于近端小肠黏膜，并产生肠毒素，引起肠黏膜分泌亢进，导致分泌性腹泻，丢失大量水分与电解质。临床表现恶心、呕吐、寒战、水样便，很少有发热，也无血便。病程 4～7 日。镜检大便无红、白细胞，容易引起脱水及电解质紊乱。它与霍乱相似，但无典型的米泔样大便。

4. 侵袭性大肠埃希菌（EIEC）肠炎

EIEC 不同于 EPEC 及 ETEC，其致病机制与志贺菌相似，主要侵犯大肠黏膜上皮细胞，并在上皮细胞内大量繁殖，引起细胞破坏，导致肠黏膜溃疡。临床表现腹泻、里急后重、黏液脓血便，与细菌性痢疾难以鉴别。确诊主要靠细菌培养及血清学证实。

5. 沙门菌属肠炎

沙门菌属感染在我国小儿腹泻病病因中占重要地位。鼠伤寒沙门菌肠炎占沙门菌属肠炎中半数以上。鼠伤寒沙门菌肠炎以婴幼儿最多见，6 个月到 2 岁发病率最高。该病以三种形式流行：①散发流行常与细菌性痢疾混淆。②食物叶毒型：症状与散发相似，常发生在共同进餐的集体食堂，多在学校及托儿所集体进餐时发生。③医院感染的形式：常在产科婴儿室或儿科病房发生，短时间大量病例发生，最为严重。临床表现分胃肠炎型和败血症型。胃肠炎型表现发热，热程 7～14 日，发热高达 38～39.5℃，腹泻多难治，每日 6～15 次不等。便呈黄色或墨绿色。粪便可呈黏液便、脓血便，有腥臭味。败血症型呈高热、热度高、热程长，可有皮疹，严重者可发生休克、DIC 等。发热时血培养及粪培养可阳性，有助于确诊。

6. 耶尔森菌小肠结肠炎

本病近年来发病率逐渐增多，多发生在冬春季，各年龄组均可发病，以婴幼儿多见。潜伏期 10 日，临床表现婴幼儿以急性胃肠炎为主要特征。急性起病，水样泻或带黏液便，部分为血便。每日腹泻 3～10 次不等，持续 3～14 日，偶可长达 3 个月。肠道病变严重者有肠穿孔和腹膜炎。较大儿童及青少年多见为回肠末端炎，肠系膜淋巴结炎，阑尾炎型。临床除发热、腹泻外，主要以腹痛症状为突出，以右下腹痛最常见，临床酷似阑尾炎，容易误诊。其次为明显的弥散性或上腹部疼痛，需与急腹症鉴别。成年人则在发热性胃肠道症状期间或其后出现结节性红斑，反应性关节炎，败血症等类型，需与风湿热、关节炎鉴别。本病确诊应病原学检测阳性或抗体效价前后增高 4 倍或 4 倍以上。

7. 空肠弯曲菌肠炎

空肠弯曲菌为小儿腹泻常见病原之一。发病率 2%～5%，2 岁以下婴幼儿发病率高。该病为人畜共患疾病，牛、羊、鸡、鸭均是重要传染源。进食带菌鸡、鸭及污染的水、牛奶均可感染。夏季多见。潜伏期 3～5 日。起病急骤，常有发热，全身不适、畏寒、腹痛、腹泻、血便、呕吐等。腹泻早期为水样便，继而黏液、脓血或血便。60%～90%患儿有血便。易被误诊为肠套叠。腹痛以右下腹痛明显，易误诊为阑尾炎。大便镜检可见多量红、白细胞，易与细菌性痢疾混淆。病程 1 周左右。有报告病后 5～15 日引起格林-巴利综合征。症状消失后大便排菌可长达 7 周。确诊有赖于细菌培养。

8. 梨形鞭毛虫病

蓝氏贾第鞭毛虫寄生于人体十二指肠及空肠，可引起腹泻。世界各地报道，发病率为 1%～30%。我国为全国性分布，感染率 5%～15%。小儿比成年人多见，婴儿亦可发病，但最常见于 2～10 岁儿童。营养不良和免疫功能低下小儿更易患病，是慢性腹泻的重要原因之一。本病多在夏秋季发病，主要通过疫水传播，也可与包囊携带者接触后经手口传染，尤其是在家庭和集体居住区内。临床大多为无症状感染。潜伏期 1～2 周。急性感染者常呈暴发性腹泻，水样便、恶臭，血便及黏液便少见，可与阿米巴和杆菌痢疾鉴别。大便每日 3～10 次或更多，伴上腹或脐周疼痛、厌食、恶心、呕吐、腹胀，急性期仅数日。

亚急性或慢性感染者，表现为间歇性稀便，症状持续数月或数年。由于长期腹泻与吸收障碍，可致营养不良、缺铁性贫血，发育迟缓。

有时虫体侵入胆道系统，引起胆道感染，则出现发热、黄疸及胃肠道症状、肝脏肿大、右上腹压痛等。

梨形鞭毛虫也是旅游者腹泻的病原，健康人到感染流行地区后 2 周之内发生急性腹泻，1～5 日后，腹泻常能自愈，患儿可成为带虫者。

患慢性腹泻的小儿上腹部隐痛，难以彻底治疗者，应考虑本病。取新鲜粪便检查寻找梨形鞭毛虫滋养体（成形大便中只能找到包囊）。多次未查到病原体者，可取十二指肠引流液找滋养体。

9. 阿米巴病

阿米巴病分布遍及全世界，我国许多省市的部分地区均有阿米巴病的报告，感染率为0.5%～20%。许多地区报告，在阿米巴脓肿的病例中，粪便检查常不易发现阿米巴滋养体或包囊。本病通过污染的水源、食物和接触传染。

肠感染阿米巴原虫后，可在2周内或数周发病。起病缓慢、腹绞痛、大便每日6～8次，有坠胀感。粪便血多似猪肝色，带少许黏液，可无全身症状和体征。急性阿米巴痢疾可持续数日到数周，未治者常反复发作。急性发作时有发热、寒战和严重腹泻，可致脱水和电解质紊乱。1%患者患阿米巴肝脓肿，有关阿米巴肠病的历史常不清楚，易造成误诊或漏诊。

儿童患阿米巴脓肿时，有高热，为弛张热型，中毒症状不明显，伴腹痛、腹胀、肝大，压痛明显，可使膈肌升高，活动受限，50%患者粪便中查找阿米巴阴性。用超声波及核素扫描可确定脓肿位置，多属单个脓肿，位于肝右叶。由于诊断困难或误诊，延误治疗可发生严重并发症，婴儿及新生儿更易出现并发症。常见者为肝脓肿破裂引起腹膜炎，或脓胸、肺脓肿，或穿入皮肤形成成皮肤脓肿；其他如阿米巴性心包炎、关节炎、脑脓肿等。从病灶的脓液中可找到阿米巴滋养体和包囊。早期诊断阿米巴病有一定困难，血清免疫学诊断方法有其实用价值。疑诊患者从粪便中未找到阿米巴原虫时应结合血清学或分子生物学检测，以作早期诊断。

10. 白色念珠菌肠炎

本病常发生在婴幼儿，特别是营养不良，身体衰弱的幼儿。广谱抗生素，肾上腺皮质激素，抗肿瘤药物，免疫抑制剂的长期应用，常导致肠道菌群失调。在真菌感染中，白色念珠菌引起的肠炎发病率占首位。人工喂养儿比母乳喂养发病率高，夏秋季比冬春季发病率高。

临床多表现为顽固性腹泻。初期呈泡沫样水样便，或带黏液，豆腐渣或鸡蛋清样大便，有时带血丝。后期呈脓血便。出血多时为暗红色糊状。大便数次至十余次不等，腹痛和压痛多不明显。伴有低热、厌食、烦躁、精神萎靡等全身症状。常有鹅口疮，肛周真菌性皮炎或其他部位念珠菌感染。诊断可根据：①患儿为真菌易感者，发生不易控制的腹泻。②连续多次粪便培养有众多的真菌菌落，而无其他致病菌。③新鲜粪便镜检发现酵母样芽生孢子及假菌丝。④抗真菌药物治疗奏效。

11. 肠道外感染性腹泻

当小儿患肺炎、中耳炎、肾炎、脑膜炎、败血症或病毒感染如麻疹、流感等时，由于细菌毒素或病毒的影响，可发生轻到中度腹泻，大便稀薄或水样，但无脓血，不伴腹痛。疾病早期如胃肠症状较重，而原发疾病的特征尚不明显时，可被误诊为细菌性食物中毒或急性胃肠炎，大便培养阴性，镜检无特殊。详细询问病史及体检即可鉴别。腹泻随原发疾病被控制而停止，如腹泻持久，特别是大便带黏液、脓血，提示并发有肠道感染，如致病性大肠埃希菌肠炎或细菌性痢疾，应进一步检查以明确诊断。

12. 饮食护理不当

这是引起婴幼儿腹泻原因之一，多见于人工喂养儿。喂养不定时、过多、过少，以淀粉食品为主食，饮食脂肪过多，断奶后突然改变食物品种，均能引起轻到中度腹泻(消化不良)。气候突然变化，腹部受凉使肠蠕动增加；天气过热，消化液分泌减少，由于口渴，吸乳过多，增加消化道负担，亦可诱发腹泻。大便为稀糊状或蛋花汤样而无脓血及酸臭味，如不及时控制，易并发肠道感染。

13. 牛乳过敏

牛乳过敏是肠黏膜被牛乳蛋白质致敏引起的过敏反应性腹泻，也称为牛乳不耐受症。本病多有家族发病倾向，但尚未肯定确切遗传机制。发病率在 0.3%～7.5%。多在生后 6 个月内出现临床症状。除腹泻和各种胃肠道症状外，其他常见症状有哮喘、鼻炎、异位性皮炎、荨麻疹等。症状在 2 岁左右常自行消失或有好转趋势。婴儿摄入牛乳后 48 小时内出现症状(腹泻、伴有或不伴有呕吐或腹痛)，停止牛乳摄入，症状好转。避免牛乳制品的摄入，采用母乳喂养是最好的防治方法。

14. 低(或无)丙种球蛋白血症

先天性或获得性低(或无)丙种球蛋白血症的患儿，容易发生各种感染性疾病。20%并发脂肪泻，有时反复发生严重腹泻。粪便稀薄、油腻多脂，发病机制未明，可能与肠道内反复感染使消化吸收功能减退有关。广谱抗生素的疗效不显著。定期注射(每隔 2～4 周)丙种球蛋白可使病情改善。

15. 结肠过敏(刺激性结肠综合征)

本病为一种反复发作的稀便样腹泻，好发年龄为 6 个月至 3 岁。原因不明，多为家族性，父母兄弟姐妹之间常有同时发病者。几乎不影响小儿健康。精神紧张或经常哭闹可为诱发因素，属功能性腹泻或精神性腹泻。腹泻发作常在饭后 1 小时左右，情绪紧张时更易引起反射性结肠蠕动增加而产生腹泻。开始大便成形，继后解稀便，每日可 3～10 次，多属黏液样，镜检正常。这种腹泻无论用药物还是饮食治疗都很难奏效。如果改变小儿环境，父母患儿都解除紧张过敏情绪，腹泻往往可自愈。

16. 先天性失氯性腹泻

此病为一罕见的家族性疾患。小肠(也可包括结肠)氯及重碳酸盐的吸收和运转发生障碍，影响氯的主动吸收。肠道中积存大量的氯离子，渗透压增加，水分潴留，产生大量水样便为其特征。生后即可发病。由于持续水泻引起严重脱水和电解质紊乱，出现低钾血症、低氯血症以及代谢性碱中毒。肠的吸收功能正常。治疗时应补充钾盐，限制氯的摄入。若电解质紊乱得以纠正，婴儿可以维持正常生活。

17. 细菌性菌痢

细菌性痢疾本病为痢疾杆菌引起，为我国急、慢性腹泻的主要病因之一。急性痢疾多在夏秋季发病，有不洁饮食史。急性痢疾又分为典型、非典型、中毒型三种。典型痢疾又称普通型，起病急，先有发热、纳差，继而出现腹痛、腹泻。腹泻初为水样稀便，继而为黏胨脓血便，每次量少次数多，里急后重，重患儿可有大便失禁及脱肛。严重者可伴脱水，酸中毒，电解质紊乱。病程 1～2 周。

非典型痢疾较典型为轻，常无肉眼可见之脓血便，大便 1 日数次为稀便或黏液便。体温正常，此型以婴幼儿多见。

中毒型痢疾多见于 2～5 岁小儿，突然高热、反复惊厥，迅速出现昏迷或休克，肠道症状初期多不明显，有时在高热、惊厥出现后 6～12 小时才出现黏液便。

慢性细菌性痢疾指病程超过 2 个月以上者，多由急性细菌性痢疾治疗不彻底演变而来，病程迁延不愈者称为慢性迁延型；还有在慢性经过的基础上急性发作，称为慢性急性发作型；部分患者肠道有病变存在（直肠乙状结肠镜证实），但临床无症状，粪便细菌培养阳性称为慢性隐匿型。

细菌性痢疾的诊断：①临床典型症状。②粪便常规检查，显微镜高倍（400 倍）视野下 WBC＞15，RBC 少量，结合临床表现，即可做出细菌性痢疾的临床诊断。③粪便细菌学培养阳性结合临床症状可确诊细菌性痢疾。④慢性细菌性痢疾不易确诊时，作乙状结肠或纤维内镜检查、取标本培养或活检做病理检查，有助于诊断和鉴别诊断。

18. 新生儿坏死性小肠结肠炎（NEC）

此病是一种原因不明、威胁新生儿健康的严重疾病，多见于早产儿及足月小于胎龄儿，两者占患儿的 70％～80％，男婴多于女婴，多发生于生后 3～10 日。与缺氧、营养不良、感染等多种因素有关，感染因素有大肠埃希菌、金葡萄球菌、沙门菌、产气菌等，近年来表皮葡萄球菌、梭状芽胞杆菌、轮状病毒等均可导致本病。总之由多种因素导致肠壁缺血及黏膜损伤而致肠道弥散性坏死、出血，病死率高。临床表现：全身中毒症状明显，反应差，进行性腹胀，半数有呕吐。腹泻每日 10 余次先为水样，以后血便，果酱便，肠鸣音消失，迅速出现四肢冰凉，体温不升，呼吸循环衰竭，亦可并发 DIC，肠穿孔死亡。X 线检查有极大诊断价值，可见肠壁积气。肠管积气、肠管弥散性扩张、肠腔有阶梯状细小液平面等特征性改变。B 型超声波检查，小肠黏膜病理组织学检查均有助于确定诊断。

19.难治性腹泻

此病多见于婴儿，一般指生后3个月以内，腹泻持续2周以上，临床排除了特异性肠道感染，常伴有消化吸收障碍，营养不良，生长发育落后等全身症状，腹泻迁延不愈，谓之难治性腹泻。导致难治性腹泻的原因，不能完全排除某些感染因素，如大肠埃希菌、金黄色葡萄球菌感染等，同时也有吸收营养物质不良、先天性遗传代谢缺陷及免疫功能缺陷等，目前倾向于视为综合征。大多数患儿肠道黏膜损害严重，可有绒毛萎缩，肠上皮细胞增生和分化障碍，导致渗透性腹泻和(或)分泌性腹泻，久久不愈。诊断需认真仔细，首先排除某些特异性感染因素，进行粪便细菌培养及有关病原学检查及血清免疫学检查，生化检查除外丙种球蛋白缺乏症，糖代谢试验除外某些代谢疾患。大便糖质测定，尿糖定性分析对于筛选单糖吸收不良，半乳糖血症等有参考意义。右旋木糖排泄试验。对小肠吸收功能有鉴别诊断价值。粪便中脂肪苏丹染色阳性对脂肪泻的诊断有很大意义。总之，由于本病病因未明，在诊断本病时应仔细筛查，通过临床及一系列实验室检查最后做出正确诊断。

20.放射性肠炎

直接或间接暴露于放射性物质中能够引起人体损伤。放射性肠炎是指因为放射治疗盆腔、腹腔或腹膜后肿瘤而引起的小肠、结肠和直肠损伤，又称为肠道放射性损伤，最常见的为放射性结肠炎。儿童发病率不高，但近年来放射治疗日益广泛，小儿肿瘤发病时有所闻，所以小儿放射性肠炎也不容忽视。能够引起小儿放射损伤的原因有：①因战争利用核能可能产生的核辐射。②母体在孕期接受超剂量放射物质照射。③小儿由于某种疾病如神经母细胞瘤、肾母细胞瘤、精原细胞瘤、淋巴瘤、白血病等进行放射治疗期间。④小儿在生活中偶尔大剂量或长期接触放射性物质等。其中放射治疗是引起本病的主要病因。放射性肠炎的发生与照射剂量、时间、照射部位以及个人耐受性不同等因素有关。放射性肠炎早期症状以恶心、呕吐最为多见，肠道不同部位的放射损伤均有腹泻表现。十二指肠病变多在第二段，有难愈性溃疡，上腹痛，消化道出血或穿孔、狭窄。小肠病变多见于回肠末端，以恶心、厌食、腹泻为主，有时粘连，狭窄，引起中段或远段回肠的梗阻或不全梗阻。小肠病变可引起脂肪、糖、蛋白质吸收不良性腹泻。结肠病变以直肠及乙状结肠最常见，表现腹痛、腹泻、里急后重，鲜红色血便等，肠黏膜有大小不等散在溃疡。放射性肠炎应与细菌性痢疾，各种小肠炎、结肠炎鉴别。本病有放射性物质接触史，这对诊断至关重要，结合临床症状，不难做出诊断。

四、治疗

腹泻病的治疗原则：预防脱水、纠正脱水、继续饮食、合理用药。

(一)饮食疗法

腹泻时进食和吸收减少,而肠黏膜损伤的恢复,发热时代谢旺盛,侵袭性肠炎丢失蛋白等因素使得营养需要量增加,如限制饮食过严或禁食过久常造成营养不良,并发酸中毒,以致病情迁延不愈影响生长发育。故应强调继续饮食,满足生理需要,补充疾病消耗,以缩短腹泻后的康复时间。有严重呕吐者可暂时禁食4～6小时(不禁水),好转后继续喂食,由少到多,由稀到稠。病毒性肠炎多有继发性双糖酶(主要是乳糖酶)缺乏,对疑似病例可暂停乳类喂养,改为豆奶、发酵奶或免乳糖配方奶粉以减轻腹泻,缩短病程。腹泻停止后逐渐恢复营养丰富的饮食,并每日加餐1次,共2周。

(二)纠正水、电解质紊乱及酸碱失衡

1. 口服补液

口服补液盐(ORS)可用于腹泻时预防脱水及纠正轻、中度脱水。轻度脱水口服液量为50～80mL/kg,中度脱水为80～100mL/kg,于8～12小时内将累积损失量补足。脱水纠正后,可将ORS用等量水稀释按病情需要随意口服。新生儿和有明显呕吐、腹胀、休克、心肾功能不全或其他严重并发症的患儿不宜采用口服补液。

2. 静脉补液

适用于中度以上脱水、吐泻严重或腹胀的患儿。输用溶液的成分、量和滴注持续时间必须根据不同的脱水程度和性质决定,同时要注意个体化,结合年龄、营养状况、自身调节功能而灵活掌握。第1天补液:①总量,包括补充累积损失量、继续损失量和生理需要量,一般轻度脱水为90～120mL/kg、中度脱水为120～150mL/kg、重度脱水为150～180mL/kg,对少数合并营养不良,肺炎,心、肾功能不全的患儿应根据具体病情分别做较详细的计算。②溶液种类,溶液中电解质溶液与非电解质溶液的比例应根据脱水性质(等渗性、低渗性、高渗性)分别选用,一般等渗性脱水用1/2张含钠液,低渗性脱水用2/3张含钠液,高渗性脱水用1/3张含钠液。若临床判断脱水性质有困难时,可先按等渗性脱水处理。③输液速度,主要取决于脱水程度和继续损失的量和速度,对重度脱水有明显周围循环障碍者应先快速扩容,先给20mL/kg等渗含钠液,30～60分钟内快速输入。累积损失量(扣除扩容液量)一般在8～12小时内补完,每小时8～10mL/kg。脱水纠正后,补充继续损失量和生理需要量时速度宜减慢,于12～16小时内补完,每小时5mL/kg。若吐泻缓解,可酌情减少补液量或改为口服补液。④纠正酸中毒,因输入的混合溶液中已含有一部分碱性溶液,输液后循环和肾功能改善,酸中毒即可纠正。也可根据临床症状结合血气测定结果,另加碱性液纠正。对重度酸中毒可用1.4%碳酸氢钠扩容,兼有扩充血容量及纠正酸中毒的作用。⑤纠正低血钾,有尿或来院前6小时内

有尿即应及时补钾;浓度不应超过 0.3%;每日静脉补钾时间,不应少于 8 小时;切忌将钾盐静脉推入,否则导致高钾血症,危及生命。细胞内的钾浓度恢复正常要有一个过程,因此纠正低钾血症需要有一定时间,一般静脉补钾要持续 4~6 天。能口服时可改为口服补充。⑥纠正低血钙、低血镁:出现低钙症状时可用 10%葡萄糖酸钙(每次 1~2mL/kg,最大量≤10mL)加葡萄糖稀释后静脉注射。低血镁者用 25%硫酸镁按每次 0.2mL/kg 深部肌内注射,每 6 小时 1 次,每日 3~4 次,症状缓解后停用。

第 2 天及以后的补液:经第 1 天补液后,脱水和电解质紊乱已基本纠正,第 2 天及以后主要是补充继续损失量(防止发生新的累积损失)和生理需要量,继续补钾,供给热量。一般可改为口服补液。若腹泻仍频繁或口服量不足者,仍需静脉补液。补液量需根据吐泻和进食情况估算,并供给足够的生理需要量,用 1/3~1/5 张含钠液补充。继续损失量按“丢多少补多少”“随时丢随时补”的原则,用 1/2~1/3 张含钠溶液补充。将这两部分相加于 12~24 小时内均匀静脉滴注。仍要注意继续补钾和纠正酸中毒的问题。

(三)药物治疗

1.控制感染

(1)水样便腹泻患者(约占 70%)多为病毒及非侵袭性细菌所致,一般不用抗生素,应合理使用液体疗法,选用微生态制剂和黏膜保护剂。如伴有明显中毒症状不能用脱水解释者,尤其是对重症患儿、新生儿、小婴儿和衰弱患儿(免疫功能低下)应选用抗生素治疗。

(2)黏液、脓血便患者(约占 30%)多为侵袭性细菌感染,应根据临床特点,针对病原经验性选用抗菌药物,再根据大便细菌培养和药敏试验结果进行调整。大肠埃希菌、空肠弯曲菌、耶尔森菌、鼠伤寒沙门菌所致感染常选用抗革兰阴性杆菌抗生素,如头孢菌素。金黄色葡萄球菌肠炎、假膜性肠炎、真菌性肠炎应立即停用原使用的抗生素,根据症状可选用新青霉素、万古霉素、利福平、甲硝唑或抗真菌药物治疗。

2.肠道微生态疗法

该疗法有助于恢复肠道正常菌群的生态平衡,抑制病原菌定植和侵袭,控制腹泻。常用双歧杆菌、嗜酸乳杆菌、粪链球菌、需氧芽孢杆菌、蜡样芽孢杆菌等制剂。

3.肠黏膜保护剂

此药能吸附病原体和毒素,维持肠细胞的吸收和分泌功能,与肠道黏液糖蛋白相互作用可增强其屏障功能,阻止病原微生物的攻击,如蒙脱石散。

4.避免用止泻剂

如洛哌丁醇,因为它有抑制胃肠动力的作用,增加细菌繁殖和毒素的吸收,对于感染性腹泻有时是很危险的。

5. 补锌治疗

世界卫生组织(WHO)/联合国儿童基金会最近建议,对于急性腹泻患儿(>6个月),应每日给予元素锌20mg,疗程10~14天,6个月以下婴儿每日10mg,可缩短病程。锌有以下作用:有利于缩短病程、能减轻疾病严重程度、能防止腹泻愈后复发、改善食欲、促进生长。

第三节 消化道出血

消化道出血的部位分上消化道和下消化道。上消化道指十二指肠末端Treitz韧带以上包括食管、胃、十二指肠、胰腺、胆道出血;下消化道出血指Treitz韧带以下包括空肠、结肠和直肠。消化道出血的临床表现是呕血和便血。明确出血的部位对估计可能的病因,采取检查手段和治疗措施有重要价值。食管出血表现是呕血,但如出血量较大,如食管静脉出血,一部分可进入胃中,因而也可有血便。呕血必须与咯血相鉴别,呕血表示血来自消化道,咯血表示血来自呼吸道。呕血的特点是先有恶心,血中带黏液,血为暗红色;咯血的特点是先有咳嗽,血中有泡沫,血为鲜红色。近年来流行的手足口病并发脑干脑炎所引起神经源性肺水肿,并肺出血,出血量很大,来不及完全从口中咳出,而咽入消化道引起黑便。呕血表示血来自食管,但如胃出血量较大,胃受到刺激产生逆蠕动,也可有呕血。便血表示出血来自胃肠道,但如食管出血量大(如食管静脉曲张破裂)部分血液进入胃而出现便血。便血可为黑色、暗红色、鲜红色。黑色表示来自胃,经过胃肠道血已全部破坏,但如出血量大,血在胃肠道未完全破坏,也可呈暗红色;暗红色表示血来自小肠,但如小肠出血量很大如梅克尔憩室、小肠海绵状血管瘤破裂,既可有暗红色血便,亦可带有部分鲜血;鲜红色血便表示血来自直肠和肛门,如直肠息肉、肛门裂等。综上所述,血便颜色对估计出血部位有重要意义,但也受出血量多少的影响。此外,血便中是否有其他物质如脓、黏液和其他,临床表现如是否有发热、皮疹、出血点、腹痛等也有助于估计出血部位和病因。

黑便患儿必须注意三件事情:①进食大量的含铁物质,如动物血、铁剂等大便也可发黑。②消化道大量出血后,全部排出需要1~2周,因而患儿胃肠出血后大便发黑不等于胃肠道在继续出血。要根据黑便的颜色是否变浅,贫血是否减轻来估计出血是否继续。③消化道任何部位出血量超过60mL,肉眼可见血便,出血量在10~60mL见不到便血,大便潜血试验可出现阳性。

消化道出血的原因极为复杂,出血部位不同,出血量多少悬殊。明确消化道出血的病因,出血的部位,出血量多少是能否采取正确治疗措施的关键。

一、病因

（一）全身性疾病

有些全身性疾病可导致消化道出血，常见的有：维生素 K 缺乏，新生儿出血症，晚发性维生素 K 缺乏症，血友病、白血病、血小板减少性紫癜，过敏性紫癜，弥漫性血管内凝血，应激性溃疡，急性感染后变态反应性浅表性胃炎，休克及低血压，败血症、肿瘤，结缔组织病等。

（二）消化道疾病

1. 消化道感染

如细菌性痢疾，空肠弯曲菌肠炎，耶尔森菌肠炎，沙门菌肠炎、侵袭性大肠埃希菌肠炎、阿米巴痢疾，隐窝孢子虫肠炎，出血性大肠杆菌肠炎，肠结核等。

2. 消化道畸形

如梅克尔憩室，消化道重复畸形，先天性幽门肥大性狭窄、食管裂孔疝、胃食管反流，消化道血管瘤，消化道动静脉瘘，肠旋转不良等。

3. 其他消化道疾病

如肠套叠，消化性溃疡、溃疡性结肠炎、克罗恩病、坏死性小肠结肠炎、肛门裂、直肠脱垂、胃黏膜脱垂、遗传性出血性毛细血管扩张症、绞窄性肠梗阻、肠系膜动脉栓塞、胃肠道肿瘤。严重烧伤引起的 Cushing 溃疡；颅内出血及外伤引起的 Cushing Rokitansky 溃疡等。

（三）其他

(1)肝胆系统疾病：如胆道急性化脓性感染、胆道蛔虫、肝胆肿瘤、肝硬化引起食管静脉曲张等。

(2)肾衰竭。

(3)长期使用糖皮质激素导致胃溃疡。

二、临床表现

消化道出血的症状与病变的性质、部位、失血量、速度及患者出血前的全身状况有关。

（一）呕血、黑便与便血

呕血代表幽门以上出血，呕血颜色取决于血液是否经过酸性胃液的作用。若出血量大、出血速度快，血液在胃内停留时间短，如食管静脉曲张破裂出血，则呕血多呈暗红色或鲜红色。反之，由于血液经胃酸作用而形成正铁血红素，则呈咖啡色或棕褐色。呕血常伴有黑便，黑便可无呕血。

黑便代表出血来自上消化道或小肠，大便颜色呈黑色、柏油样，黑便颜色受血液在肠道内停留时间长短影响，当出血量较大、出血速度较快及肠蠕动亢进时，粪便可呈暗红色甚至鲜红色，酷似下消化道出血；相反，空、回肠出血，如出血量不多、在肠内停留时间长，也可表现为黑便。

便血是指大便呈鲜红或深红褐色，出血部位多位于结肠，但是在上消化道大量出血时，由于血液有轻泻作用，会缩短排泄时间，使得大便呈鲜红色。

大便性状也受出血量及出血速度的影响，出血量大、出血速度快，大便呈稀糊状；出血量少、出血较慢，则大便成形。

（二）其他表现

其他临床表现因出血量多少、出血部位及出血速度而异。小量出血、出血时间短者可无症状；出血时间长者可有慢性失血性贫血表现，如面色苍白、乏力、头昏及食欲缺乏等；而短期内大量出血可引起低血容量休克，表现为：

1. 周围循环障碍

短期内大量出血，可引起循环血量迅速减少、静脉回心血量不足，心排血量减少，表现为头晕、乏力、心悸、出汗、口干、皮肤苍白及湿冷等。

2. 发热

引起发热机制尚不明确，可能是由于肠腔内积血，血红蛋白分解产物吸收，血容量减少，周围循环衰竭等影响体温调节中枢而导致发热。

3. 氮质血症

消化道大量出血后，血中尿素氮常升高，首先出现肠原性氮质血症，是由于消化道出血后，血红蛋白在肠道被分解、吸收，引起血尿素氮升高；肠原性氮质血症出现时间早，24～48 小时达高峰，3～4 日恢复正常；当出血导致周围循环衰竭而使肾血流及肾小球滤过率降低，产生肾前性氮质血症，休克纠正后迅速恢复至正常；休克持久造成肾小管坏死，可引起肾性氮质血症，即使休克纠正，尿素氮仍不下降。

三、诊断及鉴别诊断

（一）诊断

消化道出血的诊断包括定性和定位两方面。

1. 定性

（1）确定所见的物质是否为血：服用一些药物（铋剂、活性炭及甘草等）和食物（草莓、甜菜、菠菜、西瓜及西红柿等）均可被误认为有便血或黑粪症。

（2）是否为消化道出血：鼻咽部或口腔内咽下的血也可以被误认为消化道出

血，阴道出血或血尿也被错认为便血，在诊断前应认真检查上述部位。

2.定位

消化道出血可由胃肠道本身的疾病引起，也可能是全身性疾病的局部表现。因此，首先要排除全身性疾病，然后鉴别是上消化道还是下消化道出血，鉴别方法如下：

(1)临床诊断：可根据病史、临床表现以及粪便特点进行诊断和鉴别诊断。

①上消化道出血：既往多有溃疡病、肝胆疾病或呕血史；出血时表现为呕血伴有上腹胀痛、恶心及泛酸；大便多为柏油样便，无血块。

②下消化道出血：既往多有下腹痛、排便异常或便血史；出血时表现为便血，无呕血，伴有中下腹不适。大便多为鲜红或暗红色，大便稀，量多时可有血块。

(2)辅助检查：活动性出血时，可考虑做下述检查以鉴别。

①实验室检查：a.鼻胃管抽胃液检查：如胃液为鲜红色或咖啡样多为上消化道出血，清亮有胆汁则多为下消化道出血。b.血尿素氮浓度与肌酐浓度比值：无论出血多少，上消化道出血比值比下消化道要高。利用此生化指标可简单区分上、下消化道出血。

②急症内镜检查：急症内镜检查是指出血后48小时内进行者，其敏感度和特异度均较高，是上消化道出血的首选诊断方法，多主张在出血24～48小时内进行。此法不仅能迅速的确定出血部位、明确出血原因，而且能于内镜下止血药治疗，如内镜下喷洒去甲肾上腺素及云南白药等。急症内镜检查前应补充血容量，纠正休克，禁食；对于焦虑者，可酌用镇静剂。胃内积血影响窥视时，可将积血吸出，或改变体位以变换血液及血块位置；对于黏附的血块，可灌注冲洗以利病灶暴露，但不必去除黏附血块，以免诱发活动性出血。

③放射性核素扫描：主要适应于急症消化道出血的定位诊断和慢性间歇性消化道出血部位的探测。其原理是能将亚锝离子还原成锝离子，还原型锝与血红蛋白的B链牢固结合，使活动性出血时红细胞被标记，在扫描中显示出阳性结果。其优点是灵敏度高、无创伤性、可重复检查以及显像时间可持续36小时。缺点是仅能检出何处有血，而不知何处出血，定性及定位的阳性率不高，但可作为选择性腹腔内动脉造影前的初筛检查，以决定首选造影的动脉，如胃十二指肠内发现有标记的红细胞，则可首选腹腔动脉造影。

④选择性腹腔内动脉造影：适应证：内镜检查无阳性发现的上消化道出血或内镜检查尚不能达到的病变部位或慢性复发性或隐匿性上消化道出血如憩室炎、血管异常、发育不良或扩张、血管瘤以及动静脉瘘等。腹腔动脉和肠系膜上、下动脉可同时进行造影，只要出血量达到0.5mL/min就可发现出血部位，诊断的准确率可达70%～95%。其优点：特异度及敏感度高，并可用做治疗手段，如通过动脉插

管灌注加压素或栓塞疗法。缺点是费用昂贵、侵入性检查，有一定的反指征（如凝血机制不全）及并发症（如出血和栓塞）。

(3)基本止血后：仍应抓紧定位诊断，以防复发，有以下方法：

①内镜检查：活动性出血时，由于视野模糊，内镜定位诊断阳性率不高，但在出血后24～48小时进行内镜检查，阳性率可达80%～90%，且可发现多病灶出血部位。另外，有些病变即可在内镜下治疗，如注射硬化剂、套扎和钳夹等。

②X线钡餐及钡灌肠检查：一般主张出血停止后10～14天进行，确诊率小于50%。缺点为不能发现急性微小或浅表性病变如浅表性溃疡及糜烂性出血性胃炎等，不能同时进行活体组织检查。优点为方便、无痛，易被患儿接受，对某些出血病因如胃黏液脱垂、食管裂孔疝等诊断价值优于内镜检查。

（二）鉴别诊断

1.诊断中应注意的问题

(1)认定：首先认定是否属消化道出血；排除食物或药物引起血红色及黑便的原因，如动物血和其他能使大便变红的食物、炭粉、含铁剂药物、铋剂。

(2)排除消化道以外的出血原因：包括：①鉴别是呕血还是咳血。②排除口、鼻、咽部出血。

(3)估计出血量：根据上述临床表现进行判断（15分钟内完成生命体征鉴定）。

(4)鉴别出血部位。

2.询问下列关键病史

(1)有关疾病史：胃食管反流病、慢性肝病、炎症性肠病、肾功能不全、先天性心脏病、免疫缺陷、凝血障碍等。

(2)近期用药史及目前用药：阿司匹林或其他非甾体类抗炎药、类固醇激素、肝毒性药物、能引起食管腐蚀性损伤药物。

(3)有关症状：剧烈呕吐或咳嗽、腹痛、发热或皮疹：出血的颜色、稠度、出血部位及出血时伴随症状。

(4)有关家族史：遗传性凝血障碍病、消化性溃疡病、炎症性肠病、毛细血管扩张病等。

3.体格检查应判断以下项目

(1)生命体征：心率加快是严重失血的敏感指征，低血压和毛细血管充盈时间延长是严重低血容量和休克的表现。

(2)皮肤：有无苍白、黄疸、淤点、发绀、皮疹、皮肤血管损伤、肛周皮肤乳头状瘤等。

(3)鼻和咽部：有无溃疡和活动性出血。

（4）腹部：腹壁血管、脐部颜色、腹腔积液、肝大、脾大。

（5）其他：肛裂、痔等。

四、治疗

消化道出血治疗原则是：①迅速稳定患儿生命体征。②评估出血的严重程度。③确定出血病灶。④明确出血原因，针对病因治疗。⑤制定特殊治疗方法。⑥外科手术治疗。

（一）迅速稳定患儿生命体征

1. 一般急救措施

（1）绝对卧床休息：去枕侧平卧，保持呼吸道通畅，避免呕血时将血液呛入气管引起窒息，并保持安静。

（2）禁食：禁食时间应到出血停止后24小时。

（3）吸氧：大量出血后血压下降，血红蛋白数量减少，其带氧功能下降，给予吸氧以确保贫血情况下机体重要器官的供氧。

（4）严密观察病情：观察患者脉搏、血压、呼吸、体温、尿量、神态变化、肢体温度、皮肤与甲床色泽、周围静脉充盈情况；呕血及黑粪的量、色泽；必要时中心静脉压测定：正常值为0.59～1.18kPa（6～12cmH_2O），低于正常考虑血容量不足，高于正常则考虑液量过多及心力衰竭；测定血常规、血细胞比容、出凝血时间、凝血酶及凝血酶原时间；肝、肾功能及血电解质测定。

2. 积极补充血容量

活动性大出血时，应迅速输血或静脉补液，维持血容量。一般根据估计出血量，首先于半小时内输入生理盐水或5%葡萄糖生理盐水20mL/kg。单纯晶体液，很快转移到血管外，宜适量用胶体液，如全血、血浆或右旋糖酐，常用中分子右旋糖酐，可提高渗透压，扩充血容量，作用较持久，每次15～20mL/kg。输血指征：①心率＞110次/分。②红细胞＜3×10^{12}/L。③血红蛋白＜70g/L。④收缩压＜12kPa（90mmHg）。肝硬化患者应输入新鲜血，库血含氮量较多，可诱发肝性脑病。门静脉高压的患者，防止输血过急过多，增加门静脉压力，激发再出血。输血及输液量不宜过多，最好根据中心静脉压（CVP）调整输液速度和量。CVP能反映血容量和右心功能，CVP＜0.49kPa（＜5cmH_2O），可加速补液，CVP超过0.98kPa（＞10cmH_2O），提示输液量过多，可引起急性肺水肿。另外，排尿量可反映心排出量和组织灌注情况，成人尿量＞30mL/h，说明液体入量已基本满足。

（二）评估出血的严重程度（儿童血容量80mL/kg）

1. 轻度出血

出血量达血容量10%～15%，心率、血压、血红蛋白及红细胞计数和血细胞比容正常。也可表现为脉搏加快,肢端偏凉,血压降低,脉压降低。

2.中度出血

出血量占血容量20%,表现为口渴、脉搏明显加速、肢端凉、尿少、血压降低以及脉压降低。卧位到坐位,脉率增加≥20次/分钟,血压降低≥10mmHg,有紧急输血指征。

3.重度出血

出血量占血容量30%～40%,表现为口渴、烦躁、面色灰、肢凉、发绀、皮肤花纹、脉细速、明显尿少以及血压下降。血红蛋白低于70g/L,红细胞计数低于3×10^{12}/L,血细胞比容低于30%。

(三)确定出血病灶

根据病史、临床表现、体征及辅助检查可估计出血部位,如呕血并有黄疸、蜘蛛痣、脾大、腹壁静脉曲张和腹水,肝功能异常,蛋白电泳示γ球蛋白明显增加,溴磺酞钠实验和吲哚氰绿实验结果较快者,应考虑食管胃底静脉曲张破裂出血,胃镜检查可明确诊断。

(四)确定出血原因

针对病因治疗。明确病因者应及时病因治疗。如为药物引起的消化道黏膜病变应及时停用药物;维生素K缺乏出血症应补充维生素K;如门脉高压症、溃疡病合并穿孔等应及早手术治疗;血液系统疾病应给予纠正出、凝血障碍机制药,如立止血及冻干凝血酶原复合物。

(五)制定特殊治疗方法

消化道出血分非静脉曲张性出血和静脉曲张性出血两类,根据不同的类别采用不同的治疗方法。

1.非血管源性消化道出血(溃疡性出血)

(1)抑制胃酸分泌:患儿仅有出血而无血流动力学的改变,且出血能自行停止者,只需给予抑酸药。体液及血小板诱导的止血作用只有在pH>6.0时才能发挥,故通过中和胃酸,减少胃酸对血小板止血作用的抑制,能有效地控制消化性溃疡出血。此外控制胃液的酸碱度可以减少氢离子的反弥散和抑制胃蛋白酶的活力,减轻胃黏膜的损害。临床上常用H_2受体拮抗剂如西咪替丁,25～30mg/(kg·d),先静脉滴注2次/日,2～3天,病情稳定后改口服,溃疡病连服6周,糜烂性胃炎4周,溃疡止血率达86%～90%,应激性溃疡和胃黏膜糜烂止血有效率为75%;或雷尼替丁每日6～7.5mg/kg,法莫替丁0.8～1.0mg/kg。质子泵抑制剂如奥美拉唑每日0.8～1mg/kg,静脉注射,或0.6～0.8mg/kg,清晨顿服,疗程4周。

(2)内镜治疗:当患儿有急性、持续性或再发性出血,存在血流动力学改变,以及病因不明时应做内镜治疗。指征:溃疡病灶中有活动性出血,血凝块黏附或有裸露血管;如溃疡底清洁、血痂平坦,则不急于内镜下治疗。方法:局部喷洒止血药物、局部注射、电凝和热凝止血。局部喷洒去甲肾上腺素,机制是使局部管壁痉挛,出血面周围血管收缩,以及促进血液凝固;注射治疗是通过血管旁注入肾上腺素或硬化剂,使组织发生水肿、压迫出血血管而止血;热凝止血治疗的原理是利用产生的热量使组织蛋白凝固而止血。此外,还有激光光凝止血及微波止血。最新用内镜下金属钛夹钳夹制止血管出血也可达到有效止血目的,避免了手术。

(3)血管栓塞治疗:当选择性动脉造影确诊后,导管可经动脉注入人工栓子以栓塞血管达到止血目的,例如对十二指肠球部溃疡出血选择栓塞十二指肠上动脉,常可使出血停止,止血成功率为65%~75%。但动脉栓塞止血有时会造成供血器官梗死甚至坏死的严重后果,故应严格掌握指征。

2.血管源性消化道出血

(1)降低门脉压的药物:此类药物通过降低门脉压,使出血处血流量减少,为凝血过程创造了良好的条件而止血。降低门脉压的药物主要分为两大类:

①血管收缩剂:血管加压素及其衍生物:能收缩内脏小动脉和毛细血管前括约肌使内脏血流量减少,从而降低门脉系统压力及曲张静脉压力;用于门脉高压、食管胃底静脉曲张破裂出血。成人常用量0.2U/min,静脉滴注,无效时加至0.4~0.6U/min,剂量超过0.8U/min时,疗效不再增加而不良反应随之递增。一般不必用首次冲击量,止血后以0.1U/min维持12小时后停药。不良反应为:血压升高、心绞痛、心律失常、腹痛、呕吐、便意频繁,甚至并发肠缺血坏死,加重肝肾功能损害等。为减少不良反应,可与硝酸甘油合用。

生长抑素及其衍生物:具有抑致胃酸和胃蛋白酶分泌、减少门脉主干血流量、保护胃黏膜细胞作用,对于上消化道出血,尤其是食管静脉曲张破裂出血是一种有效、安全的药物。常用有两种,施他宁,5μg/kg+生理盐水5mL,静脉慢推3~5分钟,立即以5μg/(kg·h)的速度连续静脉滴注(成人3000μg+5%葡萄糖500mL静脉滴注维持12小时),止血后应继续治疗24~48小时,以防再出血;成人奥曲肽:0.1m/次,静脉或皮下注射,每日3次,或0.1mg首次静脉推注,然后0.3mg静脉滴注,25μg/h,维持12小时。儿童按体重计药量。不良反应:轻微,偶有心悸、头晕、恶心及大便次数增多等,减慢推注速度或停止推注后症状消失。

②血管扩张剂:硝酸甘油:通常与垂体后叶素联合应用,能扩张动脉及静脉,降低了心脏前后负荷,使门脉血流量减少,门脉压力下降。

酚妥拉明:为α-肾上腺素受体阻滞剂,可直接作用于肝脏门脉血管系的α_1受体,使门脉血管扩张,门脉压力下降。

(2)内镜治疗:包括注射硬化剂治疗和静脉曲张套扎术(EVL)。

硬化剂治疗:是目前已建立的最好的治疗食道静脉曲张破裂出血治疗方法,该方法的安全性及有效性已被证实,且费用低廉,适用范围广,操作简单。它通过经静脉内或静脉旁注入硬化剂或血管收缩剂,使组织发生水肿、压迫出血血管,导致血管壁增厚,周围组织凝固坏死及曲张静脉栓塞、纤维组织增生而止血。目前常用的硬化剂有:5%鱼肝油酸钠、1%~2%乙氧硬化醇及无水乙醇等。并发症:胸痛、低热、注射部位出血、食管溃疡及食管狭窄等。

静脉曲张套扎术:是用于治疗食管静脉曲张的新型内镜治疗方法。这种技术与痔的结扎方法相似。操作时,将曲张静脉吸入内镜前端弹性带装置内,通过活检通道拉紧绊线,将系带拉脱结扎于曲张静脉根部。优点:并发症少、使曲张静脉消失所需的治疗次数少。缺点:操作烦琐且不易掌握。

(3)三腔双囊管压迫止血:是目前治疗食管、胃底静脉曲张破裂出血最有效的止血方法之一,主要用于内科药物治疗失败或无手术指征者。通常在放置三腔双囊管后 48 小时内行静脉套扎或硬化剂治疗。并发症有吸入性肺炎,甚至食管破裂、窒息。

(六)外科手术

消化道出血的患儿,应尽可能采用保守治疗。紧急手术病死率高,必须慎重。指征为:①经内科药物治疗及内镜治疗 24 小时出血不止者。②呕血或便血较重,同时伴低血压再出血者。③出血量较多达血容量 25%以上,内科综合抢救措施无效时。④胃肠道坏死、穿孔、绞窄性梗阻、重复畸形及梅克尔憩室。

第四节 胃食管反流

胃食管反流(GER)有生理性和病理性两种。正常人每天都有短暂的、无症状的生理性胃食管反流,这并不引起食管黏膜的损伤。当胃内容物反流至食管导致组织损伤而引起症状则为病理性反流,随之出现的一系列疾病症状,统称为胃食管反流病(GERD)。

小儿胃食管反流症是指由于胃内容物不受控制地从胃反流入食管,甚至口腔而引起的一系列顽固性呕吐、反胃及食管炎症状,呼吸道症状,甚至神经精神症状的上消化道运动障碍性疾病。它可以导致小儿营养不良、生长发育迟缓、食管炎、反复发作的肺炎、支气管炎、哮喘,甚至婴儿猝死综合征(SIDS)。

小儿胃食管反流病是一种消化系统常见病,据报道,美国 GERD 的人群发病率在 25%~35%。我国由胃食管反流引起的反流性食管炎患病率达 5%,近年国外研究发现GERD在儿童，尤其在新生儿及早产儿中有较高的发病率，并认为它与早产儿的呼吸暂停、喂养困难及吸入性肺炎等密切相关。因此，胃食管反流问题已经越来越被人们所关注，并作了广泛的研究。

一、病因

防止胃内容物反流的机制包括食管的正常蠕动、唾液冲洗作用及胃食管交界的解剖结构(食管下括约肌、食管末端黏膜瓣、膈食管韧带、腹段食管长度、横膈脚肌钳夹作用及食管与胃夹角等结构)，当防御机制下降时，胃内容物即可反流到食管而致食管炎。

二、临床表现

婴幼儿胃食管反流的临床表现轻重不一，主要与反流的强度、持续时间、有无并发症以及小儿的年龄有关。婴幼儿胃食管反流通常有以下4种表现：

(一)反流引起的症状

呕吐为典型表现，大多数患儿生后第1周即出现呕吐，多数小儿虽未经临床治疗可在6个月至1年内自行缓解，实际上这部分患儿属生理性反流范畴，临床不需特殊治疗。仅少数患儿表现为反复呕吐，并逐渐加重。年长患儿可有反酸、打嗝等表现。

(二)反流物刺激食管引起的症状

反流物损伤食管黏膜使之发生炎症变化。婴幼儿症状不典型，可表现为易激惹、睡眠不安、拒食和喂食困难，年长儿可表现为烧心、胸骨后痛、吞咽性胸痛等症状，重者可出现呕血或吐咖啡样物，此类患儿多有贫血。

(三)食管以外的刺激症状

部分患儿因吸入反流物可反复出现呛咳、哮喘、支气管炎和吸入性肺炎等呼吸道感染症状，反流引起的哮喘无季节性，常有夜间发作。在新生儿，反流可引起突然窒息甚至死亡。个别出现口腔溃疡及牙病、中耳炎等，而反流症状却不明显。

(四)并发症及其他

1.食管狭窄

患儿常逐渐出现吞咽困难，进干食后噎感，进一步发展进流食也困难，或出现食物嵌顿。

2.出血和穿孔

反流性食管炎可引起少量渗血，有的表现便隐血阳性或缺铁性贫血，弥漫性食管炎或食管溃疡时可发生较大量出血。偶尔，严重的食管炎或 Barrett's 食管溃疡、可并发食管穿孔。

3. Barrett 食管

为长期慢性胃食管反流的并发症，症状为咽下困难、胸痛、营养不良和贫血。其中部分患儿可发展为食管癌。

4. 生长停滞与贫血

因呕吐及食管炎引起喂养困难而摄食不足，从而导致营养不良和生长停滞是婴幼儿 GERD 的重要合并症。食管炎较重时可引起慢性失血性贫血。

三、诊断和鉴别诊断

GER 临床表现复杂且缺乏特异性。凡临床有不明原因反复呕吐、咽下困难、反复的慢性呼吸道感染、难治性哮喘、营养不良、贫血、反复出现窒息或呼吸暂停等症状时应考虑 GER 可能。应选择必要的辅助检查明确诊断，并与以下疾病鉴别：

（一）贲门失弛缓症

该病又称贲门痉挛，是由于 LES 松弛障碍引起的食管功能性梗阻。临床表现与 GER 相似，通过 X 线钡餐造影、内镜和食管测压等可确诊。

（二）以呕吐为主要表现的新生儿、小婴儿

应除外消化道器质性病变，如胃扭转、先天性幽门肥厚性狭窄、肠旋转不良和肠扭转等。

（三）对反流性食管炎伴并发症的患儿

应排除由于理化因素和生物性等致病因素所引起组织损伤而出现的类似症状。

四、治疗

CERD 的治疗一般根据症状的轻重不同可分为非系统性治疗、系统性内科治疗和外科手术治疗。目的在于加强食管的抗反流防御机制，减少胃食管反流；减缓症状，预防和治疗并发症以及防止复发。

（一）非系统性治疗

对于症状较轻、无器质性病变的患儿可采用保守疗法，通过改变饮食和体位来达到治疗目的。如少量多餐，避免高脂肪及巧克力等可能降低 LES 张力、延缓胃排空的食物；婴儿可进食黏稠食物，休息时保持头抬高 30°的俯卧位等。在此基础上如仍有症状可服用抗酸剂。

（二）系统性药物治疗

对症状较重、非系统性治疗无效或治疗后复发的患儿，需要给予系统的药物治疗。常用的药物包括制酸剂、黏膜保护剂及促胃动力药。

1.抑制酸分泌药

(1)H_2受体阻滞剂：它能阻断组胺与壁细胞膜上H_2受体结合，从而减少胃酸分泌，减少反流物的酸度和量。临床上常用的有西咪替丁、雷尼替丁和法莫替丁等。

(2)质子泵抑制剂：它通过抑制壁细胞上的H^+-K^+-ATP酶活力阻断胃酸的分泌。目前认为，质子泵抑制剂能更快地缓解反流症状，加速反流性食管炎的愈合，尤其对中重度食管炎及其并发症，此药应作为首选。有研究证实，质子泵抑制剂在成人中长期使用(1年以上)能有效控制GERD并且安全。在儿童，曾有研究人员对患有GERD的弱智儿童群体长期随访，证实该类药物对各种程度的反流性食管炎都相当有效，且未发现不良反应。由此可见，质子泵抑制剂是一种有效且安全的GERD治疗药。

2.黏膜保护剂

常用的为铝碳酸镁。其独特的网络状结构，不仅可以迅速中和胃酸，还能吸附胆汁，对胃酸和胆汁反流引起的症状均有较好的疗效。另外，临床上还经常使用硫糖铝及蒙脱石散，能增加黏膜对酸的抵抗力及促进黏膜上皮的修复。

3.促胃动力药

GERD是一种上消化道动力障碍性疾病，因此，对GERD的治疗首先应该改善消化道动力。

(1)甲氧氯普胺：为周围及中枢神经系统多巴胺受体拮抗剂，能促进内源性乙酰胆碱的释放，增加食管收缩幅度并促进胃排空。但因其对神经系统不良反应明显，故临床上逐渐少用。

(2)多潘立酮：此药为外周多巴胺受体拮抗剂，能促进胃排空，协调胃、十二指肠运动，增强食管蠕动和LES张力。该药对血-脑屏障渗透力差，对脑内多巴胺受体几乎无抑制作用，故无精神与神经不良反应，但1岁以下婴儿血-脑屏障功能发育尚不完全，仍应慎用。

(3)西沙比利：为第三代胃肠动力药。它通过促进胃肠道肌层神经丛副交感神经节后纤维乙酰胆碱释放来加强食管、胃、小肠及结肠的推进性运动，加快胃肠道排空，增加食管下端括约肌张力。而且该药安全系数大，无严重不良反应，故可长期使用。

（三）抗反流手术

儿科CERD需要进行手术治疗的比较少见，仅占5%～15%，这些患儿往往是由于食管外症状，如反复吸入性肺炎及窒息等呼吸道症状，才需要手术治疗。当前，抗反流手术的方式很多，国外开展最多的是 Nissan 胃底折叠术。其机制是人工造成一个加强的食管下端高压区以利抵抗胃内容物反流。Nissan 术应用至今已有 40 余年，仍被认为是最安全有效的方法，能迅速有效地解除 GERD 的症状。

另外，近年来利用腹腔镜下行 Nissan 胃底折叠术日益增多。理论上，腹腔镜下胃底折叠术有手术更安全、损伤更小以及恢复时间更快等优点，但对它的远期疗效尚有争议。有研究显示，这种方法的远期疗效无论从临床上还是各种检查上，都显示出很高的失败率，尤其在重度 GERD 患者中。然而，这一技术无疑为小儿 GERD 的治疗开辟了新途径，并且随着这一新技术的日益成熟，它必将在 GERD 治疗中发挥重要作用。

第五节　肝脓肿

肝脏受到感染后，因未及时正确处理而形成肝脓肿。常见有细菌性和阿米巴性两种，儿童期多发于 5 岁以下，临床表现有发热、肝区疼痛和肝脏肿大。近年来因有各类新型有效抗生素的应用，细菌性肝脓肿发生率明显降低。

一、细菌性肝脓肿

（一）病因

从肝脓肿处发现的微生物差异较大，但是基本上反映胆道和肠道的菌群。在最近的研究中，多数患者的菌培养都为阳性，且半数以上寄生着一种以上的微生物。在多数病例中，最常见的需氧微生物包括大肠埃希菌、金黄色葡萄球菌、克雷白杆菌和肠球菌。最常见的厌氧菌是类杆菌。厌氧链球菌和梭杆菌属。肝脏血运丰富，血液在血窦内流动，窦内的库普弗细胞有吞噬作用，一般在肝脏不易发生脓肿。但当小儿抵抗力下降，肝脏受损害、细菌毒力过强及其他因素如恶性肿瘤、微血栓、灌注不良，或先天性、后天性胆道或血管梗阻等因素的影像，便可继发细菌增殖、组织侵袭和脓肿形成。

细菌侵入肝脏的途径有以下几种：①经门静脉系统：这是细菌侵入的主要途径。门静脉的血液进入肝脏有固定的流向，肠系膜上静脉的血液主要进入肝右叶，脾静脉和肠系膜下静脉的血液主要进入肝左叶；因而，消化道某些部位的化脓性病变可引起肝脏相应部位的脓肿，如化脓性阑尾炎、梅克尔憩室炎、菌痢等。新生儿脐炎患儿也可通过脐静脉-门静脉途径引起肝脓肿。②经肝动脉系统：全身各部的化脓性病灶，如疖肿、骨髓炎、败血症均可经血液循环导致肝脓肿。③经胆道系统：

小儿可因胆总管囊肿、胆道蛔虫,胆总管结石、恶性胆总管梗阻等而继发胆道感染、化脓性胆管炎,如感染不能控制,细菌可逆行播散,形成肝脓肿。④由肝下或膈下感染直接扩散,如膈下脓肿、肾周围脓肿、右侧脓胸等。⑤其他:肝脏外伤、肝脏肿瘤继发感染或腹腔手术后感染腹膜炎等也可出现肝脓肿。

细菌性肝脓肿的部位主要在肝脏右叶,约占总病例的 80%。约 12%患儿发生于肝左叶。左右叶同时发生脓肿者少见。多发脓肿较单发脓肿多见,大脓肿往往是由许多多发性小脓肿破溃融合而成。

(二)临床表现

1. 寒颤、高热

体温常可高达 39～40℃,多表现为弛张热,伴有大量出汗、恶心、呕吐、食欲缺乏和周身乏力。

2. 持续性肝区疼痛和肝大

肝区钝痛或胀痛,有的可伴右肩牵涉痛,右下胸及肝区叩击痛,重大的肝有压痛。

3. 其他

严重者出现黄疸或腹水,低蛋白血症、营养不良等周身中毒症状。

(三)诊断与鉴别诊断

细菌性肝脓肿常常因其临床症状无特异性而不易在早期做出诊断,应根据临床变现及辅助检查全面考虑。

1. 病史、体检同临床表现。

2. 实验室检查

白细胞计数及中性粒细胞均明显增高,可见中毒颗粒和核左移现象。红细胞及血红蛋白可下降。肝功能可呈现不同程度的异常,血清转氨酶、碱性磷酸酶可轻度升高。

3. 影像学检查

(1)B 超检查:依据脓肿形成的不同阶段有不同表现。①早期肝脓肿:肝内局部出现低回声区,其内回声不均匀,或呈等回声光团,边界欠清晰。②液化不全脓肿:脓肿呈无回声区,或称液性暗区,边缘不光滑,无回声区内见较多粗回声光点,分布不均匀,伴有后方回声增强。③典型肝脓肿:脓肿无回声区边缘清晰,切面常呈圆形或类圆形,伴后方回声增强效应,内有细小光点回声。④小儿细菌性肝脓肿:行 B 型超声或彩超检查,阳性率达 100%。B 超可以测定脓肿部位、大小及距体表深度,为确定脓肿穿刺点或手术引流进路提供了方便,可作为首选的检查方法。B 超定位细菌性肝脓肿穿刺时,穿刺脓液除做细菌涂片检查和培养外,应作抗生素敏感试验，以便选择有效抗菌药物。

（2）X 线检查：肝阴影增大，右膈肌抬高、局限性隆起和活动受限，或伴有右下肺肺段不张、胸膜反应或胸腔积液甚至脓胸等。

（3）CT 检查：①大多数脓肿显示为低密度病灶，CT 值介于单纯性囊肿和实质性肿瘤之间，然而少数脓肿近乎水样密度。②大约 20％的患者在低密度病灶内见到气体，有助于本病的诊断。③边缘征增强后扫描，脓腔边缘组织密度高于正常肝脏，但是脓腔中央并不增强，见于 5％～40％病例。但此征并非特异性，它也可见于肿瘤坏死，血管瘤和感染性囊肿。④双靶征由中央部分低密度区，周围高密度区，再周围低密度环组成，据报道在动态增强 CT 扫描时见于 1/3 患者。此征较边缘征有特异性。

4. 鉴别诊断

（1）阿米巴肝脓肿：有阿米巴痢疾史，起病较缓慢，脓肿较大，多为单发，位于肝右叶，脓液呈巧克力色，无臭味，脓腔壁内可找到阿米巴滋养体，若无混合感染，脓液细菌培养阴性。粪便检查部分患者可找到阿米巴滋养体或包囊。以抗阿米巴药物进行诊断性治疗后症状好转。

（2）膈下脓肿：两者可同时存在，但膈下脓肿大多数发生在手术后或消化道穿孔之后，如十二指肠溃疡穿孔、胆管化脓性疾病、阑尾炎穿孔，脓液常发生于右膈下；胃穿孔、脾切除术后感染，脓肿常发生在左膈下。膈下脓肿一旦形成，可表现明显的全身症状，而局部症状隐匿为其特点。全身症状表现高热，乏力、厌食、消瘦等。局部症状以右季肋部疼痛为明显，向右肩部放射。X 线透视可见患侧膈肌升高，随呼吸活动度受限或消失，肋膈角模糊，积液。X 线片可显示胸膜反应、胸腔积液、肺下叶部分不张等。B 超或 CT 检查对膈下脓肿的诊断及鉴别诊断有重要意义。特别是在 B 超引导下行诊断性穿刺，不仅可帮助定性诊断，而且，对于小的脓肿可在穿刺抽脓后注入抗生素治疗。

（3）肝包虫病：又称肝棘球蚴病，是犬绦虫（棘球绦虫）的囊状幼虫寄生在肝脏所致的一种寄生虫病。诊断主要根据棘球蚴病的流行病区，有无密切接触史，病程缓慢，肝区呈囊性肿大，血中嗜酸性多核白细胞增高。包虫囊液皮内试验（Casoni 试验）阳性率可达 90％～93％，补体结合试验阳性。

（四）治疗

1. 非手术疗法

对急性期肝局限性炎症，脓肿尚未形成或多发性小脓肿，应非手术治疗。在治疗原发病灶的同时，使用大剂量的有效抗生素和全身支持治疗，以控制炎症，促使脓肿吸收自愈。由于肝脓肿病原菌以大肠埃希菌和金黄色葡萄球菌、厌氧性细菌多见,在未确定致病菌之前,可先用广谱抗生素,待细菌培养及抗生素敏感试验结果,再决定是否调整抗菌药物。另一方面,细菌性肝脓肿患儿中毒症状严重,全身状况较差,故在应用大剂量抗生素的同时,应积极补液,纠正水与电解质紊乱,给予维生素(B、C、K),必要时可反复多次输入小剂量新鲜血液、血浆和白蛋白,以纠正低蛋白血症;或采用静脉高营养,改善肝功能和增强机体抵抗力,提高疗效。

经抗生素及支持治疗,多数患儿有望治愈。多数小脓肿全身抗生素治疗不能控制者,可经肝动脉或门静脉内置导管应用抗生素。单个较大的化脓性肝脓肿可在B超引导下穿刺吸脓,尽可能吸尽脓液后注入抗生素至脓腔内,如果患者全身反应好转,超声检查显示脓腔缩小,也可数日后重复穿刺吸脓。

近年来,B超引导下经皮穿刺置管引流也广泛采用。本法治疗急性细菌性肝脓肿具有操作简单、安全性高、疗效确切、对患儿损伤小等优点。经皮穿刺肝脓肿置管引流可适用于直径>5cm的单发性脓肿,如为多发性脓肿,可将较大的脓肿引流。适宜于B超显示的液性暗区明显、穿刺脓液稀薄患者。如患儿病情危重不能耐受手术或拒绝手术治疗也可行穿刺置管。一般在B超引导下,取距脓肿最近的路径进针,多采用套管针,在穿刺证实进入脓腔后,抽吸脓液,采取脓液行细菌培养及药敏检查,之后,尽量抽尽脓液,注入抗生素溶液。放置引流管,并与皮肤缝合固定。

经皮穿刺脓肿置管引流应注意以下内容:

(1)对婴幼儿在穿刺前应给予镇静剂,以防止术中患儿躁动,导致肝脏损伤、其他器官损伤、出血等并发症。

(2)穿刺置管时应注意定位要准确,选择脓肿最表浅部位,可避免损伤大血管和胆管。

(3)引流管内径应在2.5~3.5cm,不宜太细,太细则引流不畅,易阻塞;太粗对肝脏损伤过大,容易造成出血、胆瘘等并发症;并定时用抗生素溶液冲洗引流管,保持其通畅。

(4)引流管应固定确切,最好与皮肤缝合,防止脱出。

(5)拔管时间不宜过早,一般在无脓液引流后3天或B超显示脓肿直径<1cm时才能拔除。

2.手术治疗

(1)脓肿切开引流术:对于较大的脓肿,估计有穿破可能或已穿破并引起腹膜炎、脓胸,以及胆源性肝脓肿或慢性肝脓肿。在应用抗生素治疗的同时,应积极进行脓肿切开引流术。中毒症状重,脓肿直径>5cm,脓液黏稠,脓腔呈蜂窝状,经置管引流失败的患儿也应及时行脓肿切开引流。近年来,由于广泛应用B超引导下穿刺吸脓或置管引流治疗肝脓肿,经前侧或后侧腹膜外脓肿切开引流术已很少采用，现在多采用经腹腔切开引流术。手术方法取右肋缘下斜切口（右肝脓肿）或作经腹直肌切口（左肝脓肿），入腹后，行肝脏探查，确定脓肿部位，用湿盐水纱布垫保护手术野四周，以免脓液扩散污染腹腔。经穿刺证实脓肿，沿针头方向用直血管钳插入脓腔，排出脓液，再用手指伸入脓腔，分离腔内间隔，用生理盐水冲洗脓腔，吸尽脓液后，脓腔内放置橡皮管引流。对于较大的多发性脓肿，术中应根据 B 超定位，对肝脏表浅而大的脓肿切开引流，深部的较大脓肿可试行穿刺抽脓。经腹腔切开引流术可做到充分而有效的引流，不仅可确定肝脓肿的诊断，同时还可以探查腹腔，伴发的疾病予以及时处理，如对伴有急性化脓性胆管炎患者，可同时进行胆总管切开引流术。

(2)肝切除术：对于慢性厚壁肝脓肿和脓肿切开引流后脓肿壁不塌陷，留有死腔或窦道长期流脓不愈，以及肝叶多发性脓肿且该肝叶已严重破坏，失去正常功能者，可行肝叶切除术。急诊肝叶切除术，因有使炎症扩散的危险，一般不宜施行。

3. 术后并发症及预防

细菌性肝脓肿如得不到及时、有效的治疗，脓肿可向邻近器官或组织结构穿破，引起严重的并发症。如右肝脓肿向膈下间隙穿破可形成膈下脓肿；也可再穿破膈肌而形成脓胸，穿破肺组织至器官，形成支气管胸膜瘘；如同时穿破胆道，则形成支气管胆瘘。左肝脓肿可穿破至心包，发生心包积脓。脓肿可破溃入腹腔引起腹膜炎。

预防措施包括：①早期诊断细菌性肝脓肿，及时采取有效措施。②合理应用抗生素，根据细菌培养结果选用有效抗生素。③密切观察病情，及时穿刺抽脓、置管引流或转开腹手术。④加强支持治疗，应积极补液，纠正水电解质紊乱，必要时多次给予小剂量新鲜血液和血浆。⑤早期发现并发症及时处理。

二、阿米巴肝脓肿

（一）病因

溶组织阿米巴感染多发生于盲肠、阑尾、结肠、回肠末端等部位。溶组织阿米巴以小滋养体的形态生活于盲肠和结肠的肠腔内，亦称肠腔型阿米巴，通常不致病。小滋养体随食物残渣向结肠远端运送，因环境改变形成囊壁而成包囊，随粪便排出体外，为该病的传播型。如肠腔环境适宜，小滋养体可转为大滋养体，亦称组织型，介由其伪足运动及分泌的一种穿孔肽——阿米巴穿孔素侵袭组织，吞噬红细胞和组织细胞，引起溶解性坏死。阿米巴靠其自身的运动及分泌的多种酶的作用，穿过肠黏膜至黏膜下层，溶解破坏组织。使原虫由共生状态转变为侵袭状态的原因尚不甚明了，可能与原虫的致病能力和宿主状态（如发热、肠道功能紊乱等原因）

有关。尚无肯定的证据认为其发病与免疫功能改变有关，据魏泉德等的研究结果，阿米巴肝脓肿患者非特异性免疫受抑制，特异性细胞免疫增强，免疫防卫能力正常。既往有阿米巴感染史者，易发生新的感染，易并发肝脓肿。阿米巴原虫随门静脉血流进入肝脏后，大部分原虫被消灭，小部分在静脉小支内形成栓塞。出现肝脏肿大，发生许多灶性肝细胞退行性变、溶解、坏死，即形成所谓的阿米巴肝炎。之后，病灶扩大融合成为一个或数个较大的脓腔。脓腔内含肝组织溶解后形成的棕褐色黏稠的脓液及坏死、脱落的纤维组织残渣，通常无菌无味。脓肿周围肝组织充血，有炎性细胞浸润。常常只有在脓肿壁的肝组织中发现阿米巴滋养体，而脓液中不易找到阿米巴原虫，因此一般不能经穿刺吸出原虫。

（二）临床表现

(1)多数起病缓慢，有持续或间歇性地发热，在发热前可有发冷、寒颤，退热时出大汗。患儿食欲减退，体重不增或减轻。

(2)多数患儿有肝大，肝区钝痛，疼痛可向右肩或腰部放射。

(3)其他表现脓肿位于肝顶部者，可出现呼吸困难、咳嗽、呼吸音减弱或有啰音、胸腔积液等。如果脓肿破溃入胸腔，则出现脓胸。破溃入肺部，患儿咳嗽突然加剧，咳出棕褐色黏液样脓痰，增大的肝脏可有不同程度的缩小。如脓肿破入腹腔引起腹膜炎。脓肿破溃入肠腔，形成内瘘，脓液可随粪便排出。破溃到腹膜后可继发腰部脓肿。有的患儿病情进展很慢，逐渐消瘦、贫血、营养不良，有坠积性水肿。

(4)阿米巴肝脓肿可继发细菌感染，患儿局部症状及全身症状加重，可出现严重毒血症，常引起各种严重并发症。

（三）诊断与鉴别诊断

1.诊断

(1)发病前80%有阿米巴肠病史。

(2)体检同临床表现。

(3)实验室检查：白细胞总数增加，常可达20×10^9/L以上，并发细菌性感染时，白细胞更高，血沉增快。溶组织性肠型阿米巴血清抗体滴度和对流免疫电泳，有高度的特异性，当阳性时有极大意义。经皮穿刺有助于鉴别细菌性微生物，然而这样的穿刺一般无助于阿米巴病诊断。对直肠黏膜分泌物的显微镜分析后，仅仅有10%～20%的病例可检出阿米巴。即使穿刺结果阳性，其所见仍与细菌性肝脓肿一致。

(4)影像学检查

①B超检查：高度怀疑肝脓肿时，超声是最有用的初筛检查。超声敏感性高(85%～90%)，在胆树的成像方面比CT更准确，并且在进行检查的同时，允许行

诊断性或治疗性引流或活检。B超表现与肝脓肿表现类似，表现肝内的无回声液性暗区，圆形或类圆形，边界清晰。

②X线检查：腹部平片和胸片最常见的特征是右肺膨胀不全，右侧膈肌抬高，胸膜渗出性炎症或肺炎。肝内也可出现气液平面。

③CT检查：平扫脓腔为圆形低密度区，为脓液成分时，密度稍高于水。脓肿壁为脓腔周围一环形带，其密度高于脓腔，而低于正常肝。增强扫描脓腔不强化.脓肿壁呈环形强化，轮廓光滑，厚度均匀，外周可显示低密度水肿带。若腔内有气体和(或)液面则可确诊。

(5)肝穿刺：选择压痛明显处或经B超定位，用穿刺针穿刺，穿刺见棕褐色脓液可诊断。

2.鉴别诊断

(1)细菌性肝脓肿：在细菌性和阿米巴肝脓肿早期，由于其症状、体征、放射学特征相似，不易鉴别。如果不能做溶组织性肠型阿米巴血清抗体滴度检查或报告延迟，早期鉴别细菌性肝脓肿和阿米巴肝脓肿的最好方法是，抗阿米巴药物诊断性治疗，一般选用甲硝唑，因其对许多微生物引起的细菌性肝脓肿也有效。如果临床试验后24～36小时患儿无临床反应，则细菌性肝脓肿应为主要诊断。临床反应可通过疼痛、发热和白细胞增多症减轻来确认。

(2)原发性肝癌：原发性肝癌临床上早期症状不明显，可仅有肝区疼、腹胀等，超声显像示肝内出现肿块影，边界不清晰，肿块回声可表现多种类型，分低回声型、等回声型、高回声型、混合回声型和弥漫型。较小的肿瘤(＜3cm)绝大多数为低回声，随着肿瘤体积的增大，内部回声逐渐转变为等回声、高回声或混合回声。CT平扫表现边缘不规则的低密度病灶，可单发或多发。瘤内如合并坏死和囊变则密度更低，如伴有出血则呈高密度CT增强扫描的动脉期可表现明显，不均匀强化，在门静脉期灶内对比剂迅速下降，对比剂呈“快进快出”的特点。

(四)治疗

1.非手术疗法

除非破裂和继发感染，抗阿米巴药物是治疗肝阿米巴病的首选。最有效的药物是甲硝唑及其相关制剂。其他可选择的药物包括依米丁、脱氢依米丁和氯喹啉。儿童患阿米巴肝脓肿，甲硝唑应用剂量为每日35～50mg/kg，分次口服，连服10天。依米丁和脱氢依米丁可能有心脏毒性，在甲硝唑治疗无效时，可以服用。如果治疗48小时临床症状无减轻，应怀疑诊断不正确或存在继发性细菌感染，可考虑针吸或手术治疗。

2.手术治疗

(1)经皮穿刺脓肿置管闭式引流术：适用于病情较重、脓肿较大，有穿破危险者，或经抗阿米巴治疗，同时行多次穿刺吸脓，而脓腔未见缩小者。应在严格无菌操作下，行套管针穿刺置管闭式引流术。

(2)切开引流：适用于：①经抗阿米巴治疗及穿刺吸脓，而脓肿未见缩小，高热不退者。②脓肿伴继发细菌感染，经综合治疗不能控制者。③脓肿已穿破入胸腹腔或邻近器官。④脓肿位于左外叶，有穿破入心包的危险，穿刺抽脓又易误伤腹腔脏器或污染腹腔者。

第三章

营养相关性疾病

第一节　儿童营养评估

儿童营养状况反映了营养素摄入与需求间的平衡以及失平衡后所致后果。营养评估是医师评价儿童或患儿的营养状况以维持正常生长和健康的手段，包括评价疾病的危险因素及早期发现和治疗营养缺乏或过剩。

对于群体儿童和个体儿童，评价营养的方法、目的并不完全相同。群体儿童营养状况的评价主要是通过体格生长水平调查进行横断面描述。调查结果与该地区或国家的经济、文化状况有关，可为政府决策提供数据，但不涉及任何病因。而个体儿童营养状况评价主要是了解儿童的营养状况、是否存在营养不良以及程度、可能的病因等，以采取相应的干预措施。

个体儿童营养评估具体措施包括体格测量、膳食调查（包括饮食史等）、临床表现，必要时还应进行某些特定实验室检查；同时，将获得的个体资料与已建立的参考值比较，以得出客观的推荐意见及作出临床营养治疗评价。

一、体格测量及评价指标

体格测量是通过获得不同年龄阶段可比较的测量数据，运用统计学方法，对人体特征进行数据分析的研究方法，广泛应用于评价儿童生长及健康状况。通过与同性别、同年龄的参照值进行比较后，帮助判断生长和发育过程中的可能由营养缺乏或过剩导致的异常情况。

对于体格生长的准确评价需要恰当的生长参照值、精确的测量、准确的年龄计算以及对结果的合理解释。临床上对个体儿童的生长与营养评价，建议选择我国根据 2005 年九省市儿童体格发育调查数据制定的中国儿童生长标准。对于群体儿童的营养评价，尤其是 5 岁以下儿童，为了进行各个国家间的比较，也可采用世界卫生组织（WHO）标准。

体格测量指标常用不同的统计学方法及标准进行描述和评价，包括百分位数法、Z评分、中位数百分比。对于生长评价，单次测量仅用于筛查具有营养风险的儿童及决定是否需要进行更深入的评估；而连续生长监测更为重要，但需注意在比较不同时间获得的测量值时，可能会因方法及设备问题造成评价错误。

此外，在评价儿童营养状况时，临床上也常采用中位数百分比进行分类。中位数百分比是指通过计算各体格指标的实测值与标准值（同性别、同年龄第50百分位数值）的百分数来表示其在人群中的位置，即中位数百分比＝（实测量值/标准值）×100％。若＞120％标准值则可能存在营养过剩；＜90％为营养缺乏。以中位数百分比表示的营养不良分级指标见表3-1。

表3-1 临床常用蛋白质能量营养不良分级标准（中位数百分比）

体重、身高	正常	轻度	中度	重度
年龄的体重	110～90	89～75	74～60	＜60
年龄的身高	＞95	94～90	89～85	＜85
身高的体重	＞90	90～80	79～70	＜70

然而，由于身高与体重的个体差异较大，单用以上指标可能并不能全面反映儿童的营养状况，尤其是在对疾病状态下的儿童进行营养评估时，因此临床上可采用体重改变作为替代方法，用公式表示为：

体重改变（％）＝［日常体重(kg)－实测体重(kg)］/日常体重(kg)×100％

同时还应将体重变化的幅度与速度结合起来考虑，其评价标准见表3-2。

表3-2 体重变化的评定标准

时间	中度体重丧失	重度体重丧失
1周	1％～2％	＞2％
1个月	5％	＞5％
3个月	7.5％	＞7.5％
6个月	10％	＞10％

二、膳食评价

膳食摄入不足或过量是造成营养低下和营养过剩的常见原因，可导致体格生长受到影响，或是出现营养缺乏或过量的临床表现、生化指标的改变等。虽然目前对于营养评估及治疗有较多成熟的技术，但病史采集，尤其是与营养及喂养相关的病史，仍然是营养评估中最重要的组成部分。食物摄入的量和质量、各种营养素水平可以通过多种方法检测。此外，母孕期营养情况、婴儿喂养方式、进食技能的发展、进食习惯、进食环境、喂养问题、活动水平、经济文化水平、家庭社会地位及与营养相关的健康问题均应进行描述。然而，病史多数来源于儿童的父母或带养人，其内容的有效性及可靠性可因其受教育程度和文化背景不同而有很大不同。因此，除病史采集外，在临床实践中常通过膳食调查方法，包括 24 小时膳食回顾或 3～7 天饮食记录，即通过儿童的带养人提供的信息，尽可能获得儿童食物摄入资料，以进行营养评价。

通过膳食摄入（喂养）量和种类的详细调查，经食物成分表或营养软件运算和分析，同相应性别、年龄组的每天膳食能量和营养素参考摄入量（DRIs）进行比较，评定被调查者的膳食是否平衡以及需要纠正的问题。

当然，每种膳食调查方法都有不足和局限，并且很难真正对摄入量及质量进行准确评价。正常体重儿童可能给出更准确的记录，而低体重儿童的膳食摄入常被高估，高体重者却常低估其实际食物消耗量。同样，在评价长期饮食摄入时结果易被高估；相反，短期者易被低估。由于调查时所用测量方法不同、儿童每天摄入量的变化、不同照顾者处获得信息的差异、年幼儿童难以精确估计摄入量等均会造成营养素摄入评价存在很大的差异。因此，在某些情况下，应结合几种方法（24 小时回顾和 3～7 天饮食记录）以提供更全面和准确的膳食评价。重点应强调仔细询问和准确详细的摄入记录。

三、临床评价

严重的营养缺乏通常易于发现，更多轻度、慢性或亚急性营养素缺乏的临床征象常无特异性，容易被忽视。详细的病史及对提示某种营养素缺乏或过剩的表现、体征应被尽量详细的记录并由体格测量、膳食调查及生化检测结果所证实。因而临床医师必须非常熟悉每种营养素的参考摄入量及由于缺乏或过剩所致的临床征象（表 3-3、表 3-4）。WHO 专家委员会建议注意下列 13 个方面，即头发、面色、眼、唇、舌、齿、龈、面（水肿）、皮肤、指甲、心血管系统、消化系统和神经系统等。

表 3-3　维生素缺乏和过多的临床表现

维生素	缺乏	过多
A	夜盲、干眼症、角膜软化、毛囊角化过度	皮肤干燥、骨痛、假性脑瘤、肝大
C	坏血病、牙龈、皮肤及骨毛细血管出血、伤口愈合不良	高摄入后的“反弹”缺乏
D	佝偻病、骨软化	便秘、肾结石、骨化性肌炎、高钙血症

续表

维生素	缺乏	过多
E	溶血(早产儿)、周围神经病	抑制贫血时血液系统对铁的反应
K	挫伤、出血	黄疸
B_1	脚气病:心肌病、周围神经病、脑病	不清楚
核黄素(B_2)	唇干裂、舌炎、口角炎	不清楚
烟酸	糙皮病、痴呆、腹泻、皮炎	面红
B_6	惊厥、贫血、易激惹	神经疾病
生物素	皮炎、脱发、肌痛	不清楚
叶酸	巨细胞贫血、口腔感觉异常、舌炎、胎儿神经管畸形	不清楚
B_{12}	巨细胞贫血、神经疾病、感觉异常、舌炎	不清楚

表 3-4　矿物质缺乏和过多的临床表现

矿物质	缺乏	过多
铝	不清楚	中枢神经系统疾病
硼	矿化异常	不清楚
钙	骨软化、手足搐搦	便秘、心传导阻滞、呕吐
氯	碱中毒	酸中毒
铬	糖尿病(动物)	不清楚
钴	维生素 B_{12} 缺乏	心肌病
铜	贫血、中性粒细胞减少症、骨质疏松症、神经疾病、皮肤及头发色素减退	肝硬化、中枢神经系统损害、范可尼肾病、角膜色素沉着
氟	龋齿	氟中毒
碘	甲状腺肿大、呆小病	甲状腺肿
铁	贫血、行为异常	铁沉着症
铅	不清楚	脑病、神经疾病、点彩红细胞
镁	低钙、低钾、震颤、虚弱、心律不齐	虚弱、安静、低张力、恶心、呕吐
钼	生长迟缓(动物)	不清楚
磷	佝偻病、神经疾病	钙缺乏
钾	肌无力、心脏异常	心传导阻滞

续表

矿物质	缺乏	过多
硒	心肌病、贫血、肌炎	指甲和头发改变、蒜味
钠	张力低下	水肿
硫	生长障碍	不清楚
锌	生长障碍、皮炎、味觉减退、性腺功能减退、脱发、伤口愈合不良	胃肠炎

应注意在体检中发现的许多体征的病因并不单一。如皮下出血并不一定就是由于维生素C缺乏引起的，凡可影响毛细血管脆性的疾病均可造成这种表现；再如水肿可能是蛋白质、维生素 B_1 缺乏，也可能是肾性、肝性等多种因素引起。同时，营养素缺乏往往为多发性，发现某一种营养素缺乏表现时，应考虑到伴有其他营养素缺乏的可能。

四、实验室检查评价

儿童营养评价很大程度上依赖临床表现、体格测量及膳食调查结果。在某些情况下，生化检查可起到关键作用：

(1)诊断亚临床营养素缺乏。

(2)提供证实营养低下或过剩的临床证据。

(3)为营养干预的监测提供基线值，尤其是在预防再喂养综合征时非常重要。

实验室检测方法有助于诊断原发性营养不良(由于喂养不当引起)，但是对于继发性营养不良(各种原因引起的需要量增加或营养素丢失)的治疗和随访并无指导意义。由于营养缺乏症的各种临床症状和体征常无特异性，通常需要根据疾病和膳食史的线索确定实验室检查项目。临床工作中应该高度关注能量、蛋白质、各种营养素和免疫指标的测定。

(一)能量摄入评价

能量是维持儿童正常生长发育的重要营养素之一，因此在营养评价时应重点关注，尤其是对患有营养不良或肥胖症的儿童。能量的摄入可通过膳食调查进行估算；而对于疾病状态下儿童的热量需要量，由于疾病本身造成的代谢变化、生理活动所需的热量以及人体组织成分等个体差异的存在，评价较困难。静息状态下的能量消耗(REE)为每天能量消耗的主要部分，占总能量消耗的60%～70%，通过间接能量测定仪可有效地评价个体体重增加、丢失或维持所需的能量。当无条件进行准确测量时，可采用不同年龄、性别、体重和身高儿童的估计能量需要量的方法进行计算。然而，这种基于健康儿童人群测量值制订的公式并不完全适宜于有严重疾病状态患儿的评价。

在 REE 的基础上，必须加上生长发育所需、生理活动所需、吸收不良补偿所需及治疗后生长加速所需的能量从而计算出总能量需要量。对于住院患儿，他们的生理活动自然会减少，因此生理活动附加量以 1.3～1.5kcal 更适当。此外，还应该视疾病的严重程度（如胰腺囊性纤维化患儿）或吸收不良等情况对评价结果进行适当校正。对于生长发育呈现“追赶”现象的儿童，应该适当增加热量需要量以满足生长发育需要。

（二）蛋白质摄入评价

1. 氮平衡

它是评价氨基酸需要量的经典方法，健康成人应处于氮平衡状态。儿童或当需要增加瘦体质量者需保持正氮平衡（氮的摄入大于排出量）；负氮平衡提示必需氨基酸摄入不足。

肌酐是氮代谢后的主要产物，存在于尿及汗液中。85％的氮从尿中丢失；其他丢失途径包括大便、体表丢失（如汗、头发及指甲生长）、非蛋白氮及体液丢失（如组织液、唾液、呕吐物等）。在外伤或烧伤患者中氮从其他途径中丢失更高。由于食物蛋白质中氮的平均含量为 16％，故常用饮食中蛋白摄入量除以 6.25 代表氮摄入。

计算氮平衡的公式：

氮平衡＝氮摄入－氮排出＝[24 小时蛋白质摄入(g)/6.25]－24 小时 UUN－常数

此处，UUN 为尿肌酐氮(g)；“常数”表示从其他途径丢失的氮，成人 2～4g/d；儿童约为 10mg/(kg·d)。

正氮平衡提示能量及蛋白质摄入充足；负氮平衡可能是由于能量摄入不足，蛋白质摄入不足或瘦体质量分解所致。

2. 血清蛋白测定

它是临床评价蛋白质营养状况的常用指标，其灵敏度受半衰期、代谢库的大小影响。目前临床常用的指标有白蛋白、前白蛋白和视黄醇结合蛋白，其中白蛋白是目前评价蛋白营养状况的最常用生化指标，持续低白蛋白血症是判断营养不良可靠指标之一。一般而言，连续多次的蛋白质测定要比单独一次检测更能反映实际情况，检测的间隔时间应该根据蛋白质的半衰期而定（表 3-5）。血清白蛋白半衰期较长，不易发现边缘性蛋白营养不良；前白蛋白和视黄醇结合蛋白的半衰期短，故对体内蛋白质的储备评价的敏感性更高，在疾病稳定期或长期营养支持时则是较理想的动态观察指标。

表 3-5　3 种常用反映体内蛋白质储备的血清蛋白质特点

蛋白种类	半衰期	正常值
白蛋白	18～20 天	婴儿:29.0～55.0g/L
		儿童:37.0～55.0g/L
前白蛋白	2～3 天	新生儿:70.0～390.0mg/L
		1～6 个月:80.0～340.0mg/L
		>6 个月～4 岁:20.0～360.0mg/L
		>4～6 岁:120.0～300.0mg/L
		>6～19 岁:120.0～420.0mg/L
视黄醇结合蛋白	12 小时	<9 岁:7.8～10.0mg/L
		≥9 岁:13.0～99.0mg/L

分析血清中蛋白质测量的结果时必须注意,在疾病发生的急相期许多蛋白质的功能可能发现改变(表 3-6),充分了解这些改变导致的蛋白质水平上升或下降趋势,有助于正确解读检测的结果。此外还应该注意,血清蛋白质的水平变化与肝脏的合成功能密切相关,患有进行性肝脏疾病的患儿可能由于伴有低蛋白血症而不能检测出其他指标的异常。血清中蛋白质与血液中水分和流变学的变化密切相关,这些变化经常出现波动(如败血症或创伤时血管渗透性会增加)。

表 3-6　一些血清蛋白质在急相期的变化

急相期上升(阳性反应)	急相期下降(阴性反应)
抗胰岛素因子	白蛋白
补体 C3	前白蛋白
C-反应蛋白	视黄醇结合蛋白
铁蛋白	转铁蛋白
纤维蛋白质	甲状腺素结合蛋白

3.肌酐身高指数

肌酐系肌肉中的磷酸肌酸经不可逆的非酶促反应,脱去磷酸转变而来。肌酐在肌肉中形成后进入血液循环,最终由尿液排出。肌酐身高指数(CHI)是衡量机体蛋白质水平的灵敏指标。通过连续保留 3 天 24 小时尿液,取肌酐平均值并与相同性别及身高的肌酐标准值比较,所得的百分比即为 CHI。当 CHI>90%时为正常;80%～90%表示瘦体组织轻度缺乏;60%～80%表示中度缺乏;<60%表示重度缺乏。

（三）其他营养素指标

对于存在营养风险的儿童，在诊断原发病的同时还应对相关的维生素和矿物质的营养状态进行评价。目前临床上已常规开展的其他营养素指标的血清总胆固醇、血前总甘油三酯（三酰甘油）、游离脂肪酸和磷脂；锌、铜、铁、硒等微量元素；维生素 B_{12}、叶酸、维生素 D_3、维生素 A、维生素 E 和 β-胡萝卜素等的测定。

（四）简易免疫功能评定

营养与免疫间的关系已得到广泛证实。当长期蛋白质 能量营养不良时，可表现为血清免疫球蛋白（如 IgA、IgG、IgM）和外周血总淋巴细胞计数下降，迟发性皮肤过敏试验反应低下等。

综上所述，营养评估需结合体格测量、临床表现、饮食信息及生化检查结果进行综合判断。没有一个参数具有完全令人满意的敏感性和特异性，每一种检查反映的是营养状态的不同方面。

第二节　婴儿喂养

一、母乳喂养

（一）母乳营养丰富

母乳的营养成分完全能满足婴儿生长发育的需要，有利于婴儿健康成长。母乳中各种成分的配合比较适当，含较多优质蛋白质、必需脂肪酸及乳糖，有利于婴儿大脑的迅速发育。母乳中的磷脂长链不饱和脂肪酸促进大脑细胞增殖，乳糖促进合成脑苷脂和糖蛋白、促进神经系统发育。母乳中含有较多卵磷脂及鞘磷脂、生长调节因子（如牛磺酸）等，促进神经系统发育。母乳中酪蛋白与乳清蛋白比例 1∶4，在胃内形成凝块小，易于消化吸收。母乳中必需氨基酸比例适当。母乳中乙型乳糖含量丰富，有利于大脑发育，有利于肠道双歧杆菌、乳酸杆菌生长，产生 B 族维生素，促进肠蠕动。母乳中钙磷比例适当，有利于钙的吸收利用，有利于婴儿牙齿和骨骼的发育并减少肾脏负荷。母乳中含有较多的消化酶如淀粉酶、乳脂酶，利于消化。母乳中尤其是初乳中含微量元素如锌、铜、碘较多，吸收率高。母乳中的维生素等因直接喂养而不被破坏。

母乳有不可替代的免疫球蛋白，如分泌型免疫球蛋白，尤其是初乳中含有丰富的 SIgA 和少量的 IgA、IgG、IgE 和 IgM，有抗感染和抗过敏作用。母乳中含有大量的免疫活性细胞，以巨噬细胞为多，还有 B 和 T 淋巴细胞、中性粒细胞。免疫活性细胞能释放多种免疫因子发挥免疫调节作用。母乳中含乳铁蛋白较多，能螯合铁，抑制细菌生长、抗病毒、调理细胞因子的作用。母乳中含有溶菌酶，能破坏革兰阳性球菌的细胞壁达到杀菌的作用。

母乳的成分能随着发育的需要相应地发生变化。母亲在分娩后4～5天内的初乳色黄质稀，含有较多的蛋白质和固体成分，还有轻度腹泻作用，有利于新生儿排出胎粪。母亲在分娩后5～14天的乳汁为过渡乳，14天以后的乳汁为成熟乳。随着新生儿生长和发育，母乳逐渐变浓，量也增多，以满足婴儿需要。母乳的缓冲力小，对胃酸中和作用小，有助于消化吸收。母乳温度适宜、几乎无菌，直接哺乳不易污染，经济方便。

（二）母乳喂养的优点

母乳喂养的婴幼儿由于母乳中抗体丰富具有较强的保护作用，降低了患病率。坚持母乳喂养4个月以上，可以减少下呼吸道感染、中耳炎、胃肠道感染、坏死性小肠结肠炎、过敏性疾病、肥胖、糖尿病、儿童白血病和淋巴瘤、婴儿猝死综合征的患病率，减少婴儿死亡率。母乳喂养有利于减轻新生儿黄疸：促进胎粪排出，减少胆红素的肠肝循环，从而减轻黄疸。

母乳喂养增加母子间的感情，通过抚摸、拥抱、目光注视使婴儿获得满足感和安全感，促进婴儿正常心理发育，有利于成年后建立良好的母子关系，也有利于儿童情商的发展。母乳喂养的儿童神经发育水平也较人工喂养者高。

母乳喂养促进母亲的子宫复原，减少产后出血及并发症的概率，促进产后体重下降，推迟月经复潮，能有效地避孕。母乳喂养持续12～23个月，母亲高血压、高血脂、心血管疾病、糖尿病发生率下降，累计12个月以上的母乳喂养，可以减少母亲乳腺癌和卵巢癌的发生率。母乳喂养的儿童，成年以后患心血管疾病、糖尿病、湿疹和哮喘的概率降低。

（三）母乳喂养方法

1.时间与次数

正常新生儿（包括剖宫产）生后30分钟开奶。鼓励母亲和新生儿在床上尽早进行皮肤接触。当孩子吃奶时，母亲应注视和抚摸孩子，并保持房间温暖和新生儿正常体温。

初乳一定要喂养新生儿，因为初乳有高浓度的免疫球蛋白和免疫活性细胞。非乳状液体不能喂养新生儿。母亲乳腺分泌乳汁称为射乳反射，通过神经内分泌进行调节，通过婴儿反复吸吮，刺激传到母亲的大脑神经垂体，可反射性地使乳母血中催乳素保持较高水平，使泌乳细胞周围的肌细胞收缩，将乳汁挤至乳腺导管及乳晕下的乳头并排出。因此，新生儿出生后应尽早开奶，促进母亲乳汁分泌并减少新生儿低血糖的发生。由于新生儿刚出生，射乳反射还没有建立好，母亲乳汁分泌量少，但坚持按需母乳喂养，会逐渐促进母亲乳汁分泌。

在新生儿出生的第1、2个月，应遵循“按需喂养”，应以婴儿吃饱为准，每次哺乳时间15～20分钟。只有在一些特殊情况下的新生儿需要定期喂养，如体重很轻的小婴儿患低血糖时，或有些新生儿在出生后最初几天不能进行母乳喂养者。定期喂养只能在医嘱下执行。

2个月以上婴儿可根据睡眠规律，逐渐延长哺乳时间。6个月内的婴儿应纯母乳喂养，不需要喂养其他食物。中等量的母乳喂养能够提供6个月内的婴儿所需的能量和蛋白质。1～2岁幼儿24小时内可母乳喂养2～3次。婴幼儿需运用生长发育量表进行监测。

2.方法

每次哺乳时应尽量排空乳房，刺激乳汁分泌。如乳汁残留在乳房内，可促使母亲乳汁中产生抑制因子抑制泌乳细胞作用，减少乳汁分泌。为了使乳房尽量排空，每次哺乳时应尽量吸空一侧乳房，再吸另一侧乳房。下次哺乳时从未吸空的一侧乳房开始，从而使每侧乳房轮流吸空。

哺乳前先给婴儿换尿布，清洗双手，清洁乳头、乳晕。哺乳时母亲应取舒适姿势，一般宜采用坐位，斜抱婴儿，婴儿要贴近妈妈的身体，脸要贴近妈妈的乳房，鼻子要贴近乳头。母亲用手示指、中指轻夹乳晕两旁，将乳头和大部分乳晕送入婴儿口中，让婴儿含住大部分乳晕及乳头，母亲乳晕下方几乎全部含入婴儿口中，乳晕上方可暴露稍多，使婴儿舌头从下向上裹住母亲乳头和乳晕，吸吮时舌头由前向后运动，与硬腭相对挤压拉长乳头，将乳晕下乳窦中乳汁挤入口中咽下。

另一种姿势为婴儿含住母亲乳晕上方及乳头吸吮，乳晕下方可暴露稍多。

婴儿含接姿势正确，可防止母亲乳头皲裂，使喂养容易成功。当新生儿出现下述动作时应及时喂养容易成功：吸吮动作或发出吸吮发声、手碰嘴、快速眨眼、发出轻微的“咕咕”声或其他声音等。哺乳结束后，母亲将婴儿轻轻竖抱，头靠母亲肩部，轻拍背部，排出吸乳时吞入胃中的空气，以防发生溢乳。

医务人员应尽量帮助每一位母亲，尤其是初产妇，包括纠正母亲的喂养姿势和解决母亲的一些问题，如乳房肿胀、乳头皲裂、母奶延迟等。

3.断奶时间

6个月以上的婴儿才能添加辅食。母乳喂养应持续到2岁，如果母亲和孩子需要，可持续母乳喂养到2岁以后。在外工作的母亲也应尽量坚持母乳喂养，至少6个月。母亲在身体欠佳或服药时也应坚持母乳喂养，但除外医师要求停止母乳喂养，也只能在有医嘱要求时才能进行人工喂养。如果由于疏忽中断了母乳喂养，应重新开始。切忌骤然断奶，断奶后应注意调配适合婴幼儿的饮食，不宜与成人相同。

4. 特殊情况下的母乳喂养

(1)HIV 和母乳喂养：目前，WHO 推荐 HIV 感染的所有母亲必须进行抗逆转录病毒治疗或预防，以减少母婴传播，尤其是要减少母乳喂养引起的产后传染。具体的干预方案见“WHO 推荐用抗逆转录病毒药物治疗孕妇和阻止 HIV 感染婴幼儿 2009”。①已感染 HIV 但检测为阴性的母亲应坚持母乳喂养到婴儿 6 个月，并坚持到 2 岁或 2 岁以后。②母亲 HIV 阴性或 HIV 不详或 HIV 阳性母亲所生的婴儿已经感染了 HIV，应该在出生 6 个月内进行纯母乳喂养，出生 6 个月后添加辅食，母乳喂养持续到 2 岁或 2 岁以后。只有在母乳不足且不能保证母乳安全时，才终止母乳喂养。③当母亲只接受齐多夫定预防治疗或从婴儿出生到出生后 6 周内母亲已进行奈韦拉平治疗，母乳喂养的婴儿应从出生到出生后 1 周每天进行奈韦拉平治疗；如果母亲进行三联 ARV 预防治疗，婴儿应该从出生到出生后 6 周进行治疗。如果母亲已经进行了 ARV 预防治疗，母亲从婴儿出生到出生后 6 周已进行了齐多夫定或奈韦拉平治疗后仍选择放弃母乳喂养，应允许替代喂养。④如果已感染 HIV 的母亲决定终止母乳喂养，应在 1 个月内缓慢停止。感染 HIV 并已接受 ART 治疗的母亲如果每天坚持母乳喂养，推荐婴儿从出生到出生后 6 周内接受齐多夫定或奈韦拉平治疗。⑤避免混合喂养，这会增加婴儿产后 HIV 感染。乳房局部异常如乳头皲裂等会增加 HIV 感染的风险，应谨慎对待这类情况。⑥在一些特殊情况下，HIV 感染母亲可以考虑将母乳进行短暂加热处理作为过渡喂养方案：新生儿为低出生体重儿或新生儿患疾病而不能喂养者；母亲身体不健康、临时不能哺乳，或突然发生乳腺炎等；暂时没有用抗病毒药物治疗。

(2)其他特殊情况的喂养：当母亲有疾病时婴儿的喂养：①当乳房疼痛或感染如乳房脓肿和乳腺炎，或在母亲患精神性疾病如产后精神病时，需要暂时停止母乳喂养。当病情好转后应尽快恢复母乳喂养。②当母亲患慢性感染如结核、麻风病或甲状腺功能减退症服药时，并不一定要停止母乳喂养。③当母亲在用抗肿瘤药物、免疫抑制剂、抗甲状腺药物如硫氧嘧啶、安非他明等，并不需要禁止母乳喂养；当母亲服用下述药物时应避免母乳喂养：阿托品、利血平、精神治疗药物；在母乳喂养期间服用下述药物是安全的：抗生素、麻醉药、抗癫痫药、抗组胺药、地高辛、利尿剂、泼尼松、普萘洛尔等。

不同情况的婴幼儿的喂养：①对正常活产婴儿，必须提倡母乳喂养。但低出生体重儿、婴儿患疾病期间，应根据神经发育水平选择喂养方式，如用鼻饲管、杯子和匙等。患病较重的婴儿需专家指导。②先天性乳糖不耐受需要进行长期的乳糖限制。继发性乳糖不耐受往往是短暂的且可以恢复，乳糖限制时间短。大多数的腹泻病不需要中断母乳喂养。③不同的遗传代谢性疾病需要限制不同的饮食，如半乳糖血症患者需要避免乳糖或半乳糖。

二、人工喂养

人工喂养是指母亲因各种原因不能哺喂，完全用兽乳或代乳品喂养婴儿的方法。

（一）鲜牛乳

蛋白含量较人乳高，但以酪蛋白为主，在胃中形成较大凝块不易消化；脂肪含量与人乳相似，但含不饱和脂肪（亚麻酸）较少，缺乏脂肪酶，较难消化；乳糖含量少，且为甲型乳糖，有利于大肠埃希菌的生长，易患腹泻；矿物质比人乳多3～3.5倍，加重婴儿肾脏负荷，尤其不利于新生儿、早产儿；钙磷比例不合适（1.2∶1），不宜吸收。此外，牛乳与人乳最大区别是缺乏免疫因子，牛乳极易受病菌污染，故喂牛乳易患感染性疾病。

鲜牛乳的一些缺点可以通过改造适当加以矫正。①煮沸：能达到灭菌的要求。②加糖：牛乳中含乳糖少，能量不足，通过加糖来满足需要并利于吸收，一般每100mL牛乳中加糖8g即可。③加水（稀释）：仅用于新生儿，主要目的是降低牛乳中矿物质、蛋白质浓度，减轻婴儿消化道、肾脏负荷，生后不满足2周者可制成2∶1奶（即2份奶、1份水），以后逐渐过渡到3∶1或4∶1奶，满月后可给全乳。

婴儿奶量的计算：全牛乳100mL供能67kcal（280.33kJ），含8%糖牛乳100mL供能为100kcal（418.4kJ）。婴儿每日需总能量为100kcal（418kJ）/kg，即正好是8%的糖牛乳100mL；需水量150mL/kg。

举例：某男婴，4个月，体重6kg，其牛乳的计算方法如下：

每日所需总能量＝100kcal×6＝600kcal

需加糖：600×8%糖＝48g

每日所需8%的糖牛乳＝100mL×6＝600mL

每日所需总液体量＝150mL×6＝900mL

每日除牛乳外需水量＝900－600mL＝300mL

将全天牛乳量及水量分次喂哺。

（二）牛乳制品

1.全脂奶粉

由鲜牛奶经浓缩、喷雾、干燥制成，较鲜牛乳易消化，在喂哺时按容量计算1∶4（1匙奶粉加4匙水）或按重量1∶8（1g奶粉加8g水）冲调成全牛奶。

2.蒸发乳

鲜牛乳经蒸发浓缩至50%容量制成。适用于新生儿及体弱儿。

3.酸牛乳

鲜牛乳加乳酸杆菌或乳酸、柠檬等制成，其凝块小，易于消化吸收，并有一定的抑菌作用，适于消化不良的小儿。

4.婴儿配方奶粉

以牛乳为基础改造的奶制品，因已降低酪蛋白、饱和脂肪酸、矿物质的含量，添加了不饱和脂肪酸、乳糖、婴儿生长所需的微量营养素，故成分接近母乳。不同月龄的婴儿，配方不同。

三、混合喂养

混合喂养又称部分母乳喂养，是过于母乳不足的人采用的母乳与牛奶或其他代乳品混合使用的一种喂养方法。具体方法有补授法和代授法两种。

（一）补授法

补授法指补充母乳量不足的方法。母乳喂养而婴儿体重增长不满意，或其他原因不能完全母乳喂养时，每次先喂母乳，将两侧乳房排空，然后补充兽乳或代乳品，适于4个月以内的婴儿。采用缺多少补多少的方法，此方法有利于刺激母乳分泌。

（二）代授法

代授法指用代乳品1次或数次代替母乳的方法。母亲乳量足，但因故不能按时哺喂，每日母乳哺喂次数不应少于3次，以防母乳分泌迅速减少。

四、婴儿食物转换

随着婴儿年龄的增长，消化系统逐渐成熟，单靠母乳及人工喂养，已不能满足其不断生长发育的需要，因此应按顺序逐步添加各种辅助食品，即食物转换（添加辅食）。

（一）食物转换的原则

应遵循由少到多、由稀到稠、由软到硬、由细到粗、由一种到多种的原则。添加的食物应富含能量和各种营养素，清淡、低盐，少糖和油，不食用蜂蜜水或糖水。给婴儿添加食物的时间和过程应适合婴儿的接受能力，保证食物结构、风味等能够被婴儿接受。每次添加新食品后要注意观察小儿的大便及精神有无异常。天气炎热时或小儿患病期间，应减少或避免添加新辅食，以免造成消化不良。

（二）食物转换的时间和顺序

1.时间

添加辅食的时间应根据婴儿体格生长、神经发育、摄食技能、社交技能几方面发育状况决定，一般应在婴儿体重达6.5～7kg，能保持姿势稳定、扶坐、用勺进食等，此时多为4～6月龄。在进食辅食后再喂奶，逐渐形成一餐辅食代替一次喂奶。

2.顺序

(1)生后15天：开始服用鱼肝油滴剂或维生素D制剂，供给维生素D和维生素A。

(2)3～4月：开始添加新鲜果汁或蔬菜汁，以补充维生素C。

(3)4～6个月：添加泥状食物，如含铁配方粉、米糊、蛋黄泥（先从1/4～1/3开始），逐渐增加，还可给菜泥、果泥等。

(4)7～9个月：添加末状食物，瘦肉末、鱼、肝泥、碎菜、豆腐等，以供给蛋白质、维生素及矿物质。

(5)10～12个月：添加碎食物，如稠粥、碎肉、软饭、烂面条、带馅食品等。

第三节　维生素A缺乏症

维生素A(VA)是指视黄醇及其衍生物。VA属于脂溶性维生素。维生素A具有以下几大生理功能：

(1)维持正常视觉与感光。

(2)参与人体上表皮细胞的正常形成和功能。

(3)提高机体免疫功能。

(4)促进生长和骨骼发育。

维生素A摄入不足可导致维生素A缺乏症(VAD)，VAD是世界卫生组织(WHO)确认的全球四大营养缺乏病之一，维生素A缺乏时可引起视力损伤，表现为视盲症，婴幼儿多见，早期以暗适应能力降低、眼结膜和角膜干燥为主要表现，后期可发展为夜盲，畏光，干眼症，结膜炎，角化病并致盲；或增加儿童期感染疾病和死亡风险，也可能会加重艾滋病毒感染的影响。还可造成头盖骨形成障碍；缺乏牙珐琅质；黏膜和皮肤角质化障碍；生长迟缓及抗感染力下降等。

一、病因

导致体内维生素A缺乏的原因如下：

（一）摄入不足

食物维生素A供应不足；早产儿吸收差、生长速度快；素食者荤菜进食少；贫困、战争、饥荒等导致维生素A摄入不足。

（二）吸收不良

膳食中脂肪不足影响维生素A吸收；慢性消化道疾病如疟疾、迁延性腹泻、乳糜泻、结肠炎等致脂肪紊乱影响维生素 A 吸收；肝胆系统疾病，如肝胆道阻塞性疾病、胆汁酸盐不足等也会导致维生素 A 缺乏。

（三）消耗过多

重体力劳动、急慢性消耗性疾病及各种传染病时维生素 A 需要量增加，容易造成缺乏。

（四）运送障碍

引起视黄醇转运障碍的肝脏病如肝硬化、病毒性肝炎等易导致维生素 A 缺乏。

（五）储存障碍

肝脏利用和储存维生素 A 障碍疾病如肝寄生虫病、肝炎、肝硬化等均可导致维生素 A 缺乏。

（六）其他营养因素的影响

维生素 E 不足、蛋白质不足或者过多都可能引起维生素 A 缺乏。

（七）其他因素

酗酒和长期使用药物亦会导致维生素 A 缺乏。

二、诊断及鉴别诊断

（一）诊断

根据维生素 A 缺乏病的高危因素、临床表现、维生素 A 摄入情况、特别是眼部和皮肤的改变及实验室检查结果诊断较易。早期发现、早期治疗关系到患儿的预后，防止眼部后遗症，及提升免疫能力，促进生长发育。典型维生素 A 缺乏症目前少见。亚临床维生素 A 缺乏症多见，仅表现为免疫功能下降而无典型的临床表现。

1. 高危因素

如摄入不足、生长速度过快、吸收障碍、疾病消耗造成缺乏等。

2. 临床表现

维生素 A 缺乏病，其病变可累及视网膜、上皮、骨骼等组织和免疫、生殖功能。亚临床 VAD 可无特异临床表现。暗适应障碍是 VAD 的早期表现，严重时可出现夜盲，畏光，干眼症，结膜炎，角化病并致盲；头盖骨形成障碍；缺乏牙珐琅质；黏膜和皮肤角质化；生长迟缓，抗感染力下降等。皮肤症状：干燥、脱屑、粗糙，毛囊角化，鱼鳞纹等。

3.实验室检查

血清视黄醇(维生素A含量)测定是目前最常采用的评价维生素A营养状况的血液生化指标。

(1)<100μg/L(0.35μmol/L)可诊断为临床维生素A缺乏。

(2)100～200μg/L(0.35～0.70μmol/L)为维生素A亚临床状态缺乏。

(3)200～300μg/L(0.7～1.05μmol/L)为维生素A可疑亚临床状态缺乏。

(4)>300μg/L(1.05μmol/L)为正常。

(二)鉴别诊断

维生素A缺乏需与以下疾病鉴别:

1.银屑病

该病发病部位不固定,四肢伸侧、头部、背部多见。为基底淡红色炎症浸润,上有多层银白色鳞屑,剥离可见点状出血。易反复。

2.毛囊角化病

该病多发于上臂及股外侧毛囊角化性丘疹,无伴发症状,无维生素A缺乏。

3.毛发红糠疹

该病多发于四肢伸侧、躯干、颈旁和臀部毛囊角化性丘疹,有黄红色或淡红色的鳞屑性斑片,无维生素A缺乏。

4.维生素C缺乏病

该病有维生素C摄入不足,毛囊角化见于四肢伸侧、腹部等处,有瘀斑,易出血。

5.眼结膜实质性干燥症

该病有严重沙眼瘢痕、化学或热烧伤、X线照射后引起的广泛瘢痕组织形成等,可引起实质性干燥症。

三、治疗

(1)调整膳食,增加维生素A或者胡萝卜素的摄入。积极治疗引起维生素A缺乏的原发病,查找导致维生素A缺乏的高危因素。采取有效的干预措施。

每天摄取富含维生素A的食物,如动物肝脏、鱼、蛋、肉、禽、奶类及其制品等;深绿色蔬菜、胡萝卜、番茄、红薯等也可提供较多维生素A原即β-胡萝卜素。及时治疗原发病,如痢疾、慢性腹泻、胆囊炎、肠寄生虫感染等;若有营养不良,应及时纠正。

(2)治疗维生素A缺乏的口服维生素A剂量为7500～15000μg/d(相当于2.5万～5.0万U/d),2天后减量为1500μg/d(相当于4500U/d)。

(3)慢性腹泻或肠道吸收障碍患儿可先采用维生素 AD 深部肌内注射，连续 3～5 天后转为口服。营养不良患儿除适当补充维生素 A，也应同时纠正蛋白质、能量营养不良。

(4)除了全身治疗外，眼部病变患者可用抗生素眼药水滴眼，减轻结膜和角膜干燥不适，预防继发感染。干眼症还可滴鱼肝油缓解症状。

(5)一次极大剂量或者长期摄入高剂量维生素 A 可以导致过量或蓄积中毒，引起脑、肝、皮肤和骨骼等多脏器组织病变。

(6)2011 年世界卫生组织建议在维生素 A 缺乏症构成公共卫生问题的地区，向 6～59 月龄的婴幼儿补充高剂量的维生素 A。

第四节　维生素 D 缺乏症

维生素 D 是一组脂溶性类固醇衍生物，主要为 $VitD_3$(胆骨化醇)和 $VitD_2$(麦角骨化醇)，皮肤中的 7-脱氢胆同醇经紫外线照射激发后可转变成 $VitD_3$。阳光照射产生的 VitD 与来自食物的维生素 D 均与血液中的 VitD 结合蛋白结合而转运到肝脏，并羟化成 25-(OH)D，25-(OH)D 是 VitD 在血液循环中的主要形式，可在肾脏以及其他组织中，再次羟化为 1，25-$(OH)_2$D。1，25-$(OH)_2$D 是 VitD 的活性形式。

VitD 的主要功能是维持人体内钙的代谢平衡以及骨骼形成。此外，由于 VitD 受体广泛分布于人体各组织系统，VitD 活性形式 1，25-$(OH)_2$D 具有激素样作用。VitD 具有广泛的生理作用，是维持人体健康、细胞生长和发育必不可少的物质，如影响免疫、神经、生殖、内分泌、上皮及毛发生长等。

维生素 D 缺乏性佝偻病(简称佝偻病)为缺乏 VitD 引起体内钙磷代谢异常，导致生长期的骨组织矿化不全，产生以骨骼病变为特征的与生活方式密切相关的全身性慢性营养性疾病，是 VitD 缺乏发展最为严重的阶段。

据估计，全世界 30%～50% 的儿童和成人的血清 25-(OH)D＜50nmol/L (20ng/mL)。我国目前尚缺少较大样本的人群血清 25-(OH)D 水平的调查资料。

一、病因

缺乏阳光照射是造成儿童 VitD 缺乏的最主要高危因素。日光紫外线不能通过普通玻璃，婴幼儿室外活动少，VitD 生成不足；高大建筑物阻挡日光照射，大气污染(如烟雾、尘埃)可吸收部分紫外线；冬季日光照射减少，影响皮肤合成 VitD。其他如皮肤颜色深、衣物遮盖等，都限制了由阳光照射产生足量 VitD。

VitD 缺乏与饮食也有重要关系。乳类(包括人乳、牛乳、羊乳等)、禽蛋黄、肉类等含量较少;鱼类仅有部分海鱼(如鲨鱼)的肝脏 VitD 含量较丰富;谷类、蔬菜、水果中几乎不含。强调单纯母乳喂养儿,由于母乳 VitD 含量低,纯母乳喂养较强化 VitD 配方奶喂养婴儿更容易出现 VitD 缺乏。

胎儿期贮存不足:胎儿通过胎盘从母体获得 VitD 贮存于体内,满足生后一段时间需要,母孕期 VitD 缺乏的婴儿、早产/低生体重、双胎/多胎是造成胎儿 VitD 储存不足,致使婴儿出生早期 VitD 缺乏或不足的重要因素。

此外,胃肠功能异常或吸收不良,如乳糜泻、囊性纤维化、胆道阻塞等使 VitD 吸收不良,而慢性肝脏疾病以及利福平、异烟肼、抗癫痫等药物,则使 25-(OH)D 合成减少而降解增加,也是造成血清 25-(OH)D 水平下降的重要因素。

二、诊断及鉴别诊断

(一)诊断

1.临床表现

维生素 D 不足、轻度维生素 D 缺乏以及佝偻病早期,可无特异性临床表现,但也可出现低钙抽搐、生长损害、昏睡、易激惹,少数患儿可能表现为骨折风险增加、肌肉疼痛等。

维生素 D 缺乏导致免疫功能异常,急性感染易感性增加,且降低长期潜伏疾病阈值,导致糖尿病、自身免疫性疾病(多发性硬化,类风湿性关节炎,系统性红斑狼疮)、神经肌肉疾病、肾脏疾病、皮肤疾病(牛皮癣)、肿瘤(白血病、结肠癌、前列腺癌和乳腺癌等)、心血管疾病(高血压、动脉粥样硬化、冠心病等)等易感性增加。

佝偻病是维生素 D 缺乏极端范例,佝偻病发病高峰在 3～18 月龄,佝偻病临床表现包括一般非特异性症状、骨骼特征性改变和其他系统改变。

(1)佝偻病分期:佝偻病依病变程度分为早期、活动期、恢复期和后遗症期。

①早期:多为 2～3 月龄婴儿。可有多汗、易激惹、夜惊等非特异性神经精神症状。此期常无骨骼病变。血钙、血磷正常或稍低,碱性磷酸酶正常或稍高,血 25-(OH)D 降低,1,25-$(OH)_2$D 正常或稍高。骨 X 线长骨干骺端无异常或见临时钙化带模糊变薄、干骺端稍增宽。

②活动期:骨骼体征:＜6 月龄婴儿,可见颅骨软化体征(乒乓感);＞6 月龄婴儿,可见方颅、手(足)镯、肋串珠、肋膈沟、鸡胸、O 形腿、X 形腿等体征。血钙正常低值或降低,血磷明显下降,血 AKP 增高。血 25-(OH)D、1,25-$(OH)_2$D 显著降低。骨 X 线长骨干骺端临时钙化带消失,干骺端增宽,呈毛刷状或杯口状,骨骺软骨盘加宽＞2mm。

③恢复期:早期或活动期患儿经日光照射或治疗后症状消失,体征逐渐减轻或

恢复。血钙、血磷、AKP、25-(OH)D、1,25-$(OH)_2$D 逐渐恢复正常。骨 X 线长骨干骺端临时钙化带重现、增宽、密度增加，骨骺软骨盘<2mm。

④后遗症期：多见于 3 岁以后的儿童，因婴幼儿期严重佝偻病，残留不同程度的骨骼畸形。无任何临床症状，骨 X 线及血生化检查正常。

(2)佝偻病分度：佝偻病依病情轻重可分为轻度、中度、重度。

①轻度：多汗、夜惊、不安，X 线见干骺端临时钙化带模糊。有较明显的骨骼体征，如鸡胸、肋膈沟、颅骨软化、枕秃、轻度串珠肋，其他系统改变不明显。

②中度：多汗、夜惊、不安、方颅、枕秃、串珠肋、手镯，前囟闭合延迟，轻度贫血，肌肉韧带松弛。X 线见典型的活动性佝偻病改变及严重的骨骼畸形。

③重度：除上述症状及骨骼改变更加明显外，胸廓和下肢畸形更重，生长发育受影响，生长落后，贫血更明显，肌肉韧带更松弛，运动、免疫功能低下。X 线见典型的活动性佝偻病改变及严重的骨骼畸形。

有学者总结了维生素 D 缺乏的特征从常见到少见依次为方颅、颅骨软化、囟门晚闭、出牙延迟、手(足)镯、串珠、O 或 X 形腿、肢痛或骨折、低钙血症-惊厥手足搐搦、肌病、运动发育迟缓、牙釉质发育不全、颅内压升高、继发性甲状旁腺功能亢进、棕色瘤。

2. 实验室检查及辅助检查

(1)血清(浆)25-(OH)D 水平：血清(浆)25-(OH)D 是胆固化醇和麦角骨化醇经肝脏 25-羟化酶作用后的衍生物。血中浓度最高、最稳定、半衰期最较长，又是合成 1,25-(OH)D 的前体，血中浓度是反映机体维生素 D 代谢的重要指标，也是反映维生素 D 营养状况的最佳指标。

对于血 25-(OH)D 理想水平尚有争议，一般认为血 25-(OH)D 水平大于 50nmol/L 能预防继发性高 PTH 血症和碱性磷酸酶水平升高。目前建议儿童血 25-(OH)D 的适宜浓度为>75nmol/L(30ng/mL)；介于 52.5～72.5nmol/L(21～29ng/mL)之间为维生素 D 不足；≤50nmol/L(20ng/mL)为维生素 D 缺乏；≤12.5nmol/L(5ng/mL)则为维生素 D 严重缺乏；250～375nmol/L(100～150ng/mL)维生素 D 过量，≥375nmol/L(150ng/mL)为维生素 D 中毒。

(2)影像学检查：佝偻病的长骨骨骺端 X 线改变对于佝偻病的诊断始终具有决定意义，但是骨骼钙丢失 30%以上才能在 X 线有所表现。目前小儿佝偻病多处于早期，症状体征并不十分典型，其病理变化主要在软骨基质钙化不足和骨样组织不能钙化，X 线多不能反映佝偻病的早期状态。同时 X 线的质量、拍照技术、投照角度，是否移动以及阅片者的经验亦是影响诊断结果的重要因素。

(二)鉴别诊断

维生素 D 缺乏及佝偻病根据病因(危险因素)、临床表现、实验室检查和影像学检查明确诊断。血清 25-(OH)D 是反映机体维生素 D 代谢的重要指标，也是反映维生素 D 营养状况的最佳指标。注意佝偻病的一般症状如多汗、易激惹、夜惊、枕秃等系非特异性，很难同生理性区别，仅作为早期诊断的参考依据，不能作为诊断的主要依据。

维生素 D 缺乏性佝偻病需与其他非维生素 D 缺乏性佝偻病（如抗维生素 D 佝偻病、家族性低磷血症、远端肾小管性酸中毒、维生素 D 依赖性佝偻病、肾性佝偻病、肝性佝偻病），内分泌、骨代谢性疾病（如甲状腺功能减退、软骨发育不全、黏多糖病）等鉴别。根据临床表现及实验室检查鉴别不难。

三、治疗

治疗目的在于控制疾病的活动程度，防止骨骼畸形。

（一）维生素 D 补充

维生素 D 缺乏及佝偻病治疗主要为维生素 D 治疗。维生素 D 制剂选择，剂量大小、疗程长短、单次或多次、途径（口服或肌内注射）应根据患儿具体情况而定，强调个体化，针对不同情况。治疗的原则以口服为主。而且必须注意的是维生素 D 缺乏的治疗除纠正症状体征外，还应补足维生素 D，依据年龄的不同，总剂量需 10 万～50 万 IU。

0～18 岁儿童维生素 D 缺乏者，采用维生素 D_2 或 D_3 治疗，2000U/d，或使用 50000U 维生素 D_2 或 D_3，每周 1 次，共 6 周，使 25-(OH)D 水平达到 30ng/mL 以上，之后 0～1 岁婴幼儿用 400～1000U/d 预防，1～18 岁用 600～1000U/d 预防。对肥胖吸收不良综合征和服用影响维生素 D 代谢药物者采用大剂量维生素 D(2～3 倍剂量，至少 6000～10000U/d）治疗维生素 D 缺乏，使 25-(OH)D 水平达到 30ng/mL 以上，之后用 3000～6000U/d 预防。

口服困难或腹泻等影响吸收时，可采用大剂量突击疗法，维生素 D 15 万～30 万 U(3.75～7.5mg)/次，肌内注射，1 个月后随访，如症状、体征、实验室检查均无改善时应考虑其他疾病，同时也应避免高钙血症、高钙尿症及维生素 D 过量。3 个月后改为预防量。注意肌内注射给药方法不宜应用于新生儿和小婴儿，因其没有足够的脂肪储存维生素 D，而且肌层薄、血管多，维生素 D 油剂注射于局部后，由于吸收差，可导致局部肌纤维损伤出血。

（二）其他治疗

1. 钙剂补充

乳类是婴儿钙营养的优质来源，一般维生素 D 缺乏及佝偻病治疗可不补钙。

如有钙缺乏高危因素，骨骼发育不良，可考虑补充钙剂。

2. 微量营养素补充

应注意其他多种维生素的摄入。

3. 外科手术

严重骨骼畸形可外科手术矫形。

（三）一般治疗

加强营养及护理，积极防治感染，坚持户外活动。

（四）预防

维生素D缺乏及佝偻病的发生与不良的生活方式密切相关。因此，只要作好科学育儿和卫生保健知识宣传，开展系统保健管理，采取综合防治措施，维生素D缺乏及佝偻病是完全可以预防和控制的。维生素D缺乏及佝偻病的预防应从孕前、孕期开始，以1岁以内婴儿为重点对象，并应系统管理到3岁。即做到“抓早、抓小、抓彻底”。

1. 综合防治措施

维生素D缺乏的预防要特别强调父母和看护人参与的重要性。利用各种宣传形式，向群众广泛宣传科学育儿和佝偻病防治卫生知识，克服不良育儿习惯，指导家长参与自我保健。

2. 系统管理

通过妇幼保健网对孕妇、新生儿、婴幼儿开展保健管理，定期访视并按计划进行维生素D缺乏及佝偻病防治监测。

3. 加强护理

指导家长做好儿童生活和卫生护理，定期进行预防接种，积极预防上呼吸道感染、肺炎、腹泻、贫血等急慢性疾病。合理喂养、平衡膳食、改变偏食等不良习惯对于预防维生素D缺乏及佝偻病也是非常重要的。

4. 母亲孕期预防

孕妇应经常户外活动，进食富含钙、磷的食物。如有条件，孕妇应监测血25-(OH)D浓度，并补充维生素D制剂。如用维生素AD制剂应避免维生素A中毒，维生素A摄入<1万U/d。

5. 补充维生素D

(1)户外活动：指导家长带婴儿尽早户外活动，逐渐达1～2h/d，尽量暴露婴儿身体部位如头面部、手足等。但不主张日光浴及人工紫外线疗法，以防皮肤损伤，特别是6个月以下婴儿。

(2)维生素D补充：0～1岁的婴幼儿应至少补充维生素D 400U/d，1岁以上儿童摄入600U/d维生素D,以使骨骼最大程度的获益,但此剂量是否能使婴幼儿与儿童获得足够的骨骼之外的益处,尚不清楚。此外,如果要使血清25-(OH)D浓度持续大于30ng/mL(75nmol/L),可能需要至少补充1000U/d的维生素D。维生素D补充量应包括食物、日光照射、维生素D制剂、维生素D强化食品中的维生素D含量,如婴儿每天摄入500mL配方奶,可摄取维生素D约200U(5μg)。

(3)高危人群补充:早产儿、低出生体重儿、双胎儿生后即应补充维生素D 800~1000U/d(20~25μg/d),3个月后改400U/d(10μg/d)。对于肥胖的儿童以及服用抗癫痫药、糖皮质激素、抗艾滋病药物、抗真菌药如酮康唑等药物时,至少需要补充2~3倍剂量的维生素D,以满足机体维生素D的需要量。

第五节　蛋白质-能量营养不良

合理营养是满足小儿正常生理需要、保证小儿健康成K的重要因素。营养素分为八大类:能量、蛋白质、脂类、碳水化合物、矿物质、维生素、水和膳食纤维等。任何一种营养素过多或不足均可引起营养过剩或营养不良。蛋白质-能量营养不良(PEM)是由于缺乏能量和(或)蛋白质所致的一种营养缺乏症,主要见于3岁以下婴幼儿。临床上以体重明显减轻、皮下脂肪减少和皮下水肿为特征,常伴有各器官系统的功能紊乱。急性发病者常伴有水、电解质紊乱,慢性者常有多种营养素缺乏。临床常见三种类型:能量供应不足为主的消瘦型;以蛋白质供应不足为主的水肿型以及介于两者之间的消瘦-水肿型。

一、病因

(一)摄入不足

小儿处于生长发育的阶段,对营养素尤其是蛋白质的需要相对较多,喂养不当是导致营养不良的重要原因,如母乳不足而未及时添加其他富含蛋白质的食品;奶粉配制过稀;突然停奶而未及时添加辅食;长期以淀粉类食品(粥、米粉、奶糕)喂养等。较大小儿的营养不良多为婴儿期营养不良的继续,或因不良的饮食习惯如偏食、挑食、吃零食过多、不吃早餐等引起。

(二)消化吸收不良

消化吸收障碍,如消化系统解剖或功能上的异常如唇裂、腭裂、幽门梗阻、迁延性腹泻、过敏性肠炎、肠吸收不良综合征等均可影响食物的消化和吸收。

(三)需要量增加

急、慢性传染病(如麻疹、伤寒、肝炎、结核)的恢复期、生长发育快速阶段等均可因需要量增多而造成营养相对缺乏；糖尿病、大量蛋白尿、发热性疾病、甲状腺功能亢进、恶性肿瘤等均可使营养素的消耗量增多而导致营养不足。先天不足和生理功能低下如早产、双胎因追赶生长致需要量增加，亦容易引起营养不良。

二、临床表现

（一）表现

临床上蛋白质-能量营养不良可分为能量缺乏为主型和蛋白质缺乏为主型。能量摄入严重不足，会导致婴儿极度消瘦，成为消瘦型营养不良；蛋白质严重缺乏的水肿型营养不良又称恶性营养不良；中间型为消瘦-水肿型。

体重不增是营养不良的早期表现。消瘦型营养不良以体重不增和应激为特征，其次是体重减轻和精神萎靡直至消瘦。随营养失调日久加重，体重逐渐下降。皮下脂肪层厚度是判断营养不良程度的重要指标之一。皮下脂肪逐渐减少以致消失，皮肤干燥、苍白、皮肤逐渐失去弹性、额部出现皱纹如老人状、肌张力逐渐降低、肌肉松弛，肌肉萎缩呈“皮包骨”时，四肢可有挛缩。皮下脂肪层消耗的顺序首先是腹部，其次为躯干、臀部、四肢，面颊脂肪垫的消失常出现在疾病的最后，故营养不良婴儿的脸在早期和中期可能看上去相对正常。营养不良初期身高无明显影响，随着病情加重，生长减慢，身高亦低于正常。严重时可出现精神萎靡，反应差，便秘，可伴有饥饿腹泻，便秘和腹泻交替发生，大便常含黏液。随着病情恶化，常有体温降低和脉搏减弱。重度营养不良可有重要脏器功能损害，合并血浆白蛋白明显下降时出现凹陷性水肿，严重时皮肤感染形成慢性溃疡。如果心脏功能下降，可有心音低钝、血压偏低、脉搏变缓、呼吸浅表等。

水肿型营养不良（恶性营养不良）刚出现时临床表现可不明显，主要表现为嗜睡、冷漠和（或）易怒。当病情进展到一定程度时，出现生长不良、精神差、肌肉组织减少、感染易感性增加、呕吐、腹泻、厌食、皮下组织松弛以及水肿。通常水肿发生在疾病早期，使得体重下降不明显。在脸部和四肢水肿出现以前，其实水肿就已经发生在内脏器官。肝脏长大可发生在疾病的任何时候。皮炎常发生在衣服遮掩的部位，皮肤晦暗，脱色脱屑。头发稀疏、纤细，黑发可变成条状的红色或灰色头发。严重时可出现昏睡、昏迷和死亡。

营养不良常见并发症有营养性贫血，以小细胞低色素性贫血最为常见。还可有多种维生素缺乏，以维生素 A 缺乏常见。营养不良时维生素 D 缺乏症状不明显，恢复期生长发育加快时症状比较突出。约有 3/4 的患儿伴有锌缺乏。免疫功能低下，易患各种感染，加重营养不良，形成恶性循环。

营养不良可并发自发性低血糖，患儿可突然表现为面色灰白、神志不清、脉搏减慢、呼吸暂停、体温不升但无抽搐,若不及时诊治,可危及生命(表 3-7)。

表 3-7 营养不良儿的临床体征

部位	体征
面部	满月脸(水肿型),猴脸(消瘦型)
眼睛	干眼,结膜苍白,可有毕脱斑(维生素 A 缺乏时),眶周水肿
口腔	口角炎,舌炎唇炎,海绵状牙龈出血(维生素 C 缺乏时),腮腺肿大
牙齿	出牙延迟,可见斑块
毛发	无光泽,稀疏,脆性,色浅,旗样条纹(浅的和正常颜色交替),扫帚状睫毛,脱发
皮肤	松弛起皱(消瘦),发亮并伴水肿(水肿型营养不良),干燥,毛囊角化,斑片状高和(或)低色素沉着(鹅卵石样或漆片状),糜烂,伤口愈合不良
指甲	匙状甲,甲面薄而软,可见裂缝或脊样纹状
肌肉组织	肌肉萎缩,臀部和大腿最明显;沃斯特克征或低钙束臂征(低钙血症)
骨骼	畸形,由于钙、维生素 D 和维生素 C 缺乏所致
腹部	腹胀:肝大,脂肪肝;可以有腹水
心血管系统	心动过缓,低血压,心输出量减少,小血管病变
神经系统	整体发育延迟,膝反射、踝反射丧失,记忆受损
血液系统	苍白,瘀斑,出血倾向
行为	昏睡,反应冷淡,易激惹

(二)检查

尤其需要对影响到患儿一般情况的实验室指标予以确认。如三大常规,可以明确患儿是否已经发生贫血以及贫血程度和类型;肝肾功能是否正常,有无电解质失衡;有无微量营养素的缺乏,如维生素 A、维生素 D、锌、铁、钙等的情况,这对于治疗有重要指导意义。可见,辅助检查得到的结果可以帮助确诊并发症,了解患儿体内的代谢状态,指导治疗。

三、诊断及鉴别诊断

(一)诊断

对儿童营养不良的诊断实际上是一个对儿童体格生长和发育的评价过程,所采用的评价指标直接与分度(分级)和标准有关。

1. 评价目的

确定是否有营养不良以及营养不良的程度。体格测量评价结果是筛查儿童营养不良的重要依据，提示是否存在营养不良和营养不良的严重程度。

2. 评价指标

即应采用适合的参考数值作为评价的依据。WHO 建议采用中位数与 SD 或标准差比值法进行统计学分析，界值点为中位数减 2SD 或 Z 积分(值)(Z Score)＜－2。但在基层医疗保健单位，可以采用简单的中位数法或标准差法。

3. 体格发育指标

1955 年 Gomez 首先采用体重减少来评价营养状况，以低于体重中位数的百分数作为评价指标，即体重为中位数的 90%～75%为Ⅰ度或轻度营养不良，74%～60%为Ⅱ度或中度营养不良，＜60%为Ⅲ度或重度营养不良。某学者提出体重值变化的同时可有身高发育迟缓和身高正常两种情况，仅用体重不能全面评价儿童营养状况，应加上身高的指标。1978 年 WHO 正式推荐使用 Waterlow 的指标，即体重/年龄(W/age)、身高/年龄(H/age)和体重/身高(W/H)三个指标同时使用，可较全面筛查＜5 岁儿童的营养不良。营养不良的诊断一般采用世界卫生组织推荐的定义和标准。

4. 分型与分度

不同体格测量指标评价营养不良的分型可提示不同的营养不良病因或主要缺乏的营养素在体内的生理生化功能改变，如儿童体重降低提示主要为能量摄入不足，身高发育迟缓提示有明显的蛋白质缺乏。低体重是指体重低于同年龄、同性别参照人群值的均值减 2SD；生长迟缓是身长低于同年龄、同性别参照人群值的均值减 2SD；消瘦是体重低于同性别、同身高参照人群值的均值减 2SD，三者的严重程度可一致也可不一致；以均值－nSD 以决定营养不良的严重程度，如“中度”为≤－2SD～－3SD，“重度”为＜－3SD。

生长迟缓不能统称为“慢性营养不良”，因生长迟缓并不一定是长期营养不良的持续状态，而是某种状态的残留；也不能将“急性营养不良”与“消瘦”等同。个体儿童“生长迟缓”并不都是营养不良，也不完全是“过去营养不良”。

(二)鉴别诊断

婴儿期营养不良的诊断，主要需要排除一些器官系统的器质性原发性病变导致的不能进食或消耗过多而致的消瘦和水肿型营养不良。包括：婴幼儿发生严重反复腹泻而导致的继发性营养不良，可以根据疾病史诊断；3 个月内小婴儿因各种消化道畸形，进食少而发生的体重降低和营养不良；肿瘤性疾病；各种慢性消耗性疾病。另外，口腔畸形如唇腭裂也可能影响进食而导致体重不增。

婴幼儿、儿童期除诊断原发病以外，如果伴有低体重和(或)生长迟缓也应作出相应的诊断，并应按照相应的处理原则进行治疗和康复。

四、治疗

（一）治疗原则

应根据营养不良的严重程度采取相应措施。让机体从当时营养不良的现况开始，逐步缓慢地适应获得多种营养素的环境，逐渐补充机体生存代谢所需要的微量营养素并补足贮存，修复异常机体成分，实现内环境平衡，促进体重的恢复以及体重与身高的增长。恢复生长的能量需要量不仅基于体重的增加率，同时也基于儿童开始恢复的机体成分。临床中不可能监测机体成分的变化，因此体重恢复的监测是最重要的临床指征。在其他营养素配给适当时，应计算儿童应有的最高的食物摄取，避免增加儿童肠道负担或产生不耐受。

（二）轻度或中度营养不良的治疗

多因膳食供给不足或喂养不当或反复发生的常见疾病致儿童营养不良，也见于营养不良早期。

1. 去除病因

积极寻找导致营养不良的病因，改善父母的喂养方法、检查食物品种、重视喂养行为，纠正缺铁性贫血，治疗腹泻、感染等导致营养不良的原发疾病。

2. 营养素的补充

根据对儿童膳食分析结果，逐步调整父母的喂养方法或行为，补充蛋白质、能量和相应的营养素，但不要操之过急，缓慢进行。

（三）重度营养不良的治疗

严重急性营养不良的治疗可以概括为三个阶段，即营养不良稳定阶段、康复阶段和家庭随访阶段。

1. 第一个阶段（1～7 天）为关键的稳定阶段

这个阶段的治疗一般要在医院内进行。

（1）治疗脱水：如果患儿有脱水，需要立即进行纠正。由于很难评估人体含水量的变化，所以持续口服补液法是比较好的选择。如果脱水严重，患儿口服补液又难以进行，如患儿呕吐严重，腹胀明显，不能喝水等，可以采用静脉补液法，但应随时监测评估脱水的程度和脱水性质的变化，不断调整输液的成分和量，尤其是在治疗的第一个 24 小时。纠正脱水的同时，要纠正电解质紊乱和代谢性碱中毒或酸中毒。

（2）补充能量和蛋白质：WHO 推荐，进食从低热量配方开始过渡到高热量配方，可由一些简单成分搭配而成。稳定阶段不宜摄取过高的热量，遵从肠道缓慢适应的规律，根据患儿个体情况的差异，一开始从饮食中摄入的热量为 334～418kJ/

(kg·d)。要从多次少量开始,缓慢增加。每24小时进食次数可以从12次,逐渐减到8次,再到6次。婴儿配方奶粉为280kJ/100mL,可以计算未稀释配方奶的热量推算应该给予多少的配方奶量。如果患儿进食配方奶后出现腹泻,且止泻困难或者怀疑有乳糖不耐受症,则需要使用不含乳糖的配方奶粉来替代。如果怀疑患儿无法耐受牛奶蛋白质,可使用部分水解或完全水解蛋白配方奶粉一段时间再逐渐过渡到非水解蛋白配方奶粉。如果患儿出现牛奶蛋白过敏,则按照牛奶蛋白过敏进行处理。如果病情很严重的婴儿无法用奶瓶、注射器或者滴定管进食,使用鼻饲管会比非肠道途径更好。奶瓶容易受到污染,要小心使用,定时消毒。

高能量、高蛋白的食物,以营养素/能量的密度比为治疗的指导原则。营养不良儿童消化道长期摄入过少,已适应低营养和小体积的摄入,过快增加摄食量容易出现消化不良,严重时刻出现再喂养综合征,故饮食调整的质和量都应个体化,根据患儿实际的消化能力和病情进行调整,逐步增加。婴幼儿以乳制品为主,较大儿童可逐渐增加蛋类、肝泥、肉末、鱼粉等高蛋白食物,必要时可使用酪蛋白水解物、氨基酸混合液或要素饮食。食物中应含有丰富的维生素和微量元素。

①能量计算:WHO建议小于3岁营养不良儿童的能量补充计算可分三步进行。第一步需维持现有体重,先计算出已获得的食物能量,再与现有体重所需的能量进行比较,逐渐增加到所需的能量;第二步再逐渐增加能量使体重达实际身高体重的P50百分位或均值,故按此体重计算应该获得的能量,又因营养不良儿童多有感染,能量需要应比正常儿童多增加33kJ/kg;第三步计算出生理需要量,即营养不良儿童的能量摄入按实际年龄的体重的P50百分位或均值计算。蛋白质从1~2g/(kg·d)逐渐增加至3~4.5g/(kg·d)。

②恢复指征:治疗后4~6月龄体重逐渐恢复正常,身长的追赶需更长时间。

③营养不良儿童病例举例:

男孩,1岁3月龄(15个月),Wt 7.7kg,Ht 73.6cm。

每天稀粥2餐,奶480mL,能量摄入约513kcal/d。

能量补充计划:

与实际体重比较(即维持实际体重所需能量)

Q=95kcal/(kg·d)×7.7kg=731.5kcal/d。

按实际身高的平均体重补充

Q=* 103kcal/(kg·d)×9.3kg(W/73.6cm)=957.9kcal/d。

(*补充感染损失,限于<3岁营养不良儿童)

按实际年龄的平均体重补充

Q=95kcal/(kg·d)×11.2kg(W/15月龄)=1064kcal/d。

注:1kcal=4.184kJ

需要注意的是，以上是按照能量补充的三个阶段分别计算，可以为临床实际应用提供参考。补充能量从达到 731.5kcal/d 开始，逐步增加达到 957.9kcal/d，最后实现 1064kcal/d。

如果条件允许，实验室的评估和持续监测将有助于指导治疗及预防并发症的发生。贫血患儿的体液状况必须谨慎监测，必要时可能需要小量输注红细胞。低钠血症和低钾血症、代谢性酸中毒和碱中毒也要监测其改善情况。警惕输液后可能出现的低钙血症。

(3)积极治疗原发病：中度或重度营养不良常常有相应的病因或疾病，要积极纠正消化道畸形，治疗腹泻、感染和消耗性疾病，如结核、心、肝、肾疾病。

(4)控制感染与其他合并症：适当采用抗生素控制感染性疾病，最常见的是胃肠道、呼吸道和皮肤感染。真菌感染的患儿，除支持治疗外，还要给予必要的抗真菌治疗和其他相应的处理。注意纠正低血糖等症状。

(5)药物：帮助消化功能的药物包括胃蛋白酶、胰酶和 B 族维生素。在补充足够的能量和蛋白质时，可适当使用蛋白同化类固醇制剂如苯丙酸诺龙，每次肌内注射 0.5～1mg/kg，每周 1～2 次，连续 2～3 周，可促进机体蛋白质合成，增进食欲。严重食欲缺乏患儿可肌内注射胰岛素 2～3U/d，2～3 周为一疗程；为避免发生低血糖，注射前可口服葡萄糖 20～30g。适当补充锌元素能提高味觉敏感度，促进食欲。

2.第二个阶段康复阶段(治疗后第 2～6 周)

可能需要继续给予抗生素治疗，如果联合应用无效可对抗生素进行适当调整，但必须有足够的证据才能继续使用抗生素，防止抗生素过度治疗。摄入热量达到不少于 48kJ/(kg·d)。这个阶段一般需要持续 4 周。此阶段允许每次根据患儿的食量喂养，可以促使摄入较多的能量和蛋白质。在此阶段可开始补铁治疗，严重贫血者可输注红细胞，轻、中度贫血可用铁剂治疗，2～3mg/(kg·d)，疗程 3 个月。铁能提升蛋白质的宿主防御机制。

3.第三阶段为家庭随访

第二个阶段结束后，水肿消失，感染得到控制，患儿对周围的环境表现出兴趣，并且胃口也得到恢复。自此进入随访阶段，可以按照需要，给患儿喂食追赶生长的饮食，给予患儿更多的感官刺激。喂养与正常儿童完全一样，但可以适当多一些热卡和蛋白质。

在患儿治疗的整个时间里，对父母开展相关的健康教育对持续有效的治疗和其他症状的预防至关重要，也直接关系到家庭随访阶段的成功。

(四)再喂养综合征

营养不良在治疗的任何时间段都可能出现再喂养综合征。再喂养综合征是指营养不良的患儿在急性营养康复中出现病情恶化，在临床并不少见。其特点是在重新喂养的第一周因摄入较多的营养物质，导致细胞摄入磷酸盐之后引起严重的低磷血症。血磷水平≤0.5mmol/L 会引起虚弱、横纹肌溶解综合征、中性粒细胞功能障碍、心肺衰竭、心律失常、癫痫、意识改变或者猝死。故在再喂养过程中必须监测血磷水平，如果血磷很低，应该同时补充磷酸盐以治疗严重低磷血症。

（五）营养不良的管理和教育

1. 营养不良的管理

营养不良儿出院后进入家庭随访阶段。建议在随访社区门诊建立营养不良儿童的专门档案，开展系统管理和随访，促进患儿的完全康复，提升患儿的生存质量。有条件的社区诊所或保健院，应该对所在社区的营养不良儿童给予定时家访，并根据个体的不同提出个体化的营养摄入、体格锻炼、认知能力包括学习能力、语言、交流等方面的建议和帮助。一般说来，营养不良儿童在出院后的第一个月，应该每周到社区诊所随访，得到保健医师的建议。之后，可以每两个月到诊所得到保健医师的评估和专业指导。

(1)食谱制定：可以为营养不良儿童量身制定相应的食谱，对食物的种类、配搭、进餐的时间和摄入量予以具体指导。

(2)建立有规律的生活节奏：营养不良儿童的良好的生活习惯的建立，对身体和智能的康复都非常重要。可以帮助父母一起制订计划，让患儿得到充足的睡眠，良好的感官刺激和适当的锻炼，建立有规律的作息。

(3)预防常见病：要尽量避免上呼吸道感染和腹泻的发生。一旦发生，要在医师的指导下进行治疗。

2. 健康教育与预防

对营养不良的父母要较为系统地进行与营养和生长发育有关的健康教育，对预防再次发生营养不良、患儿家庭随访期的继续康复和以后的生长发育都十分重要。

关于预防和干预儿童营养不良的措施已达成共识。干预措施主要由国家卫生和计划生育委员会负责实施，但其他相关部门的共同参与也很有必要，对国家卫生与计划生育委员会实施干预有帮助。关键干预措施在降低婴儿和儿童死亡率、降低低出生体重率和改善微量元素缺乏等方面有明显的成效。包括：

(1)促进母乳喂养：母乳喂养是预防婴儿期营养不良最有效的措施，也是成本效益最好的营养手段，在发展中国家要大力促进。

(2)促进适当和及时的辅食添加(在出生 6 个月时开始)：辅食添加又叫断乳期食物添加，母乳喂养儿在第 6 个月后开始添加，配方乳喂养儿可以在第 4 个月开始。

(3)促进卫生保健的行为:如:保证水的卫生,护理婴幼儿的人要经常用肥皂洗手,配方奶喂养要定时给奶瓶消毒等。

(4)补充微量营养素:如给孕期和哺乳期妇女及婴幼儿补充维生素 A 和铁,在北方地区补充维生素 D,尤其是早产儿。

(5)预防流行病:在疟疾流行地区对孕妇进行疟疾治疗和促进长效杀虫剂处理过的蚊帐的使用;在寄生虫流行地区进行驱虫治疗,在腹泻流行地区开展口服补液治疗。

(6)开展人群微量营养素的补充:在常用食品中强化微量营养素(比如在食用盐中强化碘),在主要食物如小麦、油和糖中强化铁、维生素 A 和锌。

婴幼儿营养不良的预防,社区参与也很重要。可以通过社区组织准妈妈和年轻的父母或监护人(如留守婴儿)进行基本的喂养知识宣传和开展相关的健康教育讲座,提高他们对早期营养重要性的认识并真正付诸于实践。

第六节　儿童肥胖症

超重/肥胖是指长期能量摄入超过消耗,导致体内过多的能量以脂肪的形式储存,脂肪组织的增加达到损害健康的程度。超重与肥胖是根据身体脂肪含量划分的不同状态。

一、病因

肥胖所带来的危害不亚于任何一种慢性病,而造成肥胖的原因多数是可预防和改变的环境行为因素。

(一)遗传因素

遗传因素在肥胖发生发展过程中的作用毋庸置疑,但对绝大多数肥胖患者而言,遗传因素的影响并非来自单基因的作用,而是呈现多基因的复合作用。

(二)膳食因素

尽管遗传因素导致个体对肥胖普遍易感,但导致肥胖的主要原因在于不良的生活模式和行为习惯。就儿童肥胖而言,家庭环境和父母行为是一个重要的驱动因素。儿童具有较强的仿效性和受引导性,父母的不良饮食行为及生活习惯会直接影响到孩子的行为。“三高一低”(高热量、高脂肪、高蛋白和低膳食纤维)的膳食习惯,导致能量摄入过多,影响能量平衡。

（三）运动过少

除基础代谢和产热消耗外，运动的多少直接决定热量的消耗。由于电视、电脑等的普及，儿童坐在屏幕前的时间延长，加上繁重的课业负担，其静坐时间增加，体力活动减少。此外，随着私家车不断普及，儿童上下学几乎都是以车代步，减少了锻炼机会，也降低了体内能量消耗，引起能量在体内蓄积转化为脂肪。学校内体育运动机会的减少也使得儿童缺少机体锻炼的氛围。

（四）宫内生长环境

胎儿在宫内的发育及母亲的营养状况，也对其出生后是否发展成肥胖产生影响。从胎儿期起，孩子的营养代谢就和母亲密切相关，妊娠期营养不良或营养过剩、宫内发育不良、低出生体重和巨大儿对孩子出生后的生长发育都会造成多方面的影响，他们在出生后和成年后发生肥胖的危险性显著增加。

（五）社会大环境

我国传统的育儿观念视“胖”为福气，对婴幼儿期和儿童期肥胖的危害认识不够。其次，由于日益加重的课业负担和竞争压力，使学校儿童长期处于紧张状态，睡眠时间减少。另外，食品、水、空气等环境污染可能也是导致肥胖的危险因素。

二、临床表现

（一）表现

肥胖可发生于任何年龄，最常见于婴儿期、5～6 岁和青春期，小儿食欲常旺盛、喜食甜食和含高脂食物。明显肥胖的儿童常有疲乏感。重度肥胖症中，1/3 患儿可出现睡眠性呼吸暂停，造成认知能力下降，甚至猝死。极少数严重肥胖者心肺负担加重，且肺换气量减少，造成低氧血症、红细胞增多、心脏扩大或出现充血性心力衰竭，嗜睡甚至死亡，称肥胖-换氧不良综合征。

体格检查可见患儿皮下脂肪丰满，但分布均匀。腹部膨隆下垂，严重肥胖者胸腹、臀部及大腿皮肤可出现白纹或紫纹；男性患儿因大腿内侧和会阴部脂肪过多，阴茎隐匿在脂肪组织中而被误诊为阴茎发育不良。因体重过重，走路时两下肢负荷过度可致膝外翻和扁平足。皮肤因皱褶加深，局部潮湿易引起皮肤糜烂、炎症。女孩胸部脂肪堆积应与乳房发育相鉴别，后者可触到乳腺组织硬结。

女孩月经初潮常提前；骨龄常超前；由于肥胖小儿性发育较早，故最终身高常略低于正常小儿。由于怕被别人讥笑而不愿与其他小儿交往，故肥胖小儿常有心理上的障碍，如自卑、胆怯、孤独等。

（二）检查

肥胖儿甘油三酯、胆固醇大多增高，严重患者血清 β 白蛋白也增高；常有高胰岛素血症，血生长激素水平减低，生长激素刺激试验的峰值也较正常小儿为低。肝脏超声波检查常有脂肪肝。肥胖患儿可有下列代谢及内分泌改变：

1. 体温调节与能量代谢

肥胖儿对外界体温的变化反应较不敏感，用于产热的能量消耗较正常儿少，使肥胖儿有低体温倾向。

2. 脂类代谢

肥胖儿常伴有血浆甘油三酯、胆固醇、极低密度脂蛋白（VLDL）及游离脂肪酸增加，但高密度脂蛋白（HDL）减少，故成人后易并发动脉硬化、冠心病、高血压、胆石症等疾病。

3. 蛋白质代谢

肥胖者嘌呤代谢异常，血尿酸水平增高，易发生痛风症。

4. 内分泌变化

内分泌变化在肥胖小儿较常见。

(1)甲状腺功能的变化：总 T_4、游离 T_4、总 T_3、游离 T_3、反 T_3、蛋白结合碘、吸^{131}碘率等均正常，下丘脑-垂体-甲状腺轴也正常，但发现 T_3 受体减少，被认为是产热减少的原因。

(2)甲状旁腺激素及维生素 D 代谢：肥胖儿血清 PTH 水平升高，25-$(OH)D_3$ 及 24,25-$(OH)_2D_3$ 水平也增高，可能与肥胖的骨质病变有关。

(3)生长激素水平的变化：肥胖儿血浆生长激素减少；睡眠时生长激素分泌高峰消失；在低血糖或精氨酸刺激下，生长激素分泌反应迟钝。但肥胖儿 IGF-1 分泌正常，胰岛素分泌增加，对生长激素的减少起到了代偿作用，故患儿无明显生长发育障碍。

(4)性激素的变化：女性肥胖患儿雌激素水平增高，可有月经不调和不孕；男性患儿因体内脂肪将雄激素芳香化转变为雌激素，雌激素水平增高，可有轻度性功能低下、阳痿，但不影响睾丸发育和精子形成。

(5)糖皮质激素：肥胖患儿尿 17-羟类固醇、17-酮类固醇及皮质醇均可增加，但血浆皮质醇正常或轻度增加，昼夜规律存在。

(6)胰岛素与糖代谢的变化：肥胖者有高胰岛素血症的同时又存在胰岛素抵抗，致糖代谢异常，可出现糖耐量减低或糖尿病。

三、诊断及鉴别诊断

（一）诊断

将同一身高人群体重的第 80 百分位数作为该身高人群的标准体重。体重超过同性别、同身高参照人群标准体重10%～19%者为超重;超过20%以上者便可诊断为肥胖症;20%～29%者为轻度肥胖;30%～49%者为中度肥胖;超过50%者为重度肥胖。是WHO推荐的方法之一,并认为是评价10岁以下儿童肥胖的最好指标。

体质指数(BMI)是评价肥胖的另一种指标。BMI是指体重和身高平方的比值(kg/m^2)。目前被国际上推荐为诊断肥胖的最常用指标。当BMI>同年龄、同性别的第95百分位数可诊断肥胖;第85～95百分位数为超重,并具有肥胖的风险。该指标适用于2～18岁的儿童。

确诊时须与可引起继发性肥胖的疾病鉴别。

(二)鉴别诊断

单纯性肥胖确诊时须与下列由各种遗传、内分泌、代谢性疾病引起的继发性肥胖鉴别:

1. Prader-Willi综合征

该综合征为常染色体显性遗传,与位于15q12的.SNRPN基因缺陷有关。1～3岁开始发病,呈周围型肥胖,面部特征为杏仁样眼、鱼样嘴、小鞍状鼻和内眦赘皮,身材矮小,智能低下,手脚小,肌张力低,外生殖器发育不良,到青春期常并发糖尿病。

2. Bardet-Biedl综合征

该综合征也称幼稚多指畸形综合征,为常染色体隐性遗传,呈周围型肥胖,1～2岁即开始肥胖,智能轻度低下,视网膜退行性病变,多指趾,成人有性功能减低。

3. Alstrom综合征

该综合征常染色体隐性遗传,呈中央型肥胖,2～5岁即开始肥胖,仅男性有性功能减低,视网膜色素变性、失明,神经性耳聋,糖尿病,智商正常。

4. 肥胖性生殖无能综合征

该综合征继发于下丘脑及垂体病变如肿瘤,其体脂主要分布在颈、颏下、乳房、下肢、会阴及臀部,手指、足趾纤细,身材矮小,低血压、低体温,第二性征延迟或不出现。

5. 其他内分泌疾病

如肾上腺皮质增生症、甲状腺功能减退症、生长激素缺乏症等虽有体脂增多的表现,但均有其特点,故不难鉴别。

四、治疗

肥胖症的治疗原则是减少产热能性食物的摄入和增加机体对热能的消耗,使体内脂肪不断减少，体重逐步下降。治疗的目的是使体脂减少接近其理想状态，同时又不影响儿童身体健康及生长发育为原则。应采用行为矫正、饮食调整和适量运动综合治疗，药物治疗效果不很肯定，外科手术治疗的并发症严重，不宜用于小儿。

（一）行为矫正

纠正儿童不良饮食习惯首先应从改变家庭不良饮食习惯和生活方式做起，养成戒绝晚餐过饱、吃夜宵、偏食、吃零食、进食太快的习惯，少吃煎、炸、快餐等高能量食品，避免看电视、玩游戏机时间太长等。

（二）饮食疗法

由于儿童正处于生长发育阶段以及肥胖治疗的长期性，提供的能量应低于机体的能量消耗又必须能满足基本的营养和能量需要，故多推荐低脂肪、低碳水化合物和高蛋白膳食方案。能量的供给可按：＜6 个月 460kJ(110cal)/(kg·d)，6～9 个月 376kJ(90cal)/(kg·d)，＜5 岁 2508～3344kJ(600～800cal)/d，5～10 岁为 3044～4180kJ(800～1000cal)/d，10～14 岁为 4180～5016kJ(1000～1200cal)/d。能量分配为：脂肪、碳水化合物、蛋白质分别为 20%～25%、40%～45%和 30%～35%，低脂饮食可迫使机体消耗自身的脂肪储备，但也会使蛋白质分解，故需同时供应优质蛋白质，其量为 1.5～2.5g/(kg·d)，才能保证在减轻体重的同时肌肉组织不萎缩。碳水化合物分解成葡萄糖后会强烈刺激胰岛素分泌，从而促进脂肪合成，故必须适量限制。食物的体积在一定程度上会使患儿产生饱腹感，故应鼓励其多吃体积大而热能低的蔬菜类食品，其纤维还可减少糖类的吸收和胰岛素的分泌，并能阻止胆盐的肠肝循环，促进胆固醇排泄，且有一定的通便作用。萝卜、胡萝卜、青菜、黄瓜、番茄、莴苣、苹果、柑橘、竹笋等均可选择。

良好的饮食习惯对减肥具有重要作用，如避免晚餐过饱、不吃夜宵、不吃零食、少吃多餐、细嚼慢咽等。平时不要让患儿看到美味食品，以免引起食欲中枢兴奋。每周最好能减少体重 0.5kg。

（三）运动疗法

适当的运动能促使脂肪分解，减少胰岛素分泌，使脂肪合成减少，蛋白质合成增加，促进肌肉发育。肥胖小儿常因动作笨拙和活动后易累而不愿锻炼，可鼓励和选择患儿喜欢和有效易于坚持的运动，如晨间跑步、散步、做操、爬楼梯、跳绳等，每天坚持至少运动 30 分钟，活动量以运动后轻松愉快、不感到疲劳为原则。运动要循序渐进，不要求之过急。如果运动后疲惫不堪、心慌气促以及食欲大增均提示活动过度。

（四）心理治疗

应经常鼓励儿童坚持控制饮食及加强运动锻炼，增强减肥的信心。鼓励小儿多参加集体活动，改变其孤僻、自卑的心理，帮助小儿建立健康的生活方式，学会自我管理的能力。

（五）药物治疗

一般不主张儿童应用药物降低食欲或增加消耗，因该类药物疗效不持久且不良反应大。苯丙胺类和氯苯咪吲哚类等食欲抑制剂以及甲状腺素等增加消耗类药物对儿童均应慎用。

第四章

儿科疾病中医治疗

第一节　哮喘

哮喘是一种发作性痰鸣气喘的常见肺系疾病。哮指声响言，喘指气息言，哮必兼喘，故通称哮喘。临床以呼吸困难，呼多吸少，不能平卧，喉间有水鸣声为特征。古代医籍对哮喘记载甚多。《丹溪心法・喘论》首先命名"哮喘"，提出"哮喘专主于痰"，并有哮证已发攻邪为主，未发则以扶正为要的论述。《幼科发挥・哮喘》指出："小儿素有哮喘，遇天雨而发者……或有喘疾，遇寒冷而发，发则连绵不已，发过如常，有时复发，此为宿疾，不可除也。"认识到本病反复发作，难以根治的临床特点。

本病发作有明显的季节性，冬春二季及气候骤变时易于发作。发病年龄以1～6岁为多见，大多在3岁以内初次发作。多数患儿可经治疗缓解或自行缓解，部分儿童哮喘在青春发育期可完全缓解。接受正确治疗和调护的患儿，随年龄的增长，大都可以终生控制而不发作。但如治疗不当，长时间反复发作，会影响肺的功能，易造成肺肾两虚，喘息持续，难以缓解，甚至终生不得控制或危及患儿生命。

西医学称哮喘为支气管哮喘，简称哮喘。

一、病因病机

（一）内因

小儿禀赋不足，脾虚湿盛，或因后天失养，或病后体弱，导致肺、脾、肾三脏不足。此类小儿，在乳儿期即多生奶癣、虚胖、多汗、痰多、面白、发稀，表现为先天不足，脾虚湿盛，痰饮留伏的体质特点，这是哮喘发病的内在因素。先天因素与家族遗传相关，如《普济本事方・卷一》所述的"母子相传"致病。由于先天不足，后天失调，而致肺、脾、肾三脏功能失调，痰饮内生，蕴伏于肺，成为哮喘反复发病的基础。

（二）外因

气候骤变，冷暖失调，感受外邪，是哮喘发病的主要外因，其他，如接触异物、饮食不慎、劳倦内伤、情志过极等也为哮喘发病之诱因。如《时方妙用·哮证》述哮喘之因："一遇风寒暑湿燥火六气之伤即发，伤酒伤食亦发，动怒动气亦发，劳役……亦发。"感受外邪、接触异物、饮食所伤、劳倦过度、七情刺激等因素，均可引发触动伏痰，痰随气升，气因痰阻，痰气搏结，阻塞气道，搏击喉间，发为咳嗽喘促，喉间哮鸣。由于先天体质因素，痰饮留伏，每遇外邪或其他过敏因素相引，极易引而发病，故反复发作，缠绵难愈。

因体质及感邪不同，哮喘发病有寒热虚实之别，但病程中可相互转化。风寒入里，或寒痰内蕴，郁而化热而现热证；热证久延，或多用寒凉可使病从寒化，而现寒证；若痰热内蕴，风寒外袭则发为寒热夹杂证。若哮喘反复，病程迁延，寒痰久伏可耗气伤阳；痰热久蕴可灼液伤阴，病可从实转虚，而现正虚痰盛，虚实夹杂证。

缓解期，邪气已去，痰饮未动，以正虚为主。因肺、脾、肾三脏关系密切，久病迁延，常母子为病相互累及，先天后天相互影响，致肺虚及脾，久病及肾，脾肾不足又可导致肺虚痰阻，易反复外感，宿根难除。故缓解期常见肺脾气虚、脾肾阳虚、肺肾阴虚等两脏或三脏同病征象。因体虚常复感外邪或脾胃积滞、蕴热，亦可见虚实夹杂之证，更易使病情反复发作，迁延不愈。小儿哮喘以肺脾虚多见，青少年因哮喘日久不愈，可兼见肾虚。

二、辨证论治

（一）发作期

1. 寒性哮喘

主症：咳嗽气喘，喉间哮鸣，痰白清稀或有沫，形寒肢冷，鼻流清涕，面色淡白，恶寒无汗，舌淡红，苔白滑，脉浮滑。

治法：温肺散寒，化痰定喘。

例方：小青龙汤合三子养亲汤加减。

用药：麻黄、桂枝、细辛、干姜、半夏、白芥子、紫苏子、莱菔子、白芍、五味子。

方解：麻黄、桂枝宣肺散寒；细辛、干姜、半夏温肺化饮；白芥子、紫苏子、莱菔子行气化痰。白芍配桂枝，有解表和营、缓急平喘之功；五味子与细辛相伍，一酸一辛，一收一散，共达敛肺平喘之力。本证不单用白芍、五味子，以免酸敛收涩留邪。

加减：咳嗽重者加紫菀、款冬花、旋覆花化痰止咳；哮吼甚者加射干、地龙解痉祛痰平喘；气逆者加赭石降气。若表寒不重，可用射干麻黄汤加减。

2. 热性哮喘

主症：咳嗽喘息，声高息涌，喉间哮吼痰鸣，咳痰稠黄，胸膈满闷，身热，面赤，口干，咽红，尿黄，大便秘结，脉滑数。

治法：清肺涤痰，止咳平喘。

例方：麻杏石甘汤合苏葶丸加减。

用药：麻黄、生石膏、黄芩、杏仁、前胡、葶苈子、紫苏子、桑白皮、射干、瓜蒌皮、枳壳。

方解：麻黄、生石膏、黄芩宣肺清热；杏仁、前胡宣肺止咳；葶苈子、紫苏子、桑白皮泻肺平喘；射干、瓜蒌皮、枳壳降气化痰。

加减：喘急者加地龙清热解痉、涤痰平喘；痰多者加胆南星、竹沥豁痰降气；咳甚者加炙百部、炙款冬花宣肺止咳；热重者加栀子、虎杖、鱼腥草清热解毒；咽红重者加重楼、山豆根、板蓝根解毒利咽；大便秘结者加瓜蒌子、枳实、大黄降逆通腑。若表证不著，喘息咳嗽，痰鸣，痰色微黄，可选用定喘汤加减，方中白果与麻黄配伍，有很好的敛肺平喘作用，是为主药。

3. 外寒内热

主症：喘促气急，咳嗽痰鸣，喷嚏，鼻塞流清涕，或恶寒发热，咳痰黏稠色黄，口渴，大便秘结，尿黄，舌红，苔白，脉滑数或浮紧。

治法：解表清里，定喘止咳。

例方：大青龙汤加减。

用药：麻黄、桂枝、生姜、生石膏、生甘草、白芍、五味子。

方解：麻黄、桂枝、生姜温肺平喘；生石膏清里热；生甘草和中；白芍、五味子敛肺。

加减：热重者加黄芩、鱼腥草清其肺热；咳喘哮吼甚者加射干、桑白皮泻肺清热；痰多者加半夏、陈皮、紫苏子辛温化痰，或用葶苈子泻肺涤痰；痰热明显者加地龙、僵蚕、黛蛤散、竹沥清化痰热。

4. 肺实肾虚

主症：哮喘持续不已，喘促胸满，动则喘甚，面色不华，咳嗽痰多，喉间痰鸣，畏寒肢冷，神疲纳呆，小便清长，舌淡，苔薄腻，脉细弱。

治法：泻肺补肾，标本兼顾。

例方：偏于上盛者用苏子降气汤加减；偏于下虚者用都气丸合射干麻黄汤加减。

用药：偏于上盛者：紫苏子、杏仁、前胡、半夏、厚朴、陈皮、肉桂、当归、紫菀、款冬花、人参、五味子；偏于下虚者：山茱萸、熟地黄、补骨脂、怀山药、茯苓、款冬花、紫菀、半夏、细辛、五味子、麻黄、射干。

方解：偏于上盛者：紫苏子、杏仁、前胡、半夏降气化痰；厚朴、陈皮理气燥湿化痰；肉桂温肾化气，以行水饮；配当归活血调营；紫菀、款冬花温润化痰平喘。亦可加人参、五味子益气敛肺。偏于下虚者：山茱萸、熟地黄、补骨脂益肾培元；怀山药、茯苓健脾益气；款冬花、紫菀温润化痰；半夏、细辛、五味子化饮平喘；麻黄、射干宣肺祛痰平喘。

加减：动则气短加胡桃肉、紫石英、诃子摄纳补肾；畏寒肢冷加附子、淫羊藿行气散寒；痰多色白，屡吐不绝者加白果、芡实补肾健脾化痰；发热，咳痰色黄黏稠者加黄芩、冬瓜子、金荞麦。

（二）缓解期

1. 肺脾气虚

主症：多反复感冒，气短自汗，咳嗽无力，面白少华，神疲懒言，形瘦纳差，大便溏，舌质淡，苔薄白，脉细软。

治法：健脾益气，补肺固表。

例方：人参五味子汤合玉屏风散加减。

用药：人参、五味子、茯苓、白术、黄芪、防风、百部、橘红。

方解：人参、五味子补气敛肺；茯苓、白术健脾补气；黄芪、防风益气固表；百部、橘红化痰止咳。

加减：汗出甚者加煅龙骨、煅牡蛎固涩止汗；痰多加半夏、天竺黄化痰；纳谷不香加焦神曲、谷芽消食助运；腹胀加木香、枳壳理气；便溏加怀山药、炒白扁豆健脾化湿。

2. 脾肾阳虚

主症：面色苍白，形寒肢冷，脚软无力，动则气短心悸，腹胀纳差，大便溏泄，舌质淡，苔薄白，脉细弱。

治法：健脾温肾，固摄纳气。

例方：金匮肾气丸加减。

用药：附子、肉桂、鹿角片、山茱萸、熟地黄、淫羊藿、怀山药、茯苓、胡桃肉、五味子、白果。

方解：附子、肉桂、鹿角片温肾补阳；山茱萸、熟地黄、淫羊藿补益肝肾；怀山药、茯苓健脾；胡桃肉、五味子、白果敛气固摄。

加减：虚喘明显者加蛤蚧、冬虫夏草补肾纳气；咳甚加款冬花、紫菀止咳化痰；夜尿多加益智、菟丝子、补骨脂补肾固摄。

3. 肺肾阴虚

主症：咳嗽时作，面色潮红，夜间盗汗，消瘦气短，手足心热，夜尿多，舌质红，苔花剥，脉细数。

治法：养阴清热，补益肺肾。

例方：麦味地黄丸加减。

用药:麦冬、百合、五味子、山茱萸、熟地黄、枸杞子、怀山药、牡丹皮。

方解:麦冬、百合润养肺阴;五味子益肾敛肺;山茱萸、熟地黄、枸杞子、怀山药补益肾阴;牡丹皮清热。

加减:盗汗甚者加知母、黄柏清热敛汗;呛咳不爽加百部、北沙参养阴止咳;潮热加鳖甲、青蒿清虚热。

三、单验方

(一)宣白平喘汤

炙麻黄 6g,皂角 6g,炙甘草 3g,桑白皮 10g,冬瓜子 10g,杏仁 10g,黛蛤粉(包煎)20g,石膏(先煎)20g。

加减:鼻塞流清涕者,加荆芥、前胡各 10g,蝉蜕 5g;咳吐白沫痰量多者,去石膏,加陈皮 6g,半夏 10g;咳吐内浓痰而量多者,加胆南星 6g,蒲公英 20g;有湿疹者,加苦参 5g;阳虚者去生石膏,加制附子(先煎)、细辛各 3g:阴虚者加北沙参、麦冬各 10g;或山药、山茱萸各 10g;喘甚者加地龙 10g,胡颓子叶 20g。上药为 3 岁以上患儿 1 日量。小于 3 岁者用量酌减。

功效:清热化痰,利肺平喘。

(二)止咳平喘汤

炙麻黄 5g,杏仁 6g,黄芩 6g,川贝母 6g,茶叶 6g,生石膏(先煎)20g,桑白皮 15g,甘草 3g,白果 3g。

加减:鼻塞流清涕者加荆芥 6g,前胡、蝉蜕各 5g;咳吐白沫痰量多者去生石膏,加半夏、陈皮各 6g;咳吐黄浓痰而量多者加胆南星、瓜蒌各 10g;湿疹者加地肤子 10g,苦参 5g;喘甚者加地龙 10g,葶苈子 6g;阴虚者加北沙参、麦冬各 10g;阳虚者去石膏加细辛 6g。每日 1 剂,水煎,分 3～5 次温服。

功效:泻肺平喘,敛肺缓急。

(三)银黄三拗汤

金银花 6～8g,杏仁 6～8g,浙贝母 6～8g,前胡 6～8g,枇杷叶 6～8g,木香 6～8g,蒲公英 8～10g,槟榔 8～10g,黄芩 3～6g,麻黄 3～5g,枳壳 4～6g,甘草 3g。

加减:肺寒咳喘加款冬花 6～8g,地龙 6g;发热有表证加荆芥、防风各 6g;高热加生石膏(先煎)8～10g;扁桃体肿大充血加牛蒡子、玄参各 6～8g;如无便干结者,有纳呆则去槟榔、木香改为神曲、熊山楂各 8～10g;兼肺阴虚者加沙参、麦冬各 6～8g。每日 1 剂,水煎 2 次,浓缩成 100mL,分 3 或 4 次服完。

功效:清肃肺热,理气化痰。

（四）平喘汤

炙麻黄3～7g，杏仁3～5g；钩藤3～5g，白果4～6g，半夏3～6g，连翘6～9g，茯苓6～10g，车前子（包煎）6～15g。

加减：寒重者加干姜2g，细辛0.5～1.5g；有热象者加石膏6～15g；痰多者加前胡3～6g；久咳伴气虚、血虚者加党参6～15g，白术4～6g，当归3～6g。依据患儿年龄、体质、病情轻重剂量可适当调整。每日1剂，水煎，分3～5次温服。

功效：降逆止咳，敛肺化痰。

（五）蛤海散

蛤蚧80g，海螵蛸100g，焙干研成细末。每次6g（临服时加白糖2等份矫味）温开水送服，每日服3次，连服4个月。功效补肾定喘摄纳。

四、中成药

（一）小儿治哮灵片

组成：地龙、麻黄、侧柏叶、射干、紫苏子、黄芩、金钟茵陈、白鲜皮、苦参、甘草、细辛、川贝母、橘红、僵蚕、冰片。

主治：止哮、平喘、镇咳、化痰、强肺、脱敏。用于小儿哮、咳、喘等症，支气管哮喘，喘息性支气管炎。

用法：口服。3岁以内，每次2～4片；3～6岁，每次4～6片；6～12岁，每次6～8片，每日3次。

规格：每片0.094g。24片×2板/盒。

（二）小儿治喘灵口服液

组成：熟地黄、山药、桂枝、黄芪、沙参、白果、白术。

主治：益肾定喘，用于小儿哮喘反复发作者。

用法：每次5～10mL，每日3次。

规格：每支10mL，10支/盒。

（三）咳喘平

组成：板蓝根、葶苈子、浙贝母、桔梗、甘草。

主治：清热化痰、止哮平喘。用于哮喘发作期。

用法：每次2～4片，每日3次口服。

规格：糖衣片。24片/盒。

第二节　肺炎

肺炎是小儿常见的肺系疾病，临床以发热、咳嗽、痰壅、气喘、甚或气急鼻煽为特征。本病多见于婴幼儿，而且年龄越小，发病率越高，症状越重，是引起婴儿死亡的主要原因，占5岁以下儿童死亡总数的1/4～1/3，为世界卫生组织所列全球3种重要儿科疾病之首。本病一年四季均见，北方多见于冬春季节，南方多见于夏季。

一、病因病机

（一）外邪侵袭

风、寒、暑、湿、燥、火六淫之邪乘小儿身体虚弱、卫外功能不固之机，或从口鼻而入，或从皮毛而侵，内犯于肺，闭阻肺气，肺失宣肃而引发本病。

（二）天行疫疠

气候不正，寒温反常，致使天行疫疠，瘟疫横行，侵入犯肺，而发于本病。

（三）胎禀不足

父母身体虚弱，精血亏虚而致胎元不足；或胎孕之时，母体虚弱，营养不良或罹患慢性疾病；或因早产，导致小儿胎禀不足，体质虚弱，卫外不固，遇天气变化或调护不当则感受外邪，引发本病。

（四）后天失养

饮食不当，饥饱不调，损伤了小儿脾胃，后天失养，化源不足，致体质下降，御病能力下降而易发本病。而且因于脾胃虚弱，运化失职，可致痰浊内生，上贮于肺而引发本病。

（五）久病失养

小儿病久失养，损伤正气，卫外能力更显不足，易于外感而发病。

因此，引发肺炎的病因主要有内因和外因两大类。一般认为，本病的发生主要源于外邪侵袭。外感之邪主要包括六淫之邪与疫疠之邪。内因主要责之于先天不足或后天失养。先天禀赋不足，小儿体质虚弱，卫外功能较弱，遇有天气骤变或调护不当，易感受外邪而发病。如早产儿、先天性心脏病、先天愚型等患儿较之正常儿童更易罹患本病。小儿养育失宜，饮食不节不当，易损伤小儿稚嫩的脾胃功能，导致后天化源不足，无力供养脏腑百骸，正气乏源而虚弱，也是易发本病的内因之一。比如佝偻病、贫血等患儿易患本病。由于长期罹患其他慢性疾病，久病失养，至其卫外功能低弱，稍有不慎，便易感外邪，迅速传变，发为本病。由于基础病的存在，一旦合并肺炎，很容易转重转危，甚至引起死亡。

疾病初起，外邪由口鼻、皮毛而入，首先侵犯肺卫，致肺气失于宣发，清肃之令失行，出现发热、咳嗽、鼻塞、气促等症。此时，若小儿正气充实，病邪轻浅，调治得当，则正胜邪退，是谓初期或轻症。

邪毒化热化火，痰热互结，闭阻肺络，壅盛于肺，出现高热持续，咳喘加重，甚至张口抬肩、摇身撷肚、喉间痰鸣、声如拽锯，舌质红绛或紫暗的症状，是肺炎的极期或重症。

肺炎恢复期，痰热渐退，肺络得通，肺的宣发肃降功能逐步恢复正常，表现为正虚邪恋的阴虚肺热证或肺脾气虚之证。

叶天士云："小儿体禀纯阳，六气着入，皆从火化。"又云："温邪上受，首先犯肺，逆传心包。"本病的发生发展存在着正邪交争进退的演变。在疾病早期或极期，如若热毒炽盛，化火动风，内陷厥阴，则会出现惊风、抽搐、昏迷等邪陷心肝之变证。另一方面，由于痰热胶结，闭阻肺络，致气血瘀阻，心失所养，导致心阳虚衰，出现面色苍白、呼吸浅促、口唇发绀、右胁下痞块迅速增大、四肢厥冷等症状，甚至出现心阳暴脱的危候。

此外，由于肺脾为母子之脏，在疾病过程中，肺病及脾，胃失和降，可出现呕吐、腹泻、腹胀等症；而脾湿生痰，痰阻肺络，又加重咳喘、痰多的症状。

二、辨证论治

（一）常证

1. 风寒闭肺

主症：恶寒发热，无汗，呛咳气急，痰白而稀，口不渴，咽不红，舌质不红，舌苔薄白或白腻，脉浮紧，指纹浮红。

治法：辛温宣肺，化痰止咳。

例方：华盖散加减。

用药：麻黄、杏仁、荆芥、防风、桔梗、白前、紫苏子、陈皮。

方解：麻黄、杏仁散寒宣肺；荆芥、防风解表散寒；桔梗、白前宣肺止咳；紫苏子、陈皮化痰平喘。

加减：恶寒身痛重者加桂枝、白芷温散表寒；痰多，苔白腻者加半夏、莱菔子止咳化痰。若寒邪外束，内有郁热，症见发热口渴、面赤心烦、苔白脉数者，则宜用大青龙汤表里双解。

2. 风热闭肺

主症：发热恶风，咳嗽气急，微有汗出，痰多，痰黏稠或黄，口渴咽红，舌红，苔薄白或黄，脉浮数。重证则见高热烦躁，咳嗽微喘，气促鼻煽，喉中痰鸣，面红，尿黄，大便干，舌质红，舌苔黄，脉滑数，指纹紫滞。

治法：辛凉宣肺，清热化痰。

例方：银翘散合麻杏石甘汤加减。

用药：麻黄、杏仁、生石膏、甘草、金银花、连翘、薄荷、桑叶、桔梗、款冬花、前胡。

方解：麻黄，杏仁、生石膏、甘草宣肺清热；金银花、连翘、薄荷解表清热；桑叶、桔梗、款冬花、前胡宣肺止咳。

加减：咳剧痰多者加大贝母、瓜蒌皮、天竺黄清化痰热；发热，咽痛，加蝉蜕、板蓝根清热利咽；热重者加黄芩、栀子、鱼腥草清肺泻热；夹有积滞者，加莱菔子、全瓜蒌化痰通腑。

3.痰热闭肺

主症：发热烦躁，咳嗽喘促，气急鼻煽，喉间痰鸣，口唇发绀，面赤口渴，胸闷胀满，泛吐痰涎，舌质红，舌苔黄，脉象弦滑。

治法：清热涤痰，开肺定喘。

例方：五虎汤合葶苈大枣泻肺汤。

用药：麻黄、杏仁、前胡、生石膏、黄芩、鱼腥草、甘草、桑白皮、葶苈子、紫苏子、细茶。

方解：麻黄、杏仁、前胡宣肺止咳；生石膏、黄芩、鱼腥草、甘草清肺泻热；桑白皮、葶苈子、紫苏子泻肺涤痰；细茶肃肺化痰。

加减：痰盛者加大贝母、天竺黄、鲜竹沥清化痰热；热甚者加栀子、虎杖清泻肺热；热盛便秘，痰壅喘急加生大黄，或用牛黄夺命散涤痰泻火；面唇青紫者加紫丹参、赤芍活血化瘀。

4.毒热闭肺

主症：高热持续，咳嗽剧烈，气促鼻煽，喘憋，涕泪俱无，鼻孔干燥，面赤唇红，烦躁口渴，小便短黄，大便秘结，舌红而干，舌苔黄腻，脉滑数。

治法：清热解毒，泻肺开闭。

例方：黄连解毒汤合麻杏石甘汤加减。

用药：炙麻黄、杏仁、枳壳、黄连、黄芩、栀子、生石膏、知母、生甘草。

方解：炙麻黄、杏仁、枳壳宣肺开闭；黄连、黄芩、栀子清热解毒；生石膏、知母、生甘草清解肺热。

加减：热重者加虎杖、蒲公英、败酱草清热解毒；腹胀大便秘结者加生大黄、玄明粉通腑泻热；口干鼻燥，涕泪俱无者加生地黄、玄参、麦冬润肺生津；咳嗽重者加前胡、款冬花宣肺止咳；烦躁不宁加白芍、钩藤清心宁神。

5. 阴虚肺热

主症：病程较长，低热盗汗，干咳无痰，面色潮红，舌质红乏津，舌苔花剥、少苔或无苔，脉细数。

治法：养阴清肺，润肺止咳。

例方：沙参麦冬汤加减。

用药：沙参、麦冬、玉竹、天花粉、桑白皮、炙款冬花、白扁豆、甘草。

方解：沙参、麦冬、玉竹、天花粉养阴清肺；桑白皮、炙款冬花肃肺润燥止咳；白扁豆、甘草益气和胃。

加减：余邪留恋，低热起伏者加地骨皮、知母、黄芩、鳖甲、青蒿滋阴清热；久咳者加百部、枇杷叶、百合、诃子敛肺止咳；汗多者加龙骨、牡蛎、酸枣仁、五味子敛阴止汗。

6. 肺脾气虚

主症：低热起伏不定，面白少华，动则汗出，咳嗽无力，喉中痰嘶，食欲不振，大便溏薄，舌质偏淡，舌苔薄白，脉细无力。

治法：补肺健脾，益气化痰。

例方：人参五味子汤加减。

用药：人参、茯苓、炒白术、炙甘草、五味子、百部、橘红。

方解：人参、茯苓、炒白术、炙甘草益气健脾，培土生金；五味子敛肺止咳；百部、橘红止咳化痰。

加减：咳嗽痰多者去五味子，加半夏、陈皮、杏仁化痰止咳；咳嗽重者加紫菀、款冬花宣肺止咳；动则汗出重者加黄芪、龙骨、牡蛎固表止汗；若汗出不温加桂枝、白芍温卫和营；食欲不振者加焦山楂、焦神曲、炒麦芽健胃助运；久泻不止者加白扁豆、山药、煨木香、煨诃子健脾止泻。

（二）常证

1. 心阳虚衰

主症：突然面色苍白，口唇发绀，呼吸困难，或呼吸浅促，额汗不温，四肢厥冷，烦躁不安，或神萎淡漠，右肋下出现痞块并渐增大，舌质略紫，苔薄白，脉细弱而数，指纹青紫，可达命关。

治法：温补心阳，救逆固脱。

例方：参附龙牡救逆汤加减。

用药：人参、附子、龙骨、牡蛎、白芍、甘草。

方解：人参大补元气；附子回阳救逆；龙骨、牡蛎潜阳敛阴；白芍、甘草和营护阴。

加减：气阳虚衰者亦可用独参汤，或参附汤少量频服以救急，气阴两竭者加麦冬；右肋下痞块等血瘀重者可酌加红花、丹参等活血化瘀之品。

2. 邪陷厥阴

主症：壮热烦躁，神昏谵语，四肢抽搐，口噤项强，两目窜视，舌质红绛，指纹青紫，可达命关，或透关射甲。

治法：平肝息风，清心开窍。

例方：羚角钩藤汤合牛黄清心丸加减。

用药：羚羊角粉、钩藤、茯神、白芍、生地黄、甘草、黄连、黄芩、栀子、郁金。另服牛黄清心丸。

方解：羚羊角粉、钩藤平肝息风；茯神安神定志；白芍、生地黄、甘草滋阴而缓急解痉；黄连、黄芩、栀子清热泻火解毒；郁金解郁开窍。

加减：昏迷痰多者加石菖蒲、胆南星，竹沥、猴枣散等豁痰开窍；高热神昏抽搐者，可选加紫雪丹、安宫牛黄丸、至宝丹等成药。

三、单验方

（一）泻肺化痰汤

紫苏子 10g，黄芩 10g，枳壳 10g，葶苈子 10g，瓜蒌 10g，射干 10g。

加减：若发热加柴胡 10g；虚热（体温不高但热）加白薇；火盛加寒水石 10g；低热加地骨皮 10g；咳重加桑白皮 10g；喘重加麻黄 5g；伴哮加地龙 10g；痰多加半夏 10g；胸闷加青皮 5g；惊惕加蝉蜕 10g；烦躁加白芍 10g；抽搐加羚羊角 1g；食少加石斛 10g；呕吐加竹茹 10g；腹胀加枳壳 10g；脘满加麦芽 10g；大便稀加白术 10g；尿赤加竹叶 10g。方中剂量适用于 3 岁病儿，1 日量，水煎 2 次，取汁 100mL，分 3 或 4 次服。

功效：泻肺定喘，解毒化痰。

（二）麻黄石膏汤加减

生麻黄 1.5g，生石膏 15g，金银花 9g，连翘 9g，杏仁 9g，炒葶苈子 6g，天竺黄 6g，瓜蒌皮 6g，玄参 6g，生甘草 3g。

加减：若见风寒未解，痰热内盛的寒包热郁型肺炎，拟方去金银花、连翘，加桂枝 6g，淡豆豉 6g，生麻黄加重至 3g。若大便不通加生地黄、枳实；若热退咳嗽未平，肺部啰音不净，生麻黄易炙麻黄，去金银花、连翘，加炒紫苏子、炒莱菔子、地龙各 6g。2 岁以下及病轻者每日 1 剂，2 周岁以上及病重者每日 2 剂。加水煎 2 遍，去渣，将药液混合在一起 80～100mL，每隔 4 小时服 20～25mL。

功效：清宣开闭，豁痰平喘。

（三）生脉散合麻杏石甘汤

太子参 6g，杏仁 6g，麦冬 4g，五味子 4g，麻黄 3g，甘草 3g，生石膏（先煎）10g。

加减：病程长、气虚者加黄芪 15g，当归 5g，酌减麻黄用量：有瘀血者加丹参 10g；兼热毒盛者加鱼腥草、板蓝根各 10g，酌减五味子；喘甚者加射干、紫苏子、地龙各 5g；湿啰音多者加车前子（包煎）、茯苓各 5g。每日 1 剂，水煎，分 2 次温服。

功效：清热止咳，益气养阴。

（四）清热散

玄参 30g，生石膏（先煎）30～60g，桑叶 15g，炙麻黄 3～6g，蝉蜕 12g，牛蒡子 15g。

加减：咳喘者加杏仁 12g；痰甚者加陈皮 20g，胆南星 10g；呕吐者加竹茹 10g，生姜 3 片；大便干者加大黄（后下）6g。每日 1 或 2 剂，水煎 2 次，取 200mL 分 3 次温服。3 岁以下每次服 50～80mL；3 岁以上每次服 100～150mL。

功效：发散风热，清热化痰。

（五）泻肺调中汤

桑白皮 6g，山药 6g，地骨皮 6g，黄芩 5g，薄荷（后下）3g，桔梗 3g，枳壳 3g，陈皮 3g，甘草 3g。

加减：有表寒征象者加黄芪 6g，防风 3g，细辛 2g；里热亢盛者加生石膏（先煎）6～8g，前胡、葛根各 6g，知母 4g；痰多气逆，舌苔白腻者加半夏 4g；气阴两伤明显者加人参（另炖兑服）、麦冬各 5g；邪陷厥阴，神昏高热抽搐者加用安宫牛黄丸；心阳虚衰者加用参附汤。每日 1 剂，水煎，分 2 次温服。

功效：清泻肺热，理气调中。

四、中成药

（一）小儿清肺冲剂

组成：石膏、麻黄、黄芩、桑白皮，紫苏子、苦杏仁、地骨皮、甘草。

主治：具有止咳化痰、清热宣肺之功效。适用于温热闭肺证，痰热蕴肺证。

用法：每服 1 袋，每日 3 次。周岁以内酌减，5 岁以上酌加。

规格：颗粒剂。①5g×6 袋/盒。②2.5g×12 袋/盒。

（二）五粒回春丹

组成：胆南星、防风、竹叶、茯苓、僵蚕、麻黄、贝母、牛黄、羚羊角等。

主治：解表透疹，清热化痰之功效。可用于痰热较盛者。

用法：每次 5 粒，每日 2 次，用芦根、薄荷煎汤或温开水空腹送下。3 岁以下酌减。

规格：丸剂，每瓶60粒。

（三）小儿牛黄散

组成：钩藤、僵蚕（麸炒）、天麻、全蝎、黄连、大黄、胆南星（酒炙）、浙贝母、天竺黄、半夏（制）、橘红、滑石、人工牛黄、朱砂、麝香、冰片。

主治：具有清热镇惊，祛风化痰之功效。适用于痰热壅盛，气逆而咳，大便干燥者。

用法：每服半瓶，每日2次，以大便通畅为指征，即可停服。周岁以内酌减。

规格：每支0.9g。

（四）痰热清注射液

组成：黄芩、熊胆粉、山羊角、金银花、连翘。

主治：清热解毒化痰。用于小儿急性支气管炎、急性肺炎等呼吸道感染。

用法：20mL加入5%葡萄糖注射液或0.9%生理盐水250mL内静脉滴注，每日1次。

规格：注射液，每支20mL。

第三节　厌食症

厌食症是指小儿较长时期见食不贪，食欲缺乏。现代研究表明，小儿厌食多与微量元素缺乏有关，尤其是锌元素缺乏有密切关系。本病城市发病率高于农村。因多食零食所致。而农村多因断奶晚而引起。本病症长期不愈，可使患儿体重减轻，精神疲惫，抗病力弱，为其他疾病的发生和发展提供了有利条件，影响正常的生长发育，可转为“疳积”。

一、病因病机

主要是由先天禀赋不足、后天喂养不当、饮食不节、他病伤脾、感染诸虫、感受外邪、情志失调等病因引起，导致脾胃受运功能失调。小儿脏腑娇嫩，形气未充，脾常不足，若胎禀不足，运化无力，因而不欲吮乳；若后天调养失衡，则脾胃怯弱，乳食难进。小儿“寒暖不能自调，乳食不知自节”，家长喂养失当，过食肥甘厚味，乱用滋补之品，超越小儿脾胃正常的纳运功能，导致脾胃受损，产生食欲缺乏，厌恶乳食。正如《素问·痹论》所谓“饮食自倍，肠胃乃伤”。脾为太阴，喜燥恶湿，得阳则运，胃为阳明，得阴则和。如《杂病广药》云：“脾不和则食不化，胃不和则不思食，脾胃不和则不思不化。”若苦寒伤脾，或温燥伤胃，或为暑湿熏蒸，脾阳失展，脾为湿困，导致受运失常，进而引起厌食、呕吐、腹胀等症。小儿肺脾之气常虚，肺卫不能固守于外，容易导致外邪入里传脾，脾失健运，或饮食脏腐之物，感染虫体，虫体寄生于内，损害脾胃，皆可影响受纳运化机能，因而生产厌食、不喜食，甚或进食异物。小儿乃纯阳之体，神气怯弱，心肝之气有余，若暴受惊恐，或所求不予，或环境改变，均可导致肝失疏泄、条达，肝木乘脾土，胃失肃降，饮食不能下达于肠，进而影响小儿进食，久之产生厌食、不思食，或腹胀、腹痛。

小儿厌食的病位主要在脾胃，也涉及心、肝、胆、肠等脏腑，病机主要是脾胃纳运功能失常。基于小儿病因、病程、体质的差异，因而临床证候上亦有偏重。以脾胃运化功能失调，多由家长喂养失当，或长期感受湿浊之邪，湿困脾阳，患儿往往恶食肥厚之品，呕吐，腹胀，病程缠绵，脾运若不复，则长期厌食。以脾胃虚弱证候为特征的患儿，往往病程较长，素体不足或先天禀赋欠佳，脾气运化乏力，或久食煎炸炙烤之物，胃阴亏损，津液不足，以致不思乳食。脾胃运化功能失调与脾胃气虚、胃阴不足之间，既可相互兼杂，又可相互转化。如脾气虚间或多食，多食后加重运化负担，进而易形成积滞，病性上则虚中夹实。脾胃失健，若拖延不治，或调治不当，病程延长，久病体弱，严重者往往容易转变为疳证。

二、辨证论治

本病总由脾胃失健所致，治疗应以运脾开胃为基本法则。脾失健运者，治以运脾和胃；脾胃气虚者，治以健脾益气；脾胃阴虚者，治以养胃育阴。并酌情配伍理气、消导、化湿之品，俟脾胃复健，纳运复常，则食欲自增。因理气、化湿药大多辛温香燥，补益药每影响脾胃纳化，消导药总属克伐之品，故临床选用尤需谨慎，应适可而止，勿使过剂。同时还要注意饮食调理，纠正不良饮食习惯，方能取得好的治疗效果。

（一）脾失健运证

主症：食欲不振，食而乏味，甚则厌恶进食，偶尔多食或强迫进食后可致脘腹饱胀或嗳气泛恶，大便不调，形体正常或偏瘦，精神正常，舌淡红，苔薄白或薄腻，脉尚有力。

治法：调和脾胃，运脾开胃。

处方：不换金正气散加减。5 剂，每日 1 剂，分 2 次煎服。

组成：苍术 10g，佩兰 10g，藿香 10g，枳壳 10g，神曲 10g，麦芽 10g，陈皮 6g，法半夏 6g，鸡内金 6g。

（二）脾胃气虚证

主症：不思进食，食而不化，大便偏稀夹不消化食物，面色少华，形体偏瘦，神倦乏力，舌质淡，苔薄白，脉缓无力。

治法：健脾益气，佐以助运。

处方：参苓白术散加减。5剂，每日1剂，分2次煎服。

组成：党参10g，白术10g，茯苓10g，白扁豆10g，神曲10g，山楂10g，陈皮6g，炙甘草6g，砂仁（后下）2g。

（三）脾胃阴虚证

主症：不思进食，食少饮多，口舌干燥，皮肤欠润，形体偏瘦，小便短黄，大便干结，甚或烦躁少寐，手足心热，舌红少津，苔少或花剥，脉细数。

治法：滋脾养胃，佐以助运。

处方：养胃增液汤加减。5剂，每日1剂，分2次煎服。

组成：沙参10g，山药10g，玉竹10g，麦冬10g，石斛10g，乌梅10g，白芍10g，炒谷芽10g，炙甘草6g，香橼皮6g。

三、中成药

（一）小儿香橘丸

每服1丸，每日2～3次。

组成：苍术、白术、茯苓、甘草、山药、白扁豆、薏苡仁、莲子、泽泻、陈皮、砂仁、木香、法半夏、香附枳实、厚朴、六神曲、麦芽、山楂。

功效：消积健脾，和胃导滞。

主治：用于脾失健运证。

（二）乐儿康糖浆

口服：1～2岁，5mL/次；2岁以上，10mL/次，3/d。

组成：党参、黄芪、茯苓、太子参、山药、大枣、制何首乌、麦冬、陈皮、麦芽、山楂、薏苡仁、桑枝。

功效：健脾益气。

主治：用于脾胃气虚厌食症。

（三）儿康宁糖浆

10mL/次。3次/天，20～30天为1个疗程。

组成：党参、黄芪、白术、茯苓、山药、薏苡仁、麦冬、制何首乌、大枣、焦山楂、炒麦芽、桑枝。

功效：健脾益气，消食开胃。

主治：用于消化不良、食欲不佳、身体瘦弱患儿。

第四节　泄泻

泄泻是以大便次数增多，大便性状改变（稀薄如水样，或夹不消化食物残渣，或夹黏液便）为特征的一种小儿常见病。本病一年四季均可发生，以夏秋季节发病率为高，不同季节发生的泄泻，证候表现有所不同。2岁以下小儿发病率高。轻者治疗得当，预后良好；重者下泄过度，易见气阴两伤，甚至阴竭阳脱；久泻迁延不愈者，则易转为疳证。

西医学称本病为小儿腹泻，分为感染性腹泻和非感染性腹泻两类。病程中易并发脱水、电解质紊乱、酸碱失衡，以及烦躁、精神萎靡、嗜睡、高热或体温不升等中毒症状。病毒感染（如轮状病毒、柯萨奇病毒等）引起的肠炎，还可并发心肌损害。长期慢性、迁延性腹泻可导致营养吸收障碍，并发营养不良、贫血，甚至影响患儿生长发育。

一、病因病机

小儿泄泻的病因主要有感受外邪、伤于饮食、脾胃虚弱与脾肾阳虚，病位主要在脾胃，病机关键在于脾虚湿盛。盖胃主受纳腐熟水谷，脾主运化水湿和水谷精微。小儿脾胃薄弱，易于受损，若脾胃受伤，则水谷不化，精微不布，清浊不分，合污而下，而成泄泻。正如《幼幼集成·泄泻证治》所说："泄泻之本，无不由于脾胃。盖胃为水谷之海，而脾主运化，使脾健胃和，则水谷腐化而为气血，以行荣卫。若饮食失节，寒温不调，以致脾胃受伤，则水反为湿，谷反为滞，精华之气不能输化，乃致合污下降，而泄泻作矣。"

（一）感受外邪

小儿脏腑薄弱，藩篱不密，卫外不固，极易为外邪所袭，外感风、热、寒、暑诸邪常与湿邪相合而致泻，尤以夏秋之季的暑湿之邪多见，故有"无湿不成泻""湿胜则濡泄"之论。脾喜燥而恶湿，湿热之邪，蕴结脾胃，困阻中焦，下注大肠，传化失职，泄泻作也。暑热之邪，伤人最速，易耗气伤津，热迫大肠，骤成暴泻。调护失宜，腹受风寒，寒邪客于脾胃肠道，寒凝气滞，中阳被困，运化失职，泄泻清稀，粪多泡沫。风寒郁阻，气机不得宣通，肠鸣腹痛。外感风寒，邪在卫表，可见发热恶寒等风寒表证。

（二）肠胃脾虚

或禀赋不足，或调护失宜，或治疗不当，致肠胃脾虚，泌别、传导、腐熟、运化功能失司，水谷不分，精微不布，合污而下，而成泄泻。又脾以阳为运，得肾阳以为暖，脾阳不足，无以运化，水湿内聚肠道，或阳虚气不化水，水湿留聚于胃肠，发为阳虚泻；肾为胃关、司二便，日久肾虚则关门失守。

由于小儿五脏强弱不均，肝常有余，心常有余，脾常不足，因而肝心之偏强，每致不足之脾病而发泄泻。

（三）耗伤气液，变证丛生

无论暴泻与久泻，无论伤损与祛邪，伤及气液，从而变证丛生。素体阴虚，或病热（邪）所伤，或泻下无度及水谷少入，耗伤津液，而成阴津不足、阴虚火旺、阴虚风动。

素体阳虚，寒邪所伤，暴泻不止，祛邪耗损，或阴伤阳无以生，伤损气阳，以致阳（气）虚欲脱、脾阳衰败、阳虚风动，抑或阴阳两伤，甚或阴竭阳脱。

缓病损伤脾胃，水谷精微不足，而成疳证、血虚、鹅口疮，且易新感。

二、辨证论治

（一）常证

1. 湿热泻

主症：大便水样，或如蛋花汤样，泻势急迫，量多次频，气味秽臭，或夹少许黏液，腹痛阵哭，发热烦闹，口渴喜饮，食欲不振，或伴呕恶，小便短黄，舌质红，苔黄腻，脉滑数，指纹紫。

治法：清肠解热，化湿止泻。

例方：葛根黄芩黄连汤加减。

用药：葛根、黄芩、黄连、地锦草、辣蓼草、车前子、甘草。

方解：葛根解表退热，生津升阳；黄芩、黄连清解胃肠湿热；地锦草、辣蓼草、车前子清肠化湿；甘草调和诸药。

加减：热重泻频加鸡苏散、马鞭草清热化湿；发热口渴加滑石、芦根清热生津；湿重水泻加苍术、大豆黄卷燥湿利湿；泛恶苔腻加藿香、佩兰芳化湿浊；呕吐加竹茹、半夏降逆止呕；腹痛加木香理气止痛；纳差加焦山楂、焦神曲运脾消食；大便夹乳片，不思吮乳加麦芽、谷芽消乳和胃。

2. 风寒泻

主症：大便清稀，夹有泡沫，臭气不甚，肠鸣腹痛，或伴恶寒发热、鼻流清涕、咳嗽，舌质淡，苔薄白，脉浮紧，指纹淡红。

治法：疏风散寒，化湿和中。

例方：藿香正气散加减。

用药：藿香、紫苏叶、白芷、生姜、半夏、陈皮、苍术、茯苓、甘草、大枣。

方解:藿香、紫苏叶、白芷、生姜疏风散寒,理气化湿;半夏、陈皮、苍术温燥寒湿,和胃理气;茯苓、甘草、大枣健脾和胃。

加减:大便质稀色淡,泡沫多,加防风炭祛风止泻;腹痛甚,里寒重,加干姜、砂仁、木香温中散寒理气;腹胀苔腻,加大腹皮、厚朴顺气消胀;夹有食滞者,去甘草、大枣,加焦山楂、鸡内金消食导滞;小便短少加车前子、泽泻渗湿利尿;恶寒鼻塞声重加荆芥、防风以加强解表散寒之力。

3. 伤食泻

主症:大便稀溏,夹有乳凝块或食物残渣,气味酸臭,或如败卵,脘腹胀满,便前腹痛,泻后痛减,腹部胀痛拒按,嗳气酸馊,或有呕吐,不思乳食,夜卧不安,舌苔厚腻,或微黄,脉滑实,指纹滞。

治法:运脾和胃,消食化滞。

例方:保和丸加减。

用药:焦山楂、焦神曲、鸡内金、陈皮、半夏、茯苓、连翘。

方解:焦山楂、焦神曲、鸡内金消食化积导滞;陈皮、半夏理气降逆;茯苓健脾渗湿;连翘清解郁热。

加减:哺乳婴儿泄泻夹乳片者加炒麦芽、炒谷芽消乳化积,或用消乳丸加减;腹痛加木香、槟榔理气止痛;腹胀加厚朴、莱菔子消积除胀;呕吐加藿香、生姜和胃止呕。

4. 脾虚泻

主症:大便稀溏,色淡不臭,多于食后作泻,时轻时重,面色萎黄,形体消瘦,神疲倦怠,舌淡苔白,脉缓弱,指纹淡。

治法:健脾益气,助运止泻。

例方:参苓白术散加减。

用药:党参、白术、茯苓、甘草、山药、莲子、白扁豆、薏苡仁、砂仁、桔梗。

方解:党参、白术、茯苓、甘草补脾益气;山药、莲子、白扁豆、薏苡仁健脾化湿;砂仁、桔梗理气和胃。

加减:胃纳呆滞,舌苔腻,加藿香、苍术、陈皮、焦山楂以芳香化湿,消食助运;腹胀不适加木香、乌药理气消胀;腹冷舌淡,大便夹不消化物,加炮姜以温中散寒,暖脾助运;久泻不止,内无积滞者,加煨益智、肉豆蔻、石榴皮以固涩止泻。

5. 脾肾阳虚泻

主症:久泻不止,大便清稀,澄澈清冷,完谷不化,或见脱肛,形寒肢冷,面色㿠白,精神萎靡,寐时露睛,小便色清,舌淡苔白,脉细弱,指纹色淡。

治法:温补脾肾,固涩止泻。

例方:附子理中汤合四神丸加减。

用药：党参、白术、甘草、干姜、吴茱萸、附子、补骨脂、肉豆蔻。

方解：党参、白术、甘草健脾益气；干姜、吴茱萸温中散寒；附子、补骨脂、肉豆蔻温肾暖脾，固涩止泻。

加减：脱肛加炙黄芪、升麻升举中阳；久泻滑脱不禁加诃子、石榴皮、赤石脂收敛固涩止泻。

（二）变证

1. 气阴两伤

主症：泻下过度，质稀如水，精神萎软或心烦不安，目眶及囟门凹陷，皮肤干燥或枯瘪，啼哭无泪，口渴引饮，小便短少，甚至无尿，唇红而干，舌红少津，苔少或无苔，脉细数。

治法：健脾益气，酸甘敛阴。

例方：人参乌梅汤加减。

用药：人参、炙甘草、乌梅、木瓜、莲子、山药。

方解：人参、炙甘草补气健脾；乌梅涩肠止泻；木瓜祛湿和胃，以上四药合用且能酸甘化阴；莲子、山药健脾止泻。

加减：泻下不止加山楂炭、诃子、赤石脂涩肠止泻；口渴引饮加石斛、玉竹、天花粉、芦根养阴生津止渴；大便热臭加黄连、辣蓼草清解内蕴之湿热。

2. 阴竭阳脱

主症：泻下不止，次频量多，精神萎靡，表情淡漠，面色青灰或苍白，哭声微弱，啼哭无泪，尿少或无，四肢厥冷，舌淡无津，脉沉细欲绝。

治法：挽阴回阳，救逆固脱。

例方：生脉散合参附龙牡救逆汤加减。

用药：人参、麦冬、五味子、白芍、炙甘草、附子、龙骨、牡蛎。

方解：人参大补元气；麦冬、五味子、白芍、炙甘草益气养阴，酸甘化阴；附子回阳固脱；龙骨、牡蛎潜阳救逆。

加减：久泻不止加干姜、白术。

三、单验方

（一）玉露散

寒水石15～20g，石膏15～20g，甘草2g，茯苓5g，猪苓5g，泽泻5g，滑石10g，通草5g，栀子5g。

加减：呕哕甚加姜连4g，竹茹4g。烦渴甚加羚羊角1～2g。每日1剂，水煎，分2次温服。

功效：清热泻火，淡渗利水。

（二）加减六神汤

山药6g，茯苓6g，白扁豆6g，薏苡仁6g，橘红3g，甘草3g。

加减：若腹泻经久不愈者加诃子、罂粟壳；若阳气虚者加党参；若发凉、抽搐、指纹青者加钩藤、白芍；若暑月外感，发热脉数，泻下黏腻者加香薷、厚朴。每日1剂，水煎，分6次温服。

功效：健脾和胃，渗湿利水，分清降浊。

（三）粟桂理中汤

党参10g，白术10g，茯苓10g，罂粟壳10g，粳米10g，干姜1.5g，肉桂0.3g，乌梅9g，炙甘草5g。每日1剂，水煎，分3次温服。

功效：温肾健脾，酸收止泻。

（四）胃苓散加减

苍术10g，厚朴6g，陈皮6g，甘草6g，白术10g，泽泻10g，茯苓10g，猪苓10g。共研细末，每周岁0.5g。每日3次，温开水冲服。

加减：若乳食积滞者加神曲、麦芽、山楂：寒邪客胃者加附子、干姜；湿热蕴脾者加黄连、葛根；肝气犯脾者加柴胡、半夏。均研末后单包，配伍使用。

功效：健脾燥湿止泻。

（五）止泻灵

泽泻（炒炭存性）60g，木瓜30g，胡黄连30，白术30g，白扁豆30g，山药30g，薏苡仁30g，党参20g，葛根20g，木香各20g，桔梗10g，陈皮10g。共研成细末备用，开水调服，每日3次，每次：3～6个月者服1～1.5g，7个月～1岁服1.5～2g，1～2岁服2～3g，2～3岁服3～6g。

加减：若发热38℃以上者，另以金银花、天花粉水煎，上下午各服1次；呕吐甚者予吴茱萸、丁香水煎，少量多次灌服，久泄不止者加服煨诃子、禹余粮、石榴皮。

功效：健脾和胃，清利湿热。

四、中成药

（一）小儿腹泻外敷散

组成：吴茱萸、丁香、白胡椒、肉桂。

主治：温里散寒，健脾燥湿，止痛止泻。用于胃肠虚寒性及消化不良性腹痛腹泻。

用法：外用，用食醋调成糊状，敷于脐部，2周岁以下1次1/4瓶，2周岁以上1

次 1/3 瓶。大便每日超过 20 次者,加敷涌泉穴,用量为 1/4 瓶,每 24 小时换药 1 次。

规格:每瓶 5g。

(二)小儿止泻贴

组成:胡椒、大黄、黄芩、地黄、肉桂、马钱子、羌活、玄参、麻黄、牡丹皮、黄柏、赤芍、当归、乌药、荆芥、独活、白芷、防风、骨碎补、丁香。

主治:温中散寒,止痛止泻。能够于感寒腹痛泄泻轻症。

用法:外用。贴于患儿神阙穴(肚脐),每次 1 贴,每贴可以贴敷 12 小时,每日 1 次,连用 3 天(每次须间隔 8～12 小时)。

规格:外用贴剂。

(三)参苓白术丸

组成:党参、白术、茯苓、山药、白扁豆、莲子、薏苡仁、砂仁、甘草、桔梗、陈皮。

主治:补脾胃,益肺气。用于脾肺气虚之食少便溏、气短咳嗽、肢倦乏力。

用法:空腹口服。每次 3～6g,每日 2 次。

规格:水丸,每袋 6g。

(四)小儿至宝丸

组成:紫苏叶、羌活、山楂(炒)、六神曲(炒)、槟榔、川贝母、胆南星、陈皮、芥子(炒)、僵蚕(炒)、牛黄、雄黄等 25 味。

主治:疏风镇惊,化痰导滞。用于小儿风寒感冒,停食停乳,发热鼻塞,咳嗽痰多,呕吐泄泻,惊惕抽搐。

用法:口服,每次 1 丸,每日 2 或 3 次。

规格:每丸 1.5g。1.5g×10 丸。

(五)小儿止泻安冲剂

组成:赤石脂、肉豆蔻、伏龙肝、茯苓、陈皮、木香、砂仁。

主治:健脾和胃,利湿止泻。适用于小儿消化不良腹泻,脾虚腹泻。

用法:口服。1 岁以内小儿每次 3g,1～2 岁小儿每次 6g,每日 3 次;2～3 岁小儿每次 12g,每日 2 次,开水冲服。

规格:冲剂。每袋 3g。

第五节　病毒性心肌炎

病毒性心肌炎是病毒侵犯心脏引起的一种心肌局灶性或弥漫性炎性病变,以出现心悸、气短、胸闷、胸痛、神疲乏力、面色苍白、多汗为临床特征。病毒性心肌炎为儿科常见的心脏疾病，发病年龄以3～10岁多见，发病季节性不明显。本病多数患者预后良好，但仍有极少数患儿遗留心律失常或心电图变化、心脏扩大、心功能减退。部分患儿也可暴发起病，发生心力衰竭、心源性休克，甚则猝死。病毒性心肌炎是西医病名，古代医籍中无“病毒性心肌炎”的病名，但根据临床症状，属“心悸、怔忡”“温病”“胸痹”“猝死”等范畴。中医对本病的治疗，强调心病治心而不专于心，调整脏腑以利于心的治疗原则，在预防并发症、改善预后等方面发挥了重要作用。

一、病因病机

病毒性心肌炎的发病主要为素体虚弱、正气亏虚，风热、湿热邪毒乘虚而入，内舍于心，痹阻心脉，心血运行不畅，或热毒灼伤营阴，致心之气阴亏虚。疾病初期为邪毒侵心、邪正交争；后期则有气血阴阳损伤，以及由此产生的瘀血、痰湿等病理产物相互影响，形成虚中有实、实中有虚的虚实夹杂之证。瘀血、痰浊为病变过程中的病理产物，疾病耗气伤阴为主要病理变化。

二、辨证论治

（一）风热犯心

主症：发热，低热绵延，或不发热，鼻塞流涕，咽红肿痛，咳嗽有痰，肌痛肢楚，头晕乏力，心悸气短，胸闷叹气或胸痛，舌质红，舌苔薄，脉数或结代。

治法：清热解毒，养阴活血。

例方：银翘散加减。

用药：金银花、薄荷、淡豆豉、板蓝根、贯众、虎杖、玄参、太子参、麦冬。

方解：金银花、薄荷、淡豆豉清热透表；板蓝根、贯众、虎杖、玄参清热解毒，凉血活血；太子参、麦冬益气养阴。

加减：邪毒炽盛加黄芩、生石膏、栀子清热泻火；胸闷胸痛加丹参、红花、郁金活血散瘀；心悸、脉结代加五味子、柏子仁养心安神；腹痛泄泻加木香、白扁豆、车前子行气化湿止泻。

（二）湿热侵心

主症：寒热起伏，全身肌肉酸痛，恶心呕吐，腹痛泄泻，心悸胸闷，肢体乏力，舌质红，苔黄腻，脉濡数或结代。

治法：清热化湿，宁心安神。

例方：葛根黄芩黄连汤加减。

用药：葛根、黄连、板蓝根、苦参、黄芩、陈皮、石菖蒲、茯苓、郁金。

方解：葛根清热解表；黄连、板蓝根清热解毒化湿；苦参、黄芩清化湿热；陈皮、石菖蒲、茯苓、郁金行气化湿安神。

加减：胸闷气憋加瓜蒌、薤白理气宽胸；肢体酸痛加独活、羌活、木瓜祛湿通络；心悸、脉结代加丹参、珍珠母、龙骨宁心安神。

（三）气阴亏虚

主症：心悸不宁，活动后尤甚，少气懒言，神疲倦怠，头晕目眩，烦热口渴，夜寐不安，舌光红少苔，脉细数或促或结代。

治法：益气养阴，宁心安神。

例方：炙甘草汤合生脉散加减。

用药：炙甘草、党参、桂枝、生地黄、阿胶、麦冬、五味子、酸枣仁、丹参。

方解：炙甘草、党参益气养心；桂枝温阳通脉；生地黄、阿胶滋阴养血以充血脉；麦冬、五味子养阴敛阴；酸枣仁宁心安神；丹参活血化瘀。

加减：心脉不整，加磁石、鹿衔草镇心安神；便秘常可诱发加重心律不齐，故大便偏干应重用火麻仁，加瓜蒌子、柏子仁、桑椹等养血润肠。

（四）心阳虚弱

主症：心悸怔忡，神疲乏力，畏寒肢冷，面色苍白，头晕多汗，胸闷叹气，甚则肢体水肿，呼吸急促，舌质淡胖或淡紫，脉缓无力或结代。

治法：温振心阳，宁心安神。

例方：桂枝甘草龙骨牡蛎汤加减。

用药：桂枝、甘草、党参（或人参）、黄芪、龙骨、牡蛎。

方解：桂枝、甘草辛甘助阳；党参（或人参）、黄芪补益元气；龙骨、牡蛎重镇安神，敛汗固脱。

加减：形寒肢冷者，加熟附子、干姜温阳散寒；肢体水肿者，加茯苓、防己利水消肿；头晕失眠者，加酸枣仁、五味子养心安神：阳气暴脱者，加人参、熟附子、干姜、麦冬、五味子回阳救逆，益气敛阴。

（五）痰瘀阻络

主症：心悸不宁，胸闷憋气，心前区痛如针刺，脘闷呕恶，面色晦暗，唇甲青紫，舌体胖，舌质紫暗，或舌边尖见有瘀点，舌苔腻，脉滑或结代。

治法：豁痰活血，化瘀通络。

例方：瓜蒌薤白半夏汤合失笑散加减。

用药：全瓜蒌、薤白、半夏、姜竹茹、蒲黄、五灵脂、红花、郁金。

方解：全瓜蒌、薤白、半夏、姜竹茹豁痰宽胸；蒲黄、五灵脂、红花、郁金活血化瘀，行气止痛。

加减：心前区痛甚加丹参、降香理气散瘀止痛；咳嗽痰多者加白前、款冬花化痰止咳；夜寐不宁者加远志、酸枣仁宁心安神。

三、单验方

（一）清心莲子饮

党参12～15g，黄芪15g，莲子15g，茯苓12g，车前子15～30g，黄芩9～12g，地骨皮12g，甘草6～9g。每日1剂，水煎，分2次温服。

功效：益气敛阴，清热利湿。

（二）生脉三黄解毒汤

党参6g，麦冬6g，五味子5g，山茱萸5g，莲子心1g，栀子2g，黄芩5g，黄连5g，黄柏5g，板蓝根8g，金银花12g，连翘10g，丹参10g，陈皮6g，生甘草4g。

加减：胸闷加全瓜蒌8g；烦躁不安加竹叶3g；热盛加生石膏15g；阴伤重者加生地黄5g；心动过速加苦参6g；心动过缓加桂枝6g。每日1剂，水煎2次，早、晚分服。以上为小儿6～10岁剂量，其他年龄可酌情增减剂量。

功效：益气养阴，清热解毒。

（三）益气养心解毒汤

黄芪20g，党参12g，麦冬9g，五味子10g，白术6g，炙甘草6g，桂枝6g，金银花9g，黄芩6g，丹参10g，桃仁6g，甘松6g。

加减：阳虚者，加淫羊藿、肉桂；阴虚甚者，加龟甲、黄精；心神不宁者，加酸枣仁、远志；心血不足者，加大枣、龙眼肉、茯神；脾胃弱者，加茯苓、山药。每日1剂，水煎，分2次温服。

功效：益气养阴，解毒化瘀。

（四）养心汤

白芍10g，当归10g，人参10g，远志6g，麦冬10g，黄芩6g，山药10g，芡实10g，莲须6g，酸枣仁10g，茯神6g，苦石莲10g。

加减：若发热、畏寒者加金银花6g，连翘10g；胸闷重者加瓜蒌10g，薤白6g；自汗加防风6g；失眠加首乌藤6g；手足心热加牡丹皮6g，地骨皮10g；手足欠温加附子5g。每日1剂，水煎，分2次温服。30天为1个疗程。

功效：益气养阴，清热安神。

（五）葛根苦芪汤

葛根15～30g，黄芪15～30g，苦参6～9g，丹参6～9g，黄芩6～9g，金银花6～

9g，五味子6～9g，麦冬6～9g，黄精6～9g，桂枝6～9g，川芎6～9g，当归6～9g，阿胶(烊化)6～9g，炙甘草6～9g，党参9～15g。

加减：心悸失眠加龙骨、牡蛎各9～15g；胸闷气短甚者加柴胡、郁金各6～9g；心动过缓者去苦参、川芎，加附子6g，细辛1～3g。每日1剂，水煎，分2次温服。2周为1个疗程，一般治疗1～2个疗程。

功效：清热解毒，益气养阴。

四、中成药

(一)生脉口服液

组成：人参、麦冬、五味子。

主治：益气养阴，生津复脉。用于病毒性心肌炎气阴两虚者。

用法：每次10mL，每日2次。

规格：每支10mL，含生药0.6mg/mL。

(二)通脉口服液

组成：当归、丹参、川芎、降香、赤芍、姜黄、山楂、三七。

主治：活血化瘀，养血通脉。主治各期小儿病毒性心肌炎及其后遗症。

用法：每次10mL，每日2次。

规格：每支10mL。6支/盒。

(三)养心托毒颗粒

组成：人参、黄芪、甘草、桂枝、赤芍、当归、麦冬、紫草。

主治：补益心气。用于病毒性心肌炎后遗症期。

用法：每次0.5～1袋，每日3次。

规格：每袋10g。

(四)心肌炎胶囊

组成：太子参、黄芪、沙参、麦冬、红花、丹参、连翘。

主治：清热解毒，益气养阴，活血化瘀。用于小儿病毒性心肌炎各期。

用法：每次2～4粒，每日2次。

规格：每粒含药粉0.6g，合生药3g。

(五)丹参注射液

组成：丹参。

主治：活血化瘀，通脉养心。用于病毒性及感染中毒性心肌炎。

用法：10～20mL加入5%葡萄糖注射液中静脉滴注，每日1次。

规格：每支10mL。

第六节　急性肾小球肾炎

急性肾小球肾炎是小儿时期常见的一种肾脏疾病，简称急性肾炎，临床以急性起病，水肿、少尿、血尿、蛋白尿及高血压为主要特征。本病多见于感染之后，尤其是溶血性链球菌感染之后，故称为急性链球菌感染后肾炎。多发生于3～12岁儿童，发病前多有前驱感染史，发病后轻重悬殊，本病大多预后良好。

中医古代文献中无肾炎病名记载，但据其临床表现，多属“水肿”“尿血”范畴。

一、病因病机

人体水液的运行，依靠肺气的通调，脾气的转输，肾气的开阖，三焦的决渎，膀胱气化畅行，小便通利。反之，肺、脾、肾三脏功能障碍，三焦决渎无权，膀胱气化不利，则可以发生水肿。

（一）外感六淫，肺失通调

外感风邪客于肺卫，阻于肌表，肺气失宣，不能通调水道，风水相搏，流溢肌肤，发为水肿，称为“风水”。如《证治汇补·水肿》云：“肺主皮毛，风邪入肺，不得宣通，肺胀叶举，不能通调水道，下输膀胱，亦能作肿。”外感湿热之邪蕴滞三焦，决渎无权，水肿始作。肺气失宣，精血不布，下走膀胱，可出现血尿或蛋白尿。六淫之邪未解，从阳而化热，热邪灼伤络脉，下走循经伤及肾与膀胱。若上水不清，则下血不宁，血尿不消。

（二）疮毒内陷，脾肺失调

肺主皮毛，脾主肌肉，疮疡湿毒浸于肌肤，内犯于肺脾，肺失宣降，脾失健运，水湿不化，溢于肌肤，而成水肿；湿邪内蕴日久化热，湿热下注，灼伤血络，血从小便而出。《素问·至真要大论》曰：“诸痛痒疮，皆属于心。”心经积热，流注于小肠，灼伤膀胱血络，亦产生尿血。初发，以邪犯肺脾为主，恢复期则肺脾肾受累。初期，因邪从热化，湿热炽盛，正气受损，以致正不胜邪，水毒泛滥，可出现下述一系列危重变证。

（三）水气泛滥，凌心射肺

水肿明显，阻遏气机，上凌心肺，损及心阳，闭阻肺气，心失所养，肺失肃降，出现咳嗽喘促气急、胸闷心悸、唇甲发绀。

（四）湿热邪毒，内陷心肝

湿热邪毒，郁阻脾胃，内陷厥阴，致肝阳上亢，肝风内动，蒙蔽心包，出现头痛、眩晕，甚则神昏、抽痉。

（五）水毒内闭，三焦不通

湿浊内盛，脾肾衰竭，三焦壅塞，气机升降失司，水湿失运，不得通泄，致水毒内闭，而发生呕吐、少尿，甚则无尿。

二、辨证论治

（一）急性期

1. 常证

（1）风水相搏

主症：急起头面眼睑水肿，并迅速波及全身，皮肤光亮，按之凹陷随手而起，尿少而赤，微恶风寒或伴发热，口干或渴，咽喉肿痛，咳嗽鼻塞，舌质淡，苔薄白或薄黄，脉浮。

治法：疏风宣肺，利水消肿。

例方：麻黄连翘赤小豆汤合五苓散加减。

用药：麻黄、桂枝、连翘、杏仁、茯苓、猪苓、泽泻、车前子、甘草。

方解：麻黄、桂枝发散风寒，宣肺利水；连翘清热解毒；配杏仁、茯苓、猪苓、泽泻、车前子等宣肺降气，利水消肿；甘草调和诸药。

加减：咳嗽气喘加葶苈子、紫苏子、射干、桑白皮泻肺平喘；风寒偏重者加羌活、防己疏风散寒；高血压者去麻黄，加浮萍、钩藤、牛膝、夏枯草利水平肝降火；血尿严重加小蓟、茜草、仙鹤草以凉血止血。

本证风热蕴结于咽喉者，可用玄麦甘桔汤合银翘散加减以疏风清热、利咽解毒。常用药：玄参、麦冬、桔梗、沙参、金银花、连翘、牛蒡子、射干、山豆根、芦根等。本证发热恶寒、咽喉不利、大便秘结、表里俱实者，也可选用防风遏圣散（防风、荆芥、连翘、麻黄、薄荷、川芎、当归、白芍、黑山栀、大黄、芒硝、石膏、黄芩、桔梗、甘草、滑石），以疏风解表，泻热通便。

（2）湿热内侵

主症：头面肢体水肿或轻或重，小便短赤，头身困重，脘闷纳呆，口苦口黏，大便不爽，常有近期疮毒史，舌质红，苔黄腻，脉滑数。

治法：清热利湿，凉血止血。

例方：五味消毒饮合小蓟饮子加减。

用药：金银花、野菊花、蒲公英、紫花地丁、栀子、猪苓、淡竹叶、小蓟、蒲黄、当归。

方解：金银花、野菊花、蒲公英、紫花地丁清热解毒；栀子清泻三焦之热；猪苓、淡竹叶利湿清热；小蓟、蒲黄、当归凉血止血并能散瘀。

加减：小便赤涩加白花蛇舌草、石韦、金钱草清热利湿；头痛眩晕加钩藤、菊花；皮肤疮毒、湿疹加苦参、白鲜皮、地肤子燥湿解毒，除风止痒；口苦口黏，加茵陈、龙胆燥湿清热；大便秘结加生大黄泻火降浊。

2.变证

(1)邪陷心肝

主症：肢体面部水肿，头痛眩晕，烦躁不安，视物模糊，口苦，恶心呕吐，甚至抽搐、昏迷，尿短赤，舌质红，苔黄糙，脉弦数。

治法：平肝泻火，清心利水。

例方：龙胆泻肝汤合羚角钩藤汤加减。

用药：龙胆、菊花、黄芩、栀子、生地黄、泽泻、车前子、竹叶、羚羊角粉、钩藤、白芍。

方解：龙胆清肝经实火；菊花、黄芩清热解毒；栀子、生地黄、泽泻、车前子、竹叶清心利水；羚羊角粉、钩藤、白芍平肝息风。

加减：大便秘结加生大黄、芒硝通腑泻火；头痛眩晕较重加夏枯草、石决明清肝火、潜肝阳；恶心呕吐加半夏、胆南星化浊降逆；昏迷抽搐可加服牛黄清心丸或安宫牛黄丸解毒息风开窍。

(2)水凌心肺

主症：全身明显水肿，频咳气急，胸闷心悸，不能平卧，烦躁不宁，面色苍白，甚则唇指青紫，舌质暗红，舌苔白腻，脉沉细无力。

治法：泻肺逐水，温阳扶正。

例方：己椒苈黄丸和参附汤加减。

用药：防己、椒目、泽泻、桑白皮、茯苓皮、车前子、葶苈予、大黄、附子、人参。

方解：防己、椒目、泽泻、桑白皮、茯苓皮、车前子利水消肿；葶苈子、大黄泻肺逐水；附子、人参温阳扶正。

加减：若见面色灰白，四肢厥冷，汗出脉微，是心阳虚衰之危象，应急用参附龙牡救逆汤回阳固脱。

本证之轻症，也可用三子养亲汤加减，以理肺降气，利水消肿，常用药：紫苏子、葶苈子、芥子、香橼皮、大腹皮、陈葫芦、炙麻黄、杏仁、甘草。

(3)水毒内闭

主症：全身水肿，尿少或尿闭，色如浓茶，头晕头痛，恶心呕吐，嗜睡，甚则昏迷，舌质淡胖，苔垢腻，脉象滑数或沉细数。

治法：通腑泻浊，解毒利尿。

例方：温胆汤合附子泻心汤加减。

用药：黄连、生大黄、黄芩、姜半夏、陈皮、竹茹、枳实、茯苓、车前子、制附子、生姜。

方解：黄连、生大黄、黄芩清实火，泻浊毒；姜半夏、陈皮、竹茹、枳实降气化浊；茯苓、车前子利水消肿；制附子、生姜温阳气，化湿浊。

加减：呕吐频繁，先服玉枢丹辟秽止呕。不能进药者，可以上方浓煎成100～200mL，待温后作保留灌肠，每日1或2次；也可用解毒保肾液以降浊除湿解毒，药用生大黄30g，六月雪30g，蒲公英30g，益母草20g，川芎10g，浓煎200mL，每日2次保留灌肠。昏迷惊厥加用安宫牛黄丸或紫雪丹水溶化后鼻饲。

（二）恢复期

如水肿消退，尿量增加，血压下降，血尿及蛋白尿减轻，即标志病程进入了恢复期。此期为正气渐虚，余邪留恋阶段，在恢复期早期常以湿热留恋为主，病程长者则渐转为气阴亏虚为主。

1. 阴虚邪恋

主症：乏力头晕，手足心热，腰酸盗汗，或有反复咽红，舌红苔少，脉细数。

治法：滋阴补肾，兼清余热。

例方：知柏地黄丸合二至丸加减。

用药：生地黄、山茱萸、山药、牡丹皮、泽泻、茯苓、知母、黄柏、女贞子、墨旱莲。

方解：生地黄、山茱萸、山药、牡丹皮、泽泻、茯苓"三补""三泻"滋补肾阴、泻湿浊，清虚热；知母、黄柏滋阴降火；女贞子、墨旱莲滋阴清热，兼以止血。

加减：若血尿日久不愈加仙鹤草、茜草凉血止血；舌质暗红，加参三七、琥珀化瘀止血；反复咽红，加玄参、山豆根、板蓝根清热利咽，或改用麦味地黄汤加减，以养肺清热滋肾，常用药：沙参、玄参、麦冬、五味子、百合、地黄、山茱萸、茯苓、芦根、射干、牛蒡子、甘草等。

2. 气虚邪恋

主症：身倦乏力，面色萎黄，纳少便溏，自汗出，易于感冒，舌淡红，苔白，脉缓弱。

治法：健脾化湿。

例方：参苓白术散加减。

用药：党参、黄芪、茯苓、白术、山药、砂仁、陈皮、白扁豆、薏苡仁、甘草。

方解：党参、黄芪、茯苓、白术、山药益气健脾；砂仁、陈皮、白扁豆、薏苡仁行气健脾化湿；甘草调和诸药。

加减：血尿持续不消，可加参三七、当归养血化瘀止血；舌质淡暗或有瘀点，加丹参、红花、桃仁活血化瘀。

三、单验方

（一）黄芪四草汤

黄芪 15g，益母草 15g，墨旱莲 12g，车前草 12g，白花蛇舌草 10g，白茅根 10g，阿胶（烊化）10g，防风 10g，白术 10g，三七粉（冲服）15g。药量应视患儿年龄大小及病情的轻重酌情加减。每日 1 剂，水煎，分 2 次温服。1 个月为 1 个疗程。根据患儿病情确定疗程次数。

功效：益气养阴，凉血止血，祛除邪毒。

（二）公英解毒汤

蒲公英 30g，龙葵 15g，板蓝根 20g，桑白皮 15g，白茅根 30g，半边莲 20g，玉米须 30g，车前子 30g，薏苡仁 20g，丹参 20g，益母草 20g，牡丹皮 15g。

加减：肉眼血尿者加女贞子 20g，墨旱莲 20g；蛋白尿者加黄芪 30g，党参 30g，白术 20g，山药 50g，枸杞子 30g，川断 20g：水肿明显者加大腹皮 15g；高血压者加夏枯草 15g，钩藤 20g，石决明 20g；粪便干或秘结者加生大黄 10g；咽痛重者加山豆根 20g，金银花 20g；尿中大量白细胞者加土茯苓 30g；上半身肿甚者加杏仁 10g，紫苏叶 15g；下半身肿甚者加厚朴 15g，防己 15g。5～11 岁药量减半，11～15 岁用 2/3 药量。每日 1 剂，水煎温服，15 天为 1 个疗程。

功效：祛邪利湿，清热解毒。

（三）宣肺调水汤

麻黄 3g，生白术 7.5g，生石膏 10g（先煎），益母草 10g，泽泻 7.5g，茯苓 10g，半枝莲 10g，白茅根 10g，车前子 10g（包煎），鱼腥草 10g，灯心草 1g（包煎）。赤小豆 7.5g。以上为 5 岁儿童用量，可视年龄大小酌情加减。加减身痛倦怠者加秦艽 7.5g，羌活 5g；食欲不振者加党参 7.5g，白扁豆 7.5g；胸闷面黄腹胀便溏者加苍术 3g，厚朴 3g。每日 1 剂，水煎，分 2 次温服。

功效：宣肺利水，止血降压。

（四）肾康饮

白茅根 50g，蝼蛄 40g，田螺 10g，肾炎草 30g，熟地黄 30g，山药 10g，茯苓 60g，泽泻 30g，赤芍 20g，当归 50g，生大黄 30g，蛇床子 20g，鳖甲 60g，甘草 20g 等。每日 1 剂，水煎 2 次后混匀分次口服，连用 2 周为 1 个疗程。

功效：清热解毒，利水祛湿。

（五）清热化瘀利水汤

白花蛇舌草 15～30g，车前草 6～12g，仙鹤草 9～30g，白茅根 15～30g，芦根

6～12g。风寒重者加麻黄、杏仁、甘草、桑白皮；风热重者加金银花、连翘、菊花、蒲公英；湿热重者加黄柏、野菊花、苍术；水肿明显者加茯苓皮、猪苓、麻黄；血压高者加钩藤、川牛膝、泽泻；血尿甚者加墨旱莲、茜草、大小蓟；蛋白尿为主者重用蝉蜕，加石韦、生黄芪；尿有脓细胞者重用白花舌蛇草与车前草，可加蒲公英。每日 1 剂，水煎，分早晚 2 次服。

功效：清热解毒，活血化瘀。

四、中成药

（一）肾复康

组成：土茯苓、益母草、槐花、白茅根、藿香。

主治：育肾化浊，通利三焦功能。适用于急性肾炎、慢性肾炎急性发作。

用法：每次 1 粒，每日 3 次。

规格：胶囊，每粒 0.3g。

（二）肾炎四味片

组成：细梗胡枝子、黄芩、北京石韦、黄芪。

主治：具有消肿利尿、消蛋白、改善肾功能等功效。适用于急性肾炎、慢性肾炎。

用法：每次 4～8 片，每日 3 次。

规格：片剂，每瓶 100 片。

（三）杞菊地黄丸

组成：枸杞子、菊花、熟地黄、山茱萸、干山药、泽泻、茯苓、牡丹皮。

主治：具有滋补肝肾，清头明目的功能，适用于肾炎恢复期、肝肾阴虚之证。

用法：每次 1 丸，每日 2 次。

规格：蜜丸。每丸 9g。

第五章

儿童保健与发育行为监测

第一节 儿童体格生长

一、体格生长特点

(一)生长是一个连续过程

生长是一个连续过程,但并不匀速,各年龄的生长速率各不相同,年龄越小,生长速率越快。在整个生长期有两个生长高峰,一是婴儿期,到第一年末体重增加到出生体重的3倍,身长则增加到1.5倍。以后体格生长趋于平稳,到青春时期开始时又出现第二次生长高峰。

(二)身体各系统和各部分生长不平衡

身体各系统的生长发育先后和快慢各不相同,如神经系统发育较早,生长速度快,大脑在出生时约重390g,1岁时已达900g,8岁时已接近成人重量。淋巴系统则先快后回缩,生殖系统发育最晚,皮下脂肪在年幼时发育较快,肌肉组织到学龄期才发育加速。身体各部分的生长也各不相同,在整个生长期头部增长了1倍、躯干增长了2倍、上肢增长了3倍、下肢则增长了4倍。从一个头大、四肢相对短小的新生儿体型转变为下肢修长、头部较小的成人体形。

(三)体格生长有个体差异

小儿的体格生长受到遗传和环境的复杂交互影响,有明显的个体差异。婴儿和儿童的生长一般都保持在1个或2个生长通道内,这种规律是受到基因的强烈控制的。根据父母的生长模式和身材可预测子女生长突发开始的时间、青春期持续时间长短和最终身材。体格生长的个体差异一般随年龄增长而越来越明显,因此,系统连续的观察比一次性测量更能反映小儿生长的真实情况。在评价小儿体格生长时也必须考虑遗传的作用,避免做出错误的判断。

二、发育特点

儿童发育除了具备体格生长的三个特点之外，还具有下述三个特点：

（一）发育是成熟的过程

儿童在生长的同时，也在不断发育，随着神经系统的成长和功能分化，儿童的行为也逐渐发生改变。Gesell是这个观点的代表，提出儿童发育的方向是相互交织的，发育的不同方面并非是匀称的，有的方面可能快一些，有的方面可能慢一些，但发育的次序有一定的模式，前一个阶段是下一阶段的基石；而且在发育的整个过程中，有自我调节的作用。

发育的基本组成成分是行为的改变，主张在严格控制的环境下观察儿童，或通过标准化的测试检查儿童。对儿童进行了大量可靠的观察，这些观察结果已作为其后儿童发育量表的项目。如今，许多发育测试，特别是婴儿的发育测试都基于Cesell过去的观察，例如Brazelton婴儿评价量表就有许多这样的早期观察内容。

儿童发育受遗传的影响，有着个体特定的速度。对父母来说，良好的环境和照顾使儿童充分发展其潜力。而一些特殊的测试可使得专业人员知道儿童的发育是否按照期望的进程，或与预示的发育进程有多少差距（数周、数月或数年）。

（二）发育是学习的过程

20世纪中期，美国心理学家提出了这个观点，认为个体的行为和思维受环境的影响，环境塑造了每个儿童的特征和个性。在发育中所出现的变化主要反映在儿童对情境的应答，而奖赏和惩罚在保持良好的行为、消除不良的行为中起着重要的作用。这有助于我们理解儿童行为的差异。因此，环境与儿童的发育有着密切的关系。

（三）发育是认知变化的过程

以Piaget（皮亚杰）为代表的认知理论在20世纪50年代盛行起来。儿童认知发育从手和眼的感觉运动到具体运算，最终达到逻辑运算这样一个过程。在认知发展的每一个阶段，儿童都是将外部世界和自我进行新的组建。皮亚杰的发育理论的核心成分是图式，儿童凭借这个整合的原理接受外界的信息，进行加工。因此，发育意味着儿童“图式”的范围扩大和精细化，以及智力的成长。儿童认知变化的机制中，皮亚杰提出了适应性的、两个相似的生物属性，即同化和顺应。儿童在同化和顺应的过程中较好地适应周围的环境。

继皮亚杰之后，于20世纪后期，儿童思维引起人们的极大关注，把它比作为信息译解、储存、组织和再现的一个系统，犹如一台计算机的运作，同时，也更多地注意儿童发育中记忆、语言和解决问题的能力。在20世纪80年代，Vygotsky理论强调了社会环境下儿童的兴趣和独立性，指出成人和儿童之间的交流使得儿童认知改变，并把这种交流称作为“接近发育区”，即在成人良好的引导下，使儿童发育趋向愈来愈高的水平。

三、体重生长的偏离

（一）超重和肥胖

儿童肥胖症95%是单纯性肥胖，少部分为继发性肥胖，由遗传或神经内分泌因素引起。学龄期肥胖70%～80%可发展为成人肥胖，甚至发展为代谢综合征(MS)，即包括高血压、肥胖、高胰岛素血症、糖耐量异常、血脂异常等代谢异常的一组临床综合征。儿童超重和肥胖率增加使得心血管疾病发病率呈现快速低龄化趋势。同时，肥胖还带来一系列其他健康问题，包括睡眠呼吸障碍、社交障碍和抑郁症等。

在过去的20年中，无论是发达国家还是发展中国家，儿童肥胖率均呈持续上升趋势。究其原因，除遗传倾向外，主要是由于膳食模式不合理、能量摄入过多，不健康的饮食行为如：不吃早餐、常吃西式快餐、常喝含糖饮料；城市儿童骑车或步行上学的越来越少致活动不足；学习压力大，做作业、看电视、玩电脑等静态活动时间长而体育锻炼与户外活动较少等。学龄期肥胖70%～80%可发展为成人肥胖，甚至发展为代谢综合征，即包括高血压、肥胖、高胰岛素血症、糖耐量异常、血脂异常等代谢异常的一组临床综合征。肥胖正在成为一个日趋严重的、全球性的、危害健康的并呈一定流行趋势的公共卫生问题。20世纪70年代，发达国家和地区学龄前儿童肥胖开始流行，肥胖检出率逐年上升，呈全球流行趋势。我国儿童少年肥胖从20世纪80年代开始出现增长趋势，近年来许多大城市儿童少年肥胖率已接近或超过发达国家。根据全国学生体质健康调研结果，2000年与1995年相比，7～18岁学生肥胖检出率，城市男生由5.9%上升为10.1%，城市女生由3.0%上升为4.9%；乡村男生由1.6%上升为3.7%，城市女生由1.2%上升为2.4%，2005年儿童肥胖检出率与2000年相比，城市男生由10.1%上升为12.8%，城市女生由4.9%上升为5.8%。儿童期肥胖使成年期肥胖的危险度增加。因此，预防心血管疾病(CVD)的重点应从成人转移到儿童，控制儿童肥胖的流行是儿童保健的重要内容之一。

1.超重与肥胖判断

(1)体重/身高评价：常用于＜2岁的儿童，用百分位数法，若体重/身高在$P85^{th}$～$P97^{th}$为超重，≥$P97^{th}$为肥胖。

(2)体质指数/年龄(BMI/age)评价：体质指数(BMI)是指体重(kg)/身长的平

方(m^2),当儿童的BMI/age在$P85^{th}$～$P95^{th}$为超重,超过$P95^{th}$为肥胖,国际上推荐BMI作为评价儿童和青少年肥胖首选指标。儿童生长期BMI值增加时脂肪组织与非脂肪组织都增加,因此儿童的BMI值与年龄、性别、成熟状况有关。BMI与身体脂肪直接测量以及皮下脂肪测量显著相关。BMI/age是超重的健康危险预测因素,对伴有超重的疾病,BMI/age是很强的临床危险因子。采用BMI值可跟踪2岁到成人期整个生命周期的身体变化,因此BMI常用于筛查儿童和青少年超重。

2.病因

(1)单纯性肥胖:95%的肥胖儿为单纯性肥胖,这类儿童生长发育较快,智力正常,皮下脂肪分布均匀,之所以产生肥胖,主要是由于能量的摄入大于消耗。

单纯性肥胖主要与以下因素有关:

①婴儿时期的肥胖与过早添加固体食物或能量摄入过多有关,常见于人工喂养儿,其家长一般认为小儿越胖越好。这类肥胖的预防应从婴儿期开始,提倡母乳喂养,生后4个月内不添加固体食物;6～8个月的婴儿已经发生肥胖的应限制奶量,增加蔬菜、水果,关键是控制每天总能量的摄入。

②与家庭及儿童本人的饮食习惯有关。如有的肥胖儿家庭习惯食用油腻及含糖分较高的食物,有的肥胖儿从小养成过量进食、常吃零食和甜食的不良习惯,这类肥胖应从改变饮食习惯着手。

③与儿童活动过少、能量消耗低有关。儿童越胖就越有可能活动不便,从而越不喜欢运动,这类肥胖儿应适当增加运动量。

④与遗传有关。父母均肥胖的,其子女70%～80%也肥胖;父母均不肥胖的,其子女仅有10%发生肥胖。

(2)继发性肥胖:大多由器质性疾病引起,如垂体、性腺的病变,长期使用激素,神经系统疾病(如脑炎后遗症肥胖)等。

3.诊断

(1)病史资料

①家族史:询问家庭中三代人肥胖、高血压、动脉粥样硬化、高血脂、2型糖尿病以及癌症等发生情况。

②生活习惯与行为:家庭成员与儿童进食习惯;参加户外活动与体力活动情况。

③膳食评价:记录3天进食量,计算总能量摄入,了解儿童过多能量的食物来源。

(2)体格检查:除常规体格检查外,测定血压。选择汞柱式标准袖带血压计(血压带宽度为上臂的2/3),休息10分钟后测右上臂血压,连续3次,误差＜4mmHg(1mmHg＝0.133kPa),取第2、3次数据的平均值。

(3)实验室检查:建议筛查 2 型糖尿病和糖调节异常,推荐的实验室检查有空腹血糖(或空腹手指末梢血糖,FCBG)、血脂,肝、肾功能,肝脏 B 超。

4.鉴别诊断

主要与遗传和神经内分泌疾病的继发性肥胖鉴别。

(1)皮质醇增多症:又称库欣综合征,有促肾上腺皮质激素(ACTH)依赖性和非依赖性两类。促肾上腺皮质激素依赖性皮质醇增多症为下丘脑/垂体或垂体外的肿瘤组织分泌过量的 ACTH 或促肾上腺皮质激素释放激素(CRH),导致双侧肾上腺皮质增生并分泌过量皮质醇。促肾上腺皮质激素非依赖性皮质醇增多症为肾上腺皮质肿瘤或增生,自主分泌过量皮质醇引起。临床上表现为向心性肥胖,常伴高血压、皮肤紫纹。女孩可能会因肾上腺皮质产生过多雄激素(如某些分泌雄激素的肾上腺皮质肿瘤)出现多毛、痤疮和不同程度男性化体征。体检注意腹部有无包块(如肾上腺皮质肿瘤),皮肤有无色素加深(如垂体分泌 ACTH 增多,ACTH 含促黑色素细胞活性的肽段),有无视野缺损(垂体肿瘤压迫视交叉)。如患者肥胖伴多毛痤疮、皮肤色素加深、视力障碍,或腹部有包块等体征应高度怀疑此病。实验室检查血皮质醇水平升高,昼夜节律消失,或虽有变化但基础值较高支持皮质醇增多症,或者测定 24 小时尿皮质醇含量,这是诊断皮质醇增多症最直接和可靠的指标;小剂量地塞米松抑制试验不被抑制提示为皮质醇增多症,被抑制者提示单纯性肥胖或长期应用糖皮质激素者。腹部和垂体 CT 和 MRI 可帮助诊断。

(2)肥胖性生殖无能综合征:幼儿及学龄期男孩多见,多数因脑炎、脑外伤或下丘脑肿瘤(如颅咽管瘤)所致。肥胖伴性发育障碍为主要临床表现,可有颅内高压,部分患者伴尿崩症。肥胖常在短期内迅速出现,脂肪分布以乳房、下腹部和阴阜明显,面部和四肢相对较瘦。第二性征发育延迟或不发育,睾丸小或不降,身高增长迟缓,骨龄延迟。实验室检查促性腺激素黄体生成素(LH)、卵泡刺激素(FSH)和性激素(睾酮)水平降低支持本病诊断,头颅 CT、MRI 有助于诊断。

(3)劳-蒙-比综合征:又称性幼稚色素性视网膜炎多指畸形综合征,系罕见的先天性家族性疾病,常染色体隐性遗传病。可能为下丘脑功能先天缺陷所致。临床特征为肥胖、智能低下、性器官发育不全、视网膜色素变性、多指(趾)或并指(趾)畸形,亦可伴其他先天性异常。疑诊儿童应作血浆 LH、FSH 和性激素水平检测以及眼科检查。少数患者可有糖尿病、胰岛素免疫和肾小球功能受损。

(4)多囊卵巢综合征:女性常见的内分泌紊乱性疾病。因下丘脑-垂体-卵巢轴功能紊乱,初潮后月经量少甚至闭经,无排卵,长大的卵泡在卵巢皮质内形成多发性囊肿。临床主要表现为月经少甚至闭经、不孕、多毛、肥胖以及一系列内分泌激素改变如高雄激素、LH 与 FSH 比值升高、胰岛素免疫、高胰岛素血症等。女童肥胖伴月经紊乱应怀疑此病，盆腔B超卵巢内出现直径2～9mm的卵泡，数量多于12个和(或)卵巢容积增大>10mL支持诊断。

(5)普拉德-威利综合征(PWS)：是一个复杂的多系统异常的疾病，涉及基因组印迹的显性遗传性疾病。临床主要特征为新生儿期和婴儿期严重肌张力低下及喂养困难；儿童期食欲过盛而明显肥胖、不同程度的智能障碍、行为异常；常伴身材矮小、手足异常(手足小)、特殊外貌如颅盖高、眼小及性腺发育落后。临床高度怀疑普拉德-威利综合征的儿童可以应用甲基化特异性PCR(MS-PCR)及荧光原位杂交(FISH)技术进行基因分析。

5. 干预与预防

(1)超重与肥胖的干预：应将控制超重/肥胖视为慢性病来管理，而不应期待获得"治愈"的效果。干预的基本目标是改变生活方式包括健康饮食(食物指导)、增加每天运动量，减少产热能性食物的摄入和增加机体对热能的消耗。

①常规筛查：常规筛查儿童肥胖很重要，应作为儿科健康工作的一部分。如儿童疑超重BMI/age≥$P85^{th}$，有肥胖复杂症；或BMI/age≥$P95^{th}$，无论有或无肥胖复杂症都应进行遗传或内分泌检查。

②控制儿童体重：脂肪组织对血管的直接损害作用引起内皮细胞功能障碍，是动脉粥样硬化的早期改变。成年人的动脉粥样硬化在出现临床表现前有一很长的临床前期，在儿童期和青年时期已发生动脉病理改变。因此，控制儿童期体重可改善胰岛素敏感性、脂质水平及血管健康状况。膳食评价的结果可有效帮助儿童恢复平衡膳食，控制儿童体重的增加。7岁以上儿童超重有高脂血症或高血压应降低体重，或维持体重不增。按平均体重/身高计算能量摄入，采用低热量、低脂肪、低糖、高蛋白的饮食，提供适量的维生素和微量元素，保证儿童生长发育所需营养。

③运动疗法：增加能量消耗，使脂肪细胞释放游离脂肪酸，脂肪细胞体积变小；增强肌肉，使身体强壮。运动疗法主要包括综合有氧运动、力量训练、日常活动的增加。综合有氧运动(3次/周，50分钟/次)作为传统的运动疗法，能较好地控制运动强度和运动时间。增加日常活动，如长期低强度体力活动(散步、做家务、上学步行等)，或中等强度的体育活动(爬楼梯、游泳、玩球类等)，养成经常运动的习惯以维持控制体重的治疗效果。

④行为矫治：需让儿童与家庭认识超重/肥胖影响健康，配合治疗是儿童肥胖干预成功的关键，包括饮食行为和生活行为调整。帮助儿童建立减肥日记可逐步让儿童认识自己行为的问题，如记录所有食物的摄入时间、种类、数量，以及每天的活动时间、活动类型，定期测量体重，学习计算BMI，进行自我监督。

⑤药物治疗：一般儿童肥胖不建议采用药物控制体重。

(2)超重与肥胖的预防

①促进胎儿的生长发育:预防和控制低出生体重儿童出生后的肥胖对降低2型糖尿病等代谢性疾病的发生有重要意义。

②科学知识宣传:是积极有效的Ⅰ级预防措施。通过各种方式或媒体使人们对肥胖对健康的危害有正确认识,改变不良的生活方式、饮食习惯和不合理的膳食结构等;提高对危险因素易感人群的识别,并及时给予医疗监督和指导,控制肥胖症的进展。

③预防的重点人群:提倡人乳喂养可降低婴幼儿超重发生。中国流行病学研究资料显示4岁后儿童肥胖明显增加,预防的重点为3~6岁儿童。培养良好生活习惯和进食习惯,养成参加各种体力活动和劳动的习惯是关键。

(二)低体重和消瘦

1.低体重与消瘦判断

低体重是指体重低于同龄儿童组体重中位数减2个标准差,或第3百分位以下者。消瘦是指学前儿童的体重比相应年龄组人群按身高的体重均值数低2个标准差以下。低体重可见于正常的与身高发育平行的情况,如家族性矮小;部分有严重宫内营养不良史的儿童,生后体重发育未能追上同龄儿童;消瘦则常见于喂养不当、慢性疾病、神经心理压抑(如虐待)以及有严重畸形所致严重营养不良。

2.病因

(1)营养因素:营养因素是导致低体重和消瘦的主要原因。胎儿期宫内营养不良;出生时低体重而在第一年未能实现追赶生长;婴儿期喂养不当,未能及时添加辅食,不适当地使用断奶食品;或幼儿期进食不足等,造成近期或长期的蛋白质和能量缺乏。

(2)疾病因素:疾病可致使消化吸收功能降低及蛋白质、能量消耗增加,尤其是慢性或反复发生的疾病,如反复呼吸道感染、慢性消化不良、结核病、肠寄生虫病等都会导致体重下降。

(3)体质因素:一些儿童无明显器质性疾病,生长速度正常,除体重较轻、看上去消瘦外,无其他方面异常,大多数小儿活泼好动,能量消耗过多。往往有家族史。

(4)精神因素:如果学前儿童长期精神紧张、压抑,食欲就会受影响。有些儿童进食量并不少,但因缺少母爱或其他适宜的刺激也会造成体重下降。

3.治疗

通过定期健康检查或使用小儿生长发育图进行生长监测,早期发现体重偏离。一旦发现,要积极查找原因,针对性地采取治疗措施,积极治疗原发病。给予科学指导,合理营养,帮助出生低体重儿和早产儿在生后第一年实现追赶生长;在排除器质性疾病后，如为营养因素所致，不论是低体重，还是消瘦，均可通过加强营养，合理喂养，增加能量和蛋白质的供给，或适当补充营养食品来纠正。如为心理因素，应给以儿童极大的关爱，以心理治疗为主；创造一个良好的环境均可使低体重或消瘦的儿童转为正常生长。

四、身高(长)生长的偏离

(一)高身材

1.高身材判断

身高(长)的发育大于同龄儿童组身高(长)中位数加2个标准差，或第97百分位以上者。

2.病因

高身材可见于正常的家族性高身材，体质性或特发性超长，常为家族性，属正常发育变异，为身材超长最多见的原因，以少女为主。还有某些遗传内分泌疾病、综合征所致高身材，如垂体性生长激素分泌过多、真性性早熟、男性化综合征、脑性巨人症、垂体性肢端肥大症、马方综合征等。

3.诊断

(1)病史

①家族史：遗传因素对身材高大与矮小有一定的影响，应特别注意了解家族身高的情况。

②儿童及青春期前后发育情况、营养状况、有无各种慢性疾病史应详细询问。如青春发育期提早出现，可能是青春期提前、性早熟、体质性巨人等，应寻找病因。

(2)体格检查：正常人的生长发育有一定的规律，根据对正常男女各个年龄组的身长、体重的大量测量资料，得出其正常的标准值，作为评定体格是否正常的依据。因此，对每个就诊儿童均应测量：身高、体重；还要测量指距：两臂测平伸时左右指端间的最大距离；测量上部量头顶至耻骨联合上缘的距离×下部量(耻骨联合上缘至足底的距离)及上/下部量比率，作为判断的辅助指标。还应检查第二性征及性腺发育情况，是否与年龄、性别、体格发育相符。外貌是否如类人猿面容，四肢末端肥大、内脏器官是否增大、皮下结缔组织是否增多等常能提示诊断线索。

(3)实验室检查

①血浆生长激素(GH)测定(RIA法)：正常人基础状态(晨空腹起床前2岁内平均0.38nmol/L；2～4岁为0.19nmol/L；4～16岁为0.047～0.14nmol/L。巨人症及肢端肥大症时200.94nmol/L；正常睡眠时GH出现高峰，垂体瘤生长激素瘤型GH瘤时规律消失。

②葡萄糖抑制试验(口服葡萄糖耐量试验):巨人症和肢端肥大症者血糖升高,GH不被抑制。

③生长介素C(SMC)测定:GH瘤垂体瘤生长激素瘤型时明显升高。

④血浆胰岛素样生长因子(IGF-1)测定:GH瘤垂体瘤生长激素瘤型时IGF-1明显升高。

⑤24小时尿GH浓度升高,有助于GH瘤垂体瘤生长激素瘤型诊断。

⑥其他检验:甲状腺功能检查;性腺功能的检查(FSH、LH、E、T)肾上腺皮质功能检查及染色体检查等,血钙、磷、血糖检查等。

(4)器械检查:X线拍片如头颅侧位片观察蝶鞍大小、前后床突有无破坏、下颌骨有无增长、颅骨有无增厚及骨质疏松等、颅内有无占位病变等。X线骨骼拍片观察骨骺是否融合、骨化中心生长发育情况。

4.高身材的鉴别诊断

(1)巨人症和肢端肥大症:巨人症和肢端肥大症系垂体前叶生长激素细胞腺瘤、增生或腺癌,分泌生长激素(GH)过多,引起软组织、骨骼、内脏的增生肥大及内分泌代谢紊乱性疾病。

巨人症起病于青春期前(骨骺未融合前),一般认为身高超过同种族、同年龄、同性别的平均值3个标准差为巨人症。文献报道成年男性身高大于2.0m、女性大于1.85m称巨人症,但也有正常人达到此身高值,为体质性巨人症。巨人症患者早期表现为过度生长发育,全身成比例地发育,躯干、内脏生长过度,肌肉发达、性腺发育早、性欲强烈,基础代谢率增高,血糖偏高或有糖尿病。晚期患者开始衰退,精神不振,肌肉松弛,四肢无力,性腺萎缩,智力迟钝,代谢率减低,心率缓慢。衰退期历时4~5年,一般早年夭折。

肢端肥大症起病于青春期后者骨骺已闭合者。巨人症患者于骨骺闭合后继续受过多的GH刺激,也可发展为肢端肥大性巨人症。起病多缓慢,症状亦分早期(形成期)和衰退期:①早期(形成期)多种内分泌腺呈功能亢进。最早表现为手足厚大呈进行性,典型面貌为类人猿面貌。由于头脸部软组织增生致头皮、脸皮增粗增厚、多皱纹、唇厚、舌厚而大、言语模糊及音调低沉;头部骨骼增长使脸部增长。下颌增大致牙齿稀疏,眼眶上缘、前额骨、颧骨增大且突出;耳鼻长大。手背足背厚而宽,手指足趾短而粗,形成肢端肥大。全身皮肤增厚、粗糙,毛发增多,色素沉着。男性睾丸增大,性欲旺盛;女性乳房大可伴溢乳,但月经少甚至闭经。患者常有头痛,以前额部及双颞侧为主。基础代谢率增高,血脂、血糖增高,血磷增高,血钙及碱性磷酸酶正常。病程较长,多迁延十余年或更长。X线检查示蝶鞍扩大、指端丛毛状改变、脊柱骨质疏松及畸形等。②衰退期患者多健忘,精神萎靡,皮肤、毛发、肌肉均衰变,垂体腺瘤增大及周围组织受压综合征,周围靶腺功能减退综合征。由于代谢紊乱，免疫力低下，多死于感染、糖尿病并发症、心力衰竭等。本病诊断依据：典型类人猿面貌、肢端肥大等征象；身高男性＞2.0m，女性＞1.85m；X线骨骼特征；有关实验室检查支持本病诊断。

(2)体质性巨人症：与垂体性巨人症的身高相比可无明显差别。体质性巨人属正常变异，非病态，可能与遗传有关。身体各部分生长发育匀称，无内分泌功能障碍，无代谢紊乱，无实验室检查异常证据，X线骨骼片无异常发现。

(3)青春期提前：青春期是儿童发展到成人的过渡期，一般从出现第二性征开始，直到体格发育停止。此若女性在8岁前，男性在9岁前开始性发育，称为青春期提前。由于青春期提前出现，患儿生长发育达最高速度，身高远远超出同年龄的其他儿童，性发育提早，第二性征提前出现，但发育成熟后最终身高与成人无异。无内分泌功能障碍及代谢紊乱存在。

(4)性功能减退性高大体型：由于性腺激素(雄性激素和雌性激素)不足或缺乏，致骨骺闭合延迟而骨骼过度生长所致。

①下丘脑性性腺功能减退症：下丘脑分泌多种激素(称释放激素)，下丘脑部位的任何病变如颅咽管瘤、胶质瘤、炎症等均可致下丘脑促性腺激素释放激素(GnRH)缺乏或不足。如早年发病，除性腺功能减退外，还形成高大体型，同时伴有其他下丘脑功能受损表现，如尿崩症、情绪不稳、睡眠障碍、体温调节障碍、食欲改变、肥胖或消瘦等。如为肿瘤则可有局部压迫症状，如头痛、视野缺损、视力下降等。X线可发现蝶鞍改变及鞍区占位病变。尿中促性腺激素减少，垂体功能减退的表现。

②垂体促性腺激素缺乏性功能减退症：患者除性腺功能减退外，其他垂体功能正常。男性发育期睾丸不发育，睾丸活检生殖细胞不成熟。尿促性腺激素含量减低。可能与遗传有关。

③性腺病变致性功能减退症：睾丸曲细精管发育不全症，系遗传性疾病，由于性染色体畸变，性染色体检查多呈47，XXY或48，XXXY组型，也可呈XXY/XY、XXY/XXY、XY/XXY等嵌合体型。临床表现为男性外表、性功能低下、高大体型，可有轻度智力障碍。睾丸小而坚实，睾丸活检见曲细精管玻璃样变和细胞呈腺瘤样增生。尿中促性腺激素含量增高。发病于早年可产生高大体型。患者睾丸小，易误为隐睾。尿中促性激素增高，尿17-酮类固醇降低。

性腺功能减退性高大体型间的鉴别诊断：可测定尿中促性腺激素含量，如含量增高反映睾丸病变而下丘脑、垂体正常；如含量减少反映下丘脑、垂体病变，然后再有针对性地选择有关检查，如下丘脑-垂体功能、蝶鞍X线拍片、睾丸活检、性染色质或性染色体检查等。

(5)马方综合征：本综合征为先天性结缔组织疾病，多有家族史。临床表现为体格瘦长、手足指(趾)细长呈蜘蛛趾样,胸廓狭长呈鸡胸,常伴有先天性心血管病变,可有高度近视、晶状体脱位等。

(6)高胱氨酸尿症:本病为常染色体隐性遗传性疾病,患者的骨骼、心血管病变及眼部病变类似马方综合征,身材瘦长、四肢细长、韧带松弛,两颧潮红,毛发细而稀疏,智力发育差。尿中胱氨酸含量增高(氰化硝普盐试验)。

(二)矮身材

身材矮小常常与以下因素有关:遗传及体质因素对生长发育的作用;营养缺乏及代谢障碍如缺碘(地方性呆小病)、维生素 D 缺乏(维生素 D 缺乏性佝偻病)、全身慢性疾病等;内分泌功能异常如生长激素(GH)、甲状腺激素、胰岛素及性激素等分泌异常引起的生长发育障碍,神经系统尤其下丘脑功能异常导致生长发育障碍。

1. 矮身材判断

身高(长)发育小于同龄儿童组身高(长)中位数减少 2 个标准差,或第 3 百分位以下者。

2. 病因

矮身材常见于体质性生长发育延缓或青春期延迟、家族性矮小体型;成年以前患慢性疾病引起严重全身性营养或代谢紊乱时,可致生长发育障碍,如血吸虫病性侏儒症、维生素 D 缺乏性佝偻病、碘缺乏性矮小;内分泌功能障碍如甲状腺激素缺乏或不足、生长激素缺乏症、肾上腺皮质增生症等;骨代谢疾病如软骨发育不良、肾性佝偻病、黏多糖病;染色体病如 Turner 综合征、21-三体综合征等。

3. 诊断

(1)病史

①家族史:遗传因素对身材高大与矮小有一定的影响,应特别注意了解。

②妊娠及分娩史:母体在妊娠期间患病史、营养情况、分娩史(早产、难产等)可致婴儿生长发育障碍。

③儿童及青春期前后发育情况、营养状况、有无各种慢性疾病史应详细询问。儿童及青春前患有慢性疾病史如肝病(肝硬化)、结核、先天性或获得性心血管疾病、糖尿病、某些感染性疾病(血吸虫病)等均可影响生长发育。长期营养不良、环境缺碘、维生素 D 缺乏等病史对矮小身材的病因诊断具有重要意义。

(2)体格检查:与高身材的体格检查相同。

(3)实验室检查

①血浆生长激素测定(RIA 法)。

②葡萄糖抑制试验(口服葡萄糖耐量试验)。

③血浆胰岛素样生长因子(IGF-I)测定:青春期 IGF-1 明显低于正常值,支持

Laron 和 Pygmy 侏儒症诊断。

④GH 激发试验。

⑤人生长激素释放激素(GHRH)试验:静脉注射 GHRH 10μg/kg,注射后 GH 7nmol/L,排除垂体性侏儒症的诊断。

⑥其他化验:甲状腺功能检查;性腺功能的检查(FSH、LH、E、T)、肾上腺皮质功能检查及染色体检查等。血钙、磷、血糖检查等。

(4)器械检查:与高身材检查相同。

4.矮身材的鉴别诊断

(1)垂体性侏儒症:是指垂体前叶功能减退或对生长激素(GH)不敏感引起的生长发育障碍。起病于婴儿期或儿童期,可单独由于 GH 缺乏所致。绝大多数为特发性,病因不明(原发性),少数由于垂体及邻近组织的肿瘤、感染、放射线损伤、血管病变所致。

①临床特征:a.躯体生长迟缓,婴儿起病者出生时一般正常,半数患儿于 1～2 岁时生长发育开始落后于同年龄正常儿童,另一半于 5～6 岁时生长发育才明显落后于同年龄正常儿童。指距长,上下部量体型比例同幼儿。面容幼稚,智力正常。b.骨骼发育落后,长骨均短小,身高多数不足 130cm。骨化中心发育迟缓,骨龄比实际年龄落后 4 年以上,骨骺不闭合。c.性器官不发育或第二性征缺乏。d.智力与年龄相称。因鞍区肿瘤所致者可有局部受压或颅压高压症状。

②鉴别诊断依据:a.病史特征。b.测量身高、体重、指间距、上部量、下部量及上下部量比率等。c.X 线检查观察腕骨、肘关节、长骨骨端,观察骨化中心及骨髓融合情况,计算骨龄较实足年龄延迟情况;观察蝶鞍及邻近组织的变化对病因诊断有帮助。d.头颅 CT、MRI 在必要时应用。e.实验室检查支持本病诊断,如血清 GH 放免测定,正常人在 1～5ng/mL,本病时降低。必要时做激发试验,如胰岛素低血糖试验、精氨酸刺激试验、L-多巴(L-Dopa)试验,生长介素测定正常值 0.5～2.0ng/mL,垂体性侏儒者低于此值。f.排除呆小症及其他情况所致矮小体型。染色体检查等有助鉴别诊断。

(2)体质性生长发育延缓或青春期延迟:此种情况常有家族史,男性多见。骨骼发育及性腺发育比正常儿童推迟约 4 年,青春期较同龄儿童晚,于青春期后骨骼及性腺迅速发育而达正常人标准。本病无内分泌腺功能障碍,GH 正常,亦无全身慢性疾病的证据。

(3)原基性侏儒症:原基性侏儒症病因不明。从胚胎开始发育迟缓,出生时体格小,生长缓慢,身体各部比例适当。智力和外貌与年龄相符。青春期性腺发育正常,有生育能力。GH 及垂体其他激素正常,甲状腺及肾上腺皮质功能正常。少数患者伴有各种先天畸形、智力发育障碍、类早老症等。

(4)早老症：本症很少见。出生时正常，2 岁以内生长发育较缓，2 岁以后生长发育显著减慢甚至停止，3 岁左右呈现瘦弱老人外貌。可有全身性动脉粥样硬化，血脂可能升高，可有高血压。智力一般正常，骨骼比例及骨龄正常。病因不明或与遗传有关。

(5)甲状腺功能减退：甲状腺功能减退发生于胎儿或新生儿时期称呆小症，发生于儿童期称幼年黏液性水肿。如未能及早给予充分的治疗，两者均可导致生长发育障碍和身材矮小。

呆小症一般于出生表现反应迟钝，嗜睡、喂奶困难、腹胀、便秘、脐疝、哭声嘶哑等，随年龄增长出现下列特异表现：①体格异常，身材矮小，四肢粗短，上部量大于下部量。②呆小症面容，头大、鼻梁下陷、鼻扁而宽、两眼距宽、眼裂小呈水平状、颜面及眼睑虚肿、面色灰白、唇厚、舌大且常伸出口外、流涎等。③智力低下，表情呆滞、反应迟钝、语言缓慢且声音低沉，可伴有聋哑。④皮肤干冷、粗糙，肤色蜡黄，毛发稀少无光，可有黏液性水肿。⑤骨骼发育迟缓、出牙迟、囟门闭合延迟、骨龄延迟。⑥甲状腺肿大或者萎缩等。

鉴别诊断依据：①地方性者有流行病史。②有典型体型及呆小症面容。③甲状腺功能检查有助于病因诊断：地方性者多正常甚或增高；甲状腺自身病变及甲状腺发育障碍、抗甲状腺药物所致者、甲状腺摄碘障碍所致者吸收率降低。④骨骼 X 线片示骨龄显著落后于实际年龄。

幼年黏液性水肿一般无呆小症的典型面容，有代谢低下表现如怕冷、少汗、皮肤干粗、轻度黏液性水肿、体温低、心率慢等体征，智力发育可有不同程度的障碍。骨骼发育延迟，体型矮小，但程度不一。实验室检查支持甲状腺功能减退诊断。

(6)骨骼疾病所致矮小体型

①软骨发育不全：先天性疾病，常有家族史，病因未明。主要为软骨骨化不全或缺乏，但骨膜骨化正常或增加，致四肢长骨不能向长生长，只能向横宽生长，使四肢短而粗，呈侏儒体型，骨端显著膨大，腰椎前凸，臀后凸，串珠肋且肋下缘外翻。可有呆小症面容，皮肤粗厚有皱纹。智力正常，性功能正常。骨骼 X 线检查可见长骨短粗、骨端膨大、骨膜有明显条索，下肢短而弯曲呈弓形等特征。

②先天性成骨不全症：主要是骨质发育不良，骨皮质薄、海绵质疏松，骨骼脆弱易骨折及肢体畸形。骨骼发育延缓，青春期后呈矮小体型。有先天性耳聋，巩膜薄呈蓝色。诊断主要参考 X 线检查，有骨质疏松、皮质薄、多发性骨折、骨痂及畸形等。

③大骨节病：一种慢性地方病，好发于儿童及青少年。主要病变为管状骨骨骺过早骨化，骨质发育障碍及关节软骨破坏。幼年发病者由于全身骨骼发育过早停止而形成矮小体型。手指关节对称性肿大、屈曲，晚期为短指畸形，关节增粗。双

膝关节肿大、畸形呈O形腿或X形腿。鉴别诊断依据：a.患者来自地方病区。b.慢性对称性关节增粗、畸形，短指畸形伴身材矮小。c.X线检查早期掌指骨的骨骺线凹凸不平呈波浪状或锯齿状；晚期关节腔变窄、关节面不整齐及关节畸形。

④佝偻病性矮小体型：

a.维生素D缺乏性佝偻病：由于维生素D缺乏致钙、磷代谢失常，骨骼生长发育障碍。多见于婴幼儿，如疾病延续至青春期后可导致矮小体型。临床特点有颅骨软化、方颅畸形、囟门大且关闭延迟，出牙晚，串珠肋、鸡胸或漏斗胸，四肢骨骺端增大，下肢畸形，脊柱后弯或侧弯，骨盆变形等。血钙正常或稍低，血磷低于正常，血碱性磷酸酶增高，血钙磷乘积降低。活动期长骨骨骺端增宽，钙化带消失呈毛刷样、杯口状，骨骺软骨增宽。长骨骨干脱钙，骨质疏松，密度减低，可有骨干弯曲。

b.肾性佝偻病：各种慢性肾脏病（肾炎、肾盂肾炎、多囊肾等）致肾衰竭时产生高血磷低血钙，致肾性佝偻病，如起病于儿童期可引起生长发育障碍致矮小体型。慢性肾小管功能障碍，如假性甲状旁腺功能减退症。为先天性疾病，肾小管细胞对甲状旁腺激素无反应，使尿磷排量减少致高血磷低血钙。多见于10岁以下儿童。患儿矮小、圆脸、掌骨及指骨短，软骨发育障碍，皮下钙化，发作性搐搦及精神异常等。血磷高、血钙低、碱性磷酸酶正常。血浆甲状旁腺素增高。对甲状旁腺激素治疗无反应。

（7）性早熟：性早熟一般指女童8岁以前、男童9岁以前开始性发育者。由于性激素的作用，病初患儿体格发育常超过同龄儿童，但由于骨骺闭合较早，成年后呈矮小体型。

（8）Turner综合征、Noonan综合征：Turner综合征又称性腺发育不全综合征，由于卵巢不发育或发育不全所致。患者外表女性，身材矮小，有颈蹼、肘外翻、原发性无月经、第二性征不发育。面貌可较呆板，智力可低下，部分有内脏畸形。青春期后尿中促性腺激素排量增多。染色体核型为45，XO。口腔或阴道上皮细胞性染色质检查阴性对本病诊断有助。Noonan综合征又称假性Turner综合征，外形与Turner综合征相似，但染色体核型正常，尿中促性腺激素不增多。

（9）全身性营养或代谢紊乱所致矮小：儿童于青春期前患慢性疾病并引起全身性严重的营养及代谢紊乱时，可致生长发育障碍。儿童常见的各种慢性感染性疾病如结核病、血吸虫病，先天性或获得性心血管病，慢性肝病/慢性肾病、糖尿病等均可致矮小体型。

5.身高（长）偏离的治疗

影响孩子身高的因素主要有遗传基因、生活方式和疾病。遗传基因现在还没有办法改变，但科学健康的生活方式则有利于生长发育。一方面要培养合理的饮食习惯，注意营养，饮食均衡；另一方面多参加体育锻炼，进行合理的家务劳动，增加活动量。如果儿童身高(长)偏离,过于高大或矮小且超出遗传的正常范围,家长应尽快带孩子到医院查明原因,得到确切的诊断,根据引起生长障碍的病因不同,有针对性地进行治疗。尤其是对身材矮小的治疗,治疗原则如下:由于营养不良所致者,应先治疗原发疾病,并合理地喂养。促进食欲,改善饮食。各系统的全身性疾病引起的生长障碍,应治疗原发病。家族性身材矮小和低出生体重儿所致的身材矮小,一般不需要治疗,但应做好解释青春期延迟者进行观察等待骨龄 12 岁以后做绒毛膜促性腺激素刺激试验,以促进青春期的发育。给绒毛膜促性腺激素 1500LT,肌内注射,每周 1 次,共 3 次。如能刺激睾丸分泌睾酮增加,可能促进青春期的发育。精神因素引起的生长落后,应改变生活环境,离开原来的生活环境如去幼儿园、学校或其他去处,使能得到精神上的安慰和生活上的照顾。诊断骨或软骨发育不全或黏多糖病时,目前尚无治疗方法,做好解释工作。用生长激素治疗软骨发育不良近期取得一定效果,但对最终身高的影响有待于进一步观察。甲状腺功能减退时用左旋甲状腺素钠治疗。Turner 综合征、胎儿生长受限等可早期用生长激素治疗,Turner 综合征还可加用蛋白合成制剂、雌激素及雌孕激素周期治疗。

五、神经心理发育

在儿童成长过程中,神经心理的正常发育与体格生长具有同等重要的意义。神经心理发育包括感知、运动、语言、情感、思维、判断和意志性格等方面,以神经系统的发育和成熟为物质基础。与体格生长一样,神经心理发育的异常可能是某些系统疾病的早期表现,因此了解儿童心理发育规律对疾病的早期诊断有很大帮助。

(一)神经系统的发育

在胎儿期,神经系统的发育领先于其他各系统,新生儿脑重已达到成人脑重的 25%左右,此时神经细胞数目已与成人接近,但其树突与轴突少而短。出生后脑重的增加主要是神经细胞体积的增大和树突的增多、加长,以及神经髓鞘的形成和发育。神经髓鞘的形成和发育约在 4 岁完成,在此之前,尤其在婴儿期,各种刺激引起的神经冲动传导速度缓慢,且易于泛化,不易形成兴奋灶,易疲劳而进入睡眠状态。

脊髓的发育在出生时相对较成熟,其发育与运动功能进展平行,随年龄而增重、加长。脊髓下端在胎儿时位于第二腰椎下缘,4 岁时上移至第一腰椎,做腰椎穿刺时应注意。

(二)感知觉的发育

感知是通过各种感觉器官从环境中选择性地获取信息的能力。感知的发育对儿童运动、语言、社会适应能力的发育起着重要的促进作用。

1. 视感知发育

新生儿已有视觉感应功能，瞳孔有对光反射，在安静清醒状态下可短暂注视物体，但只能看清 15～20cm 内的事物。第 2 个月起可协调地注视物体，开始有头眼协调；3～4 个月时喜看自己的手，头眼协调较好；6～7 个月时目光可随上下移动的物体垂直方向转动；8～9 个月时开始出现视深度感觉，能看到小物体；18 个月时已能区别各种形状；2 岁时可区别垂直线与横线；5 岁时已可区别各种颜色；6 岁时视深度已充分发育。

2. 听感知发育

出生时鼓室无空气，听力差；生后 3～7 天听觉已相当良好；3～4 个月时头可转向声源，听到悦耳声时会微笑；7～9 个月时能确定声源，区别语言的意义；13～16 个月时可寻找不同响度的声源，听懂自己的名字；4 岁时听觉发育已经完善。听感知发育和儿童的语言发育直接相关，听力障碍如果不能在语言的发育关键期内或之前得到确诊和干预，则可因聋致哑。

3. 味觉和嗅觉发育

出生时味觉发育已很完善。新生儿对不同味道如甜、酸、苦、咸等可产生不同的面部表情；4～5 个月的婴儿对食物味道的轻微改变已很敏感，故应适时添加各类转乳期食物。

4. 皮肤感觉的发育

皮肤感觉包括触觉、痛觉、温度觉及深感觉等。触觉是引起某些反射的基础。新生儿眼、口周、手掌等部位的触觉已很灵敏，而前臂、大腿、躯干的触觉则较迟钝。新生儿已有痛觉，但较迟钝，第 2 个月起才逐渐改善。

（三）运动的发育

运动发育可分为大运动和精细运动两大类。大运动是神经对大肌肉群的控制，如抬头、坐、爬、站、走、跑、跳等；精细运动是相对于大运动而言较小的动作，如抓握物品、涂画等。

1. 平衡与大运动

(1)抬头：新生儿仰卧时能抬头 1～2 秒；3 个月时抬头较稳；4 个月时抬头很稳。

(2)翻身：出现翻身动作的先决条件是不对称颈紧张反射的消失。婴儿大约 7 个月时能有意识从仰卧位翻至俯卧位，然后从俯卧位翻至仰卧位。

(3)坐：6 个月时能双手向前撑住独坐；8 个月时能坐稳。

(4)爬：应从 3～4 个月时开始训练，8～9 个月可用双上肢向前爬。

(5)站、走、跳：11 个月时可独自站立片刻；15 个月可独自走稳；24 个月时可双足并跳;30个月时会独足跳。

2.精细运动

3～4个月握持反射消失之后手指可以活动;6～7个月时出现换手与捏、敲等探索性动作;9～10个月时可用拇、示指拾物,喜撕纸;12～15个月时学会用勺子,乱涂画;18个月时能叠2～3块方积木;2岁时可叠6～7块方积木,会翻书。

(四)语言的发育

语言的发育与大脑、咽喉部肌肉的正常发育及听觉的完善有关。要经过发音、理解和表达3个阶段。新生儿已会哭叫,3～4个月咿呀发音;6～7个月时能听懂自己的名字;12个月时能说简单的单词,如"再见""没了";18个月时能用15～20个字,指认并说出家庭成员的称谓;24个月时能指出简单的人、物名和图片,而到3岁时能指认许多物品名,并说出由2～3个字组成的短句;4岁时能讲述简单的故事情节。

(五)心理活动的发展

1.早期的社会行为

2～3个月时小儿以笑、停止啼哭等行为,以眼神和发音表示认识父母;3～4个月的婴儿开始出现社会反应性的大笑;7～8个月的小儿可表现出认生、对发声玩具感兴趣等;9～12个月是认生的高峰;12～13个月小儿喜欢玩变戏法和躲猫猫游戏;18个月时逐渐有自我控制能力,成人在附近时可独自玩要很久;2岁时不再认生,易与父母分开;3岁后可与小朋友做游戏。

2.注意的发展

婴儿期以无意注意为主,随着年龄的增长逐渐出现有意注意,5～6岁后儿童能较好控制自己的注意力。

3.记忆的发展

记忆是将所学得的信息存储和读出的神经活动过程,可分为感觉、短暂记忆和长久记忆3个不同的系统。长久记忆分为再认和重现,再认是以前感知的事物在眼前重现时能被认识;重现是以前感知的事物虽不在眼前出现,但可在脑中重现。1岁以内婴儿只有再认而无重现,随着年龄的增加和理解,语言思维能力加强,逻辑记忆也逐渐发展。

4.思维的发展

1岁以后的儿童开始产生思维,在3岁以前只有最初级的形象思维;3岁以后开始有初步抽象思维;6～11岁以后儿童逐渐学会综合分析、分类比较等抽象思维方式,具有进一步独立思考的能力。

5.想象的发展

新生儿无想象力;1～2岁儿童仅有想象的萌芽;学龄前期儿童仍以无意想象

及再造想象为主;有意想象和创造性想象到学龄期才迅速发展。

6.情绪、情感的发展

新生儿因生后不易适应宫外环境,较多处于消极情绪中,表现不安、啼哭,而哺乳、抱、摇、抚摸等动作则可使其情绪愉快。婴幼儿情绪表现的特点是时间短暂、反应强烈、容易变化、外显而真实的。随着年龄的增长,儿童对不愉快因素的耐受性逐渐增加,能够有意识地控制自己,使情绪逐渐趋于稳定。

7.个性和性格的发展

婴儿期由于一切生理需要均要依赖成人,需逐渐建立对亲人的依赖性和信任感。幼儿时期已能独立行走,说出自己的需要,故有一定的自主感,但又未脱离对亲人的依赖,常出现违拗言行与依赖行为互相交替的现象。学龄前期小儿生活基本能自理,主动性增强,但主动行为失败时易出现失望和内疚。学龄期开始正规学习生活后,开始重视自己勤奋学习的成就,社交增多,心理适应能力增强,但容易波动,在情感问题、伙伴问题、职业选择、道德评价和人生观等问题上处理不当时易发生性格变化。性格一旦形成即相对稳定。

第二节　各年龄期儿童特点与保健

一、胎儿保健

(一)胎儿期特点

1.致畸敏感期

胚胎儿早期(3～8周)胚胎细胞高度快速分化,是胎儿器官形成的阶段。此前易受环境不良因素的干扰影响发生缺陷与畸形,称为致畸敏感期。

2.生长发育迅速

胎儿期各组织、器官迅速生长,功能逐渐成熟。

(二)胎儿期保健

胎儿的发育与孕母的健康,营养状况、疾病、生活环境和情绪等密切相关,故胎儿期保健亦是孕母的保健。此期保健的重点为预防胎儿生长受限、宫内感染、畸形、脑发育不全、窒息等。

1.预防遗传性疾病与先天畸形

婚前遗传咨询,禁止近亲结婚;对确诊或疑有遗传性疾病患儿的家庭,或连续发生不明原因疾病患儿的家庭,或有与遗传有关先天畸形、智能低下患儿的家庭是遗传咨询的重点。

2.预防感染

弓形虫、风疹病毒、巨细胞病毒、单纯疱疹病毒、细小病毒等是引起宫内感染的常见病原体，直接损害胎儿细胞，破坏免疫活性细胞，受感染的细胞分化受到抑制，导致畸形。孕母应尽可能避免各类感染，特别是受孕的前3个月(即孕早期)。

3.避免接触放射性物质

孕母应尽可能避免接触各类放射性物质，特别是在妊娠早期不可接触。

4.避免化学毒物

烟、酒、毒品、重金属以及有机磷农药等化学毒物均可损害胎儿发育。

5.慎用药物

药物对胚胎、胎儿的影响程度与用药的孕周、药物种类及时间长短均有关。受精卵在着床阶段对药物很敏感，轻微的损害可导致胚胎死亡，在器官形成期的胚胎可能因此而发生畸形。母亲妊娠3个月后除性激素类药物外，一般药物致畸机会减少，但可影响胎儿的生长及器官功能。

6.治疗孕母慢性疾病

患有心肾疾病、糖尿病、甲状腺功能亢进、结核病等慢性疾病的孕母应在医生指导下进行治疗，对高危产妇定期产前检查，必要时终止妊娠。

7.保证充足营养

孕母营养应尽量膳食平衡，妊娠后3个月的营养对保证胎儿生长和贮存产后泌乳所需能量非常重要，孕母每日需要补充维生素。

8.孕母良好的生活环境

保持愉悦心情，注意适当休息，降低妊娠合并症，预防流产、早产和异常产的发生。

9.预防产时感染

对早产儿、低体重儿、宫内感染等高危儿应给予特殊监护，及时处理围产期疾病。

10.预防胎儿溶血

孕妇与丈夫ABO血型或Rh血型不合时，应及时做有关实验筛查。

二、新生儿保健

(一)新生儿期特点

1.体温调节

体温调节中枢发育不成熟，需要适宜的环境温度；皮下脂肪薄、体表面积相对较大，容易散热；主要由棕色脂肪产热。

2.消化系统

消化道解剖与功能发育不成熟,适宜纯乳汁喂养的营养。

3.泌尿系统

肾脏功能发育不成熟,高蛋白质、高矿物质的牛乳对肾脏功能有潜在的损害。

4.免疫系统

细胞免疫功能已较成熟;体内有母亲通过胎盘给予的抗体;非特异和特异性免疫功能发育不成熟,肠道分泌的IGA较低。

(二)新生儿期保健

新生儿特别是出生后第一周内新生儿发病率和死亡率极高。故新生儿保健重点是预防出生时的缺氧、窒息、低体温、寒冷损害综合征和感染。

1.出生时护理

维持产房25～28℃。胎儿娩出后迅速清理口腔内黏液,保证呼吸道通畅;及时点眼药,防治分娩时的感染性眼病;严格消毒、结扎脐带;记录出生时评分、体温、呼吸、心率、体重与身长。

2.新生儿居家保健

(1)环境温度:新生儿居家的温度与湿度应随气候温度变化而调节,有条件的家庭在冬季应使室内温度保持在20～22℃左右,湿度以55%为宜。

(2)喂养:尽早吸吮母乳,指导母亲正确的哺乳方法,母乳确实不足或无法进行母乳喂养的婴儿,指导母亲选用配方奶喂养。

(3)皮肤护理:新生儿皮肤娇嫩,应每日洗澡保持皮肤清洁,特别注意保持脐带残端清洁和干燥;选择合适的衣服、尿布或纸尿裤。

(4)促进感知觉、运动发育:父母应多与新生儿眼与眼交流、皮肤与皮肤接触,让新生儿多看鲜艳的玩具、听优美音乐。衣服宽松,四肢活动自由,双手外露触摸物体。

(5)预防感染:新生儿居室保持空气新鲜;避免交叉感染;新生儿的用具每日煮沸消毒;对于乙肝表面抗原阳性、乙肝e抗原阳性的母亲的婴儿,出生后接种乙肝疫苗。

3.慎用药物

新生儿肝功能不成熟,某些药物体内代谢率低,在体内蓄积发生不良反应。哺乳期母亲用药应考虑乳汁中药物对新生儿的作用。

4.新生儿疾病筛查

出生后筛查,尽早诊治,减少发育中的后遗症。①新生儿听力筛查:目的是尽可能早地发现有先天性听力障碍的新生儿,使其在语言发育的关键年龄之前就能得到适当的干预和治疗，使语言发育不受损害或减轻损害。②遗传代谢、内分泌疾病筛查。③先天性髋关节发育不良：漏诊、误诊会严重影响儿童骨骼的发育。④滥用药物：母亲妊娠期或哺乳期滥用药物对新生儿产生毒性作用。怀疑母亲有滥用药物史时，应做新生儿尿液筛查。⑤溶血：母亲 Rh 阴性或 O 型血型时，新生儿应做相应的溶血实验筛查。⑥成熟度评估：通过新生儿皮肤、毛发、指甲、外生殖器、非条件反射、肌张力评价新生儿的成熟度，同时可帮助筛查上述神经系统疾病。

5.新生儿家庭访视

社区妇幼保健人员于新生儿出生 28 天内家访 2 次，高危儿应家访 3 次。家访的目的是早期发现问题，包括病理性黄疸、感染、神经系统损伤、先天畸形、腹部肿块等，及时指导处理，以降低新生儿的发病率和死亡率。

家访内容包括：询问新生儿出生情况，生后生活状态，预防接种情况，喂养与护理情况；观察新生儿一般情况，重点注意有无产伤、黄疸、畸形、皮肤与脐部感染，居住环境；全身体格检查包括头颅、前囟、心肺腹、四肢、外生殖器；头围、体重测量；视、听觉筛查；指导喂养与护理，记录访视结果。

三、婴儿保健

（一）婴儿期特点

(1)体格生长是生后体重增长最快的时期，即第一个生长高峰。

(2)消化道功能发育不成熟，生长速度快，需要营养素丰富的食物。

(3)是感知觉和行为发育最快的时期，视觉、情感、语言发育的关键期。

(4)免疫功能：6 月龄后婴儿从母亲获得的被动免疫抗体逐渐消失，主动免疫功能尚未成熟。

（二）婴儿保健

促进儿童早期发展是婴儿期保健的重点，包括婴儿的营养、卫生保健、情感关爱、生活技能培养及智力开发。家庭是婴儿期保健和早期发展的主体，父母育儿水平与父母接受科学知识的态度和能力密切相关。

1.高能量、高蛋白的乳类

婴儿期营养状况以及儿童期生长发育的情况均与成年后的健康状况密切相关。母乳是胎儿过渡到独立摄取营养的婴儿最好天然食品，应该积极提倡纯母乳喂养，逐渐适时添加辅食；部分母乳喂养或人工喂养婴儿则应正确选择配方奶；4～6 月龄的婴儿应开始引入其他食物，为婴儿后期接受成人食物做准备。

2.定期进行健康体检

婴儿年龄越小，生长发育越迅速。定期进行健康检查可早期发现问题，早期干预。如果生长偏离时间长，错过了生长发育最快期，纠正会较困难。

3.促进情感、感知觉、语言、运动发育

婴儿正常的、愉快的情感需要父母的关爱与积极参与，将婴儿交给其他人抚养是一种忽视婴儿的行为。父母或抚养人及时满足婴儿需要，使婴儿感觉安全，对成人产生信赖；反之产生焦虑不安和恐惧。经常用带有声、光、色的玩具刺激婴儿对外界的反应，促进婴儿感知发育。

4.生活技能培训

开始培养婴儿独立睡眠习惯、进食技能和如厕训练是早期教育的重要基本内容。

5.口腔保健

注意婴儿用奶瓶的正确姿势，避免将乳头抵压上颌，影响颌骨发育；婴儿乳牙萌出后不宜含乳头入睡，以免发生“奶瓶龋齿”。

6.预防感染

提倡母乳喂养，按计划免疫程序完成基础疫苗接种；良好的卫生习惯可降低感染的发生。

7.疾病筛查

定期健康检查中注意筛查常见疾病，如缺铁性贫血、食物过敏、中耳炎、先天性髋关节发育不良、发育异常。

四、幼儿保健

（一）幼儿期特点

（1）神经心理发育、运动与语言基本能力的发育期，幼儿能主动观察、认知、进行社交活动；出现第一个违拗期。

（2）体格生长速度较婴儿期缓慢。

（3）消化道、肾功能发育逐渐成熟。

（二）幼儿保健

幼儿心理活动，尤其自我意识的发展，对周围环境产生好奇心、喜欢模仿，但易被成人过分呵护而抑制其独立能力的发展。幼儿期个性的发展是学龄期儿童自信、勤奋或依赖、退缩心理状态的基础。

1.促进语言发育与大运动能力发展

重视与幼儿的语言交流，幼儿通过游戏、讲故事、唱歌等学习语言；选择促进小肌肉动作协调发育的玩具、形象玩具，发展幼儿的想象、思维能力。

2.培养自我生活能力

安排规律生活，培养幼儿独立生活能力和养成良好的生活习惯，为适应幼儿园生活做准备。幼儿注意力持续时间短，安排学习活动不宜过长。

3.定期健康检查

每3～6个月应进行体格检查一次，预防营养不良、超重/肥胖等营养性疾病；教育家属认识保存儿童生长资料的重要性，配合医生，继续用生长曲线监测儿童身高生长速度。

4.疾病、事故预防

异物吸入引起窒息；监护人不宜让幼儿独自外出，或单独留在家中；注意避免幼儿生活环境与设施中不安全因素。

5.合理营养

供给丰富的营养素，食物种类、质地接近成人，每日5～6餐。乳类供应仍不应低于总能量的1/3。

6.口腔保健

家属用小牙刷帮助幼儿刷牙，每晚1次，预防龋齿；1岁后应断离奶瓶。

7.疾病筛查

定期筛查常见疾病，如缺铁性贫血、视力异常、泌尿系感染和寄生虫感染等疾病。

五、学龄期儿童保健

（一）学龄前期儿童特点

（1）心理、行为发育期：儿童脑发育接近成人，动作发育协调，语言、思维、想象力成熟，是个性形成的关键时期。

（2）体格生长速度较平稳，主要受遗传、内分泌因素的影响。

（二）学龄前儿童保健

学龄前儿童智力发展快，独立活动范围扩大。良好的学习兴趣、习惯与学龄期的在校学习状况有关，此期应注意从日常生活活动中培养儿童的各种能力。

1.入学前期教育

包括培养学习习惯，注意发展儿童想象力与思维能力，通过游戏、体育活动增强体质，在游戏中学习遵守规律和人际交往。

2.保证充足营养

膳食结构接近成人，与成人共进主餐，每日4～5餐适合学龄前儿童生长需要和消化道的发育水平；每日摄入优质蛋白占总蛋白的1/2，其中乳类供能占总能量的1/3。

3.预防感染

儿童特别注意预防传染性疾病；预防儿童外伤、溺水、误服药物、食物中毒、触电等伤害。

4.合理安排生活

不仅可保证儿童身体健康，还可以培养儿童集体主义精神、控制情绪和遵守规律的能力。

5.体格检查

每年1～2次，记录结果，重点了解身高增长生长速度。教育儿童正确坐、走姿势，预防脊柱畸形。

6.视力、口腔保健

每年接受一次全面的视力筛查和眼检查，培养良好的用眼习惯；每6个月或每年检查口腔一次，纠正不良口腔习惯。

7.疾病筛查及健康检查

注意筛查缺铁性贫血、泌尿系感染、肾脏疾病、寄生虫感染以及发育行为异常等。

六、青春期保健

（一）青春期特点

青春期是儿童到成人的过渡期。女童从9～12岁开始到17～18岁，男童从11～13岁开始到18～21岁。此期特点为：①体格发育出现第二个生长高峰，除身高、体重迅速增长外，青春期儿童身体各方面都经历着巨大变化，如形态上的充实、健美，机体功能的完善和生殖系统的日趋成熟等，使机体代谢旺盛，激素分泌增加。②性功能发育，知识增加，而心理和社会适应能力发展相对滞后，形成青春期复杂的心理卫生问题，使青春期青少年常常产生感情困惑和心理冲突。青春期青少年的行为和生理使青少年有发生性传播疾病的危险因素。

（二）青春期保健措施

1.充足的营养和合理平衡膳食

自青春期开始，生长进入第二个高峰。因此，青少年在青春期对各种营养素的需要增加，为成人时期乃至一生的健康奠定良好基础。根据青春期生长发育的特点及营养需求，应强调：①养成健康的饮食习惯：一般为每日三餐，两餐间隔4～6小时。三餐比例要适宜，早餐提供的能量占全天总能量的25%～30%，午餐应占30%～40%，晚餐应占35%～40%。青春期膳食中蛋白质、脂肪、碳水化合物比值以1.1∶1.5∶5为宜，尤其养成早餐进餐习惯，多吃蔬菜少吃盐，少吃动物脂肪和糖类食品。②按需进食，切忌暴饮暴食；一般认为男、女童的能量供给量应分别为每日2500～2250kcal(10464.6～9418.2kJ)和2000～1800kcal(8371.7～7534.5kJ)。

鸡蛋、豆奶、瘦肉、大豆制品等优质蛋白质所含的必需氨基酸量较高,比值更接近人体,能更好地被吸收、利用。因此,在青春期儿童每日所供给的蛋白质中,此类蛋白质应占1/3～1/2。③提供富含铁和维生素C的食物:青少年应注意饮食多样化,注意调换膳食品种,经常吃富含铁的食物,如动物血、肝、瘦肉、蛋黄、黑木耳、大豆等。另外,每天的膳食中均应含有新鲜的蔬菜、水果。④由于骨骼迅速发育,机体对钙、磷的需要量增加,钙需要可高达1200～1000mg/d,青少年应每日摄入一定量的奶类和大豆食品,以补充钙的需要。⑤锌是很多金属酶的组成成分和酶的激活剂,参与RNA和DNA的转录以及蛋白质的合成过程;锌与性腺发育、运动功能有密切关系。青春期锌RNI为:男童10～12.5mg/d,女童7.5～9mg/d;应多食用含锌丰富的食品,如贝壳类海产品、红色肉类和动物内脏,以利于机体的发育成熟。⑥碘是甲状腺素的重要成分,为青春期旺盛的代谢所必需,对生长发育有较大影响。青春期应适量食用含碘丰富的食品,如海带、紫菜、海鱼等,同时也应避免食用过多引起甲状腺功能亢进。

2.预防常见青春期营养和性发育问题

(1)青春期超重或肥胖:当摄入的能量超过消耗量时,多余能量就会在体内转变为脂肪,导致超重或肥胖。对青春期肥胖的预防首先应培养良好的饮食和生活习惯。加强体育锻炼,最好每天进行至少60分钟的运动,也可通过每天2次、每次30分钟的中等强度的锻炼积累;闲暇时间应限制静态活动,如看电视、玩电子游戏、上网等;鼓励参与家务劳动。但也有些青少年为追求体型的完美盲目进行节食减重,尤其是青春期女童,甚至采用催吐、吃泻药等极端做法减重,最终导致神经性厌食症,发生营养不良,严重者导致死亡。因此,青春期保健应指导青少年的平衡膳食、体育活动,指导青少年对自己的体重有正确的认识和控制,预防青春期超重或肥胖、神经性厌食症、营养不良等疾病。

(2)营养性缺铁性贫血:青少年由于生长迅速、血容量增加,对铁的需要量明显增加,铁RNI为:男童15～12mg/d,女童18～20mg/d。青春期女童月经来潮后失血,更易发生贫血。即使轻度的缺铁性贫血也会对青少年的生长发育和健康造成不良影响,造成青少年体力、身体免疫力以及学习能力的下降。为预防贫血的发生,饮食应注意多样化,经常吃含铁丰富的动物类食品和富含维生素C的食物,如瘦肉、鱼、动物血和动物肝等。诊断为缺铁性贫血的青少年,应在医生指导下及时服用铁剂。

(3)月经问题:女性青春期的重要发育特点之一是月经初潮,但这并不意味着发育的成熟。由于初潮时卵巢功能尚不稳定、不成熟,故月经周期也并非都规律,可出现无排卵性功能失调性子宫出血、闭经等现象,需至专科就诊。

(4)遗精:遗精是男性青春期后的正常现象,通常在晚上睡眠时发生。发生的间隔时间个体差异很大,一般为每月1～2次,偶尔每周1～2次,只要不过于频繁,并且对身体和精神没有明显的不良影响,则都属正常现象。但过于频繁,2～3日1次,甚至一夜数次,更甚者白天清醒时也发生遗精,影响生活和学习,则应引起重视。应加强对青少年的青春期性心理卫生教育,遗精严重者需至专科就诊并查找原因。

(5)手淫:是指用手或其他器具抚摸自己的性器官,以获取性快感的性行为。手淫是一种自慰行为,是青少年最初的性体验。手淫属个人隐私,并不对他人和社会构成威胁,也不应视为"不道德"或罪恶、耻辱行为,从而使青少年陷入不安和恐惧之中。应正确引导和教育,引导青少年参加各项体育活动,将注意力转移至规律、健康的学习生活中。过度手淫可致精神疲惫、注意力不集中、失眠等不良后果。若手淫时将异物放入尿道或阴道内,则会引起组织损伤和感染。

(6)青春期妊娠和避孕:由于缺乏避孕知识,过早的性关系可导致少女妊娠。过早的妊娠对正处在生长发育阶段的少女是一个沉重负担,同时还可能因巨大的心理压力而采用不安全的人工流产,影响健康甚至危及生命。因此,向青少年进行有关如何正确对待性行为和关于婚前性关系危害的教育的同时,有必要向他们讲解有关生育的知识和避孕的方法。

(7)性传播疾病:青少年因性器官的发育成熟易出现性冲动,对性有好奇心,但心理的不成熟常无法控制自身行为,发生物质滥用及不洁性行为,造成性传播疾病。应对青少年进行性生理卫生和性传播疾病知识的教育,预防性传播疾病。有不洁性行为史的青少年,如有泌尿生殖器感染则应转专科就诊。

3.促进认知和情感的发育

(1)认知发育:青春期的知觉、观察和注意力有了很大提高。有意记忆、逻辑记忆发展,即能自觉主动地、有目的地对具体信号或抽象信号的意义进行理解记忆,在语言及抽象思维的充分发展的基础上可通过推理、概括、认知事物本质特征达到记忆。注意的集中性和稳定性近于成人,可保持有意注意40分钟。思维变化是青少年期认知发展的核心。根据皮亚杰的认知发育阶段理论,12岁以后从具体运筹期进入形式运筹期。因进入青春期的年龄差异,部分进入青春期的儿童认知发育水平尚处于具体运筹期,而另一部分儿童认知发育水平处于形式运筹期。随着向形式运算思维的转移,青春期中期的青少年提问和分析能力加强,逻辑分析、推理的抽象思维能力获得发展。根据他们的认知发育特点,青春期早期的教育和学习需要更具体的方法,同时加强培养他们的抽象逻辑思维能力。

青少年的思维还表现出较强的创造性和批判性。喜欢别出心裁,具有较强的求知欲和探索精神。对新鲜事物特别敏感,并易于接受。对事物的看法可以提出自己的新思路和新观点,而不会盲目或轻易相信别人。老师和家长要保护他们的独立思考、标新立异的积极性，培养他们勇于探索创新的能力。对出现不断增加的新需求不要一概加以否定，如大多数青少年喜欢"上网""追星"，要理解这是一个正常现象，但由于识别能力较低，会是非不分，吸取糟粕，要学会与他们交流并正确疏导，给他们创造丰富多彩的业余文化生活。

(2)情感发展：①自我概念的发展：青春期青少年的自我体象、自我意识和认同迅速发展。自我体象集中在外部特征上，自我意识和认同主要表现在心理方面。如引导不当，会导致青少年对自我身体形象的曲解，从而产生相应的心理行为问题。如自认为身材不够苗条而节食、减肥，引起神经性厌食症；自我意识和认同发展不当，导致男童学吸烟、饮酒，甚至参与团伙犯罪；女童过于注重服饰、打扮，或出现早恋、发生性行为等问题。因此，青春期教育和保健应促进青少年自我概念的健康发展，学校和家庭均要给予青少年体验能力和成功的机会，提升他们的自我评价和自尊心。②与家庭、同伴和社会关系的发展：青春期身体的迅速成长和性成熟带来的变化，使青少年开始产生"成人感"。这种成人感是青少年身心发展过程中的一个必然经历。在青春期早期与同班同性的友谊增加，主要表现在参与同龄人的活动增加；青春期中期常常经历不同的个性特征，服装、朋友群和兴趣经常变化，个性发展特点使他们与父母的距离疏远了，此期社会活动扩大到异性，开始约会。因此，青春期同伴关系很重要。应培训青少年的社会交往技能，促进青少年健康同伴关系的发展，促进家庭亲子关系的建立，形成有威望的、对孩子行为有指导的和谐家庭关系。③情绪、情感的发展：青少年富有激情和热情，情绪不稳定，容易发脾气，容易冲动，不善于处理感情和理智之间的关系。如常为小矛盾而伤人，或为某种目标和理想而付出一切；情绪比较脆弱，容易波动，当理想与现实一致时兴高采烈，当理想与现实不一致时则心情郁闷；希望受别人尊重、有强烈的自尊心，容易出现挫折感，失败时自尊心和自信心容易受到影响；随着控制能力的增强，情绪不愿外漏，会掩饰自己的情绪感受，若消极情绪不能被及时察觉则会造成严重后果，如自杀。因此，针对青少年心理发育的特点，应尊重青少年的独立性和自尊性，给予指导和建议，但不过多干涉；教育他们的言语和行为不宜过于急躁或过火，避免激起强烈的情绪反应；指导和帮助青少年学会调控自己的情绪，尊重别人，与别人沟通和交流。

4.预防青春期心理行为问题

(1)饮食障碍：是由青少年心理社会因素引起的一组非器质性进食问题、病变，如神经性厌食症和神经性贪食症。表现为饮食紊乱，常伴有情绪紊乱，严重者可致死亡。在青春期保健中应注意预防，进行有关合理、平衡膳食和健康生长发育的知识宣教，引导青少年有正确的自我体象认识，在学校积极开展各类体育、文艺活动；如出现严重饮食障碍问题，应转专科治疗。

(2)睡眠障碍:青少年期常见的睡眠障碍有睡眠时相延迟综合征或失眠。睡眠时相延迟综合征表现为入睡困难、睡眠时间推迟,次日觉醒困难;失眠指入睡困难或难以维持睡眠并觉醒后感到疲劳。青少年因青春期神经内分泌模式发生变化可致睡眠时间推迟,同时因学习任务繁重、情感需求或社交活动多导致就寝延迟,或因过多使用兴奋性物质或药物,如茶、咖啡、中枢兴奋剂等,或因学校或家庭压力过大产生焦虑等造成失眠。青春期保健应对青少年开展睡眠生理和"睡眠卫生"知识教育,帮助青少年培养良好睡眠习惯、合理安排睡眠时间、减少兴奋性饮料如可乐、咖啡等的饮用,不饮酒,缓解焦虑、及时释放压力,严重失眠影响正常学习与生活时可短期在医生指导下服用催眠药物。

(3)青春期抑郁:抑郁症是青春期常见的情绪障碍,自杀是最严重的心理危机。青少年因外界不利环境如家长和老师的忽视、压制和不公平,学习压力和对性发育的困惑等而引起烦恼、焦虑和抑郁等情绪不稳现象并不少见。青少年遇到挫折容易走向极端,如学校、家长未予以及时重视,可产生自杀念头甚至出现自杀行为。因此,青春期保健中应加强人生观和人生意义的教育,重视培养青少年乐观向上的个性发展和社会适应性,为各年龄阶段发育的转折期提供预先的心理准备和支持;在青少年面临挫折和应激事件(如冲突、高考落榜)时及时给予支持和疏导;应重视青少年情绪变化,提供心理咨询和治疗。

(4)逆反心理和行为的盲从性:青春期独立意识、成人感的出现使青少年在心理上渴望别人认同自己的成熟,能够尊重和理解自己。但社会和生活经验的不足、经济的不能独立、父母的权威性又迫使他们依赖父母。这种独立性与依赖性的矛盾,使其在面对父母的干预时容易出现逆反心理,在行为上努力依照自己的意愿行事,对后果欠考虑,盲从性较大。家长和老师应充分尊重青少年的独立性,指导并鼓励其社会能力的发展,培养其既尊重老师或家长的意见,同时又具备独立思考和判断的能力,为进入社会做好准备。

(5)物质滥用:青春期自我意识的迅速发展导致内在自我与外在环境产生矛盾。他们往往不能很好地适应环境,行为不稳定,判别是非能力尚不成熟,或为逃避现实,解除烦恼、焦虑,或为得到同伴的认可和接受而模仿或尝试吸烟、饮酒、服用药物,继而物质滥用,这对青少年的心身造成严重损害。应加强对青少年有关酗酒、吸烟、物质滥用潜在危害的教育,为青少年提供适宜的社会活动和心理支持;不鼓励未成年人饮酒。

5.性心理发展和保健

现代社会生活环境优越,青少年生理发育趋于早熟。由于性功能的迅速发育和成熟、心理活动的发展以及客观环境等影响,进入青春期之后的青少年出现与异性交往的渴求,甚至出现朦胧的爱情念头,开始对异性有好感和兴趣,在言行举止、处事方面都努力吸引异性的关注，常表现为取笑异性，乐于制造和散播“喜欢”谁的谎言。但由于我国对青少年青春期性教育开展得相对滞后，学校、家长和社会舆论的约束、限制，使青少年在情感和性的认识上存在既渴求又不好意思表现的矛盾状态，环境的压制可使青少年产生好奇心及逆反心理，发生过早性行为及意外妊娠。因此，青春期保健应通过有效的教育手段传播科学的性知识和性道德，纠正有关性的认识和行为上的偏差，帮助青少年建立健康的性意识，确立正确的性爱观。包括：①性知识教育：把性的知识传授给青少年，可以消除对性的神秘感，使他们懂得如何以科学观点正确对待自身变化。以课堂内和课堂外教育、个别谈话、集体讨论等方式帮助他们了解：生殖器官的解剖与生理；青春期的体格发育，男性和女性的体型特征和第二性征的发育；外阴部的卫生与清洁；月经与遗精的生理机制；女性经期卫生；遗精的身心保健；性自慰行为（手淫、性幻想）；妊娠与避孕知识以及性传播疾病预防等知识。②性心理教育：进入青春期，随着机体神经内分泌系统的发育，青少年产生性意识。浓厚的性兴趣和求知欲促使他们热心探索成熟，然而，此时的特点是幼稚朦胧、敏感多变、易冲动。但如缺乏正确的引导，则易被错误的信息所诱惑。家长和老师应主动与他们交流，增加相互间的信任感，认识到他们渴求独立、渴求志趣相投的知心朋友、渴求异性的注意是正常心理表现，帮助和指导他们如何与异性进行正常的交往，坦然地面对异性。

6.促进生殖健康

自青春期开始，机体在促卵泡激素（FSH）、促黄体激素（LH）和雌激素、雄激素的作用下，随着身高出现突增，性器官和第二性征开始发育。青春中期，则以性器官和第二性征迅速发育为主要特征，出现月经初潮和首次遗精。青春后期，性器官和第二性征继续缓慢发育至成人成熟水平。

女童月经初潮、男童首次遗精是青春期性发育的重要标志，但并不意味着性成熟。即使在青春后期，虽然性成熟已经完成，但社会成熟还远远滞后，仍然缺乏独立生活能力。因此，对青春期儿童的生殖健康教育有特别重要的意义。

(1)男童外阴部的清洁卫生：阴茎包皮内板与阴茎头皮肤间形成包皮腔，其间的小腺体有分泌物产生，分泌物与尿液、脱落上皮和污垢合成乳酪状的包皮垢。包皮垢若长期未予清洗而附着于包皮腔，则极易引起感染。因此，青春期男童应注意外阴部卫生，每晚睡前应用流动水或个人单独使用的盆盛清洁水，将包皮翻转后清晰包皮垢。阴囊皮肤柔弱，应避免使用碘酊等刺激性较大的药物。

穿着内裤和外裤宜宽松，不宜穿紧身裤。紧身裤会束缚阴囊活动，并使局部温度增高，影响睾丸发育和精子形成。由于紧身裤散热不良，还易引起股癣和湿疹。

(2)女童乳房保健：乳房发育是女性青春期发育最显著的特征之一。乳房发育开始的早晚和发育速度存在着个体差异。开始发育年龄，早至8岁左右，晚至13～

14 岁；有些女童的乳房在开始发育 1 年后即达成熟水平，有的则在数年后才达到成熟水平。一般认为这与营养和遗传因素有关。

绝大多数女童，发育成熟的乳房左右两侧基本对称。乳房中的乳腺由乳腺管、乳腺泡和脂肪组成。乳房内肌纤维最少，因此自身支持能力较差，故应注意乳房的保护如保持正确的身体姿势，及时佩戴胸罩等。胸罩大小要适当，太大不能起到有效的扶托作用，太小则影响胸廓和乳房发育。晚间睡眠时，应把胸罩解开，以免影响呼吸。

乳房保健中提倡乳房的自检。自检每月 1 次，在月经期后进行，目的在于及早发现乳房包块。检查包括观察和触摸两部分，触摸时要注意乳房、胸壁和腋窝部有无肿块和增厚。如观察和触摸发现有乳房外形变化，乳头突然内陷或突起和（或）触及包块，应及早就诊。青春期女童的乳房肿块，多数为良性肿瘤或纤维瘤，但应谨慎排除恶性肿瘤的可能。

(3)女童外阴部的清洁卫生：女童进入青春期后，随着卵巢的发育，在雌激素的作用下，阴道开始有分泌物（白带）排出。正常情况白带含有阴道上皮脱落细胞、白细胞、乳酸杆菌。如阴道分泌物增多，且有臭味，表明阴道内有炎症。

女童外阴应每日用流动水或清洁盆盛水清洗，清洗时应由前往后，由内向外，最后清洗肛门。要使用个人专用的盆和毛巾。除非有明显感染时，否则不宜用高锰酸钾溶液清洗外阴；也不宜经常用肥皂清洗外阴，以免过分干燥。一般情况下不冲洗阴道，避免感染。内衣要宽松，不穿紧身裤，质地以纯棉最佳，因其透气性好。内裤要勤换、勤洗、日光下晒干。

(4)女童经期卫生：女童月经初潮时，生殖系统尚未发育成熟，在初潮后 1～2 年内会出现闭经或月经紊乱，属正常生理现象。在行经期可有轻度下腹坠胀、腰酸、乳房胀痛、乏力、嗜睡、情绪不稳定等，亦属正常现象。月经量的多少个体差异很大，一般为 30～50mL。应详细记录月经的来潮时间、持续时间、经量的多少和白带的变化，以便及时发现月经周期、月经期和月经量的异常。月经期应注意卫生，保持外阴部的清洁。每日睡前用温开水冲洗外阴部，禁坐浴。内裤应每日更换，与其他衣物分开清洗烘干或在阳光下晒干，以免真菌和细菌感染。卫生巾等卫生用品应柔软、清洁、勤换，选购时要注意是否是正规产品，注意生产日期和保质期。青春期女童不宜用阴道棉塞。

女童在月经期要保持精神愉快和情绪乐观，应该使她们懂得月经的按时来潮是身体健康的表现。月经期睡眠应充足；仍可参加适当的体育活动，但应避免重体力劳动和剧烈运动；不宜游泳，以免感染；少吃刺激性食物，多饮水，多吃蔬菜、水果，保持大便通畅。

第三节　新生儿遗传代谢病筛查

一、先天性甲状腺功能减退症

先天性甲状腺功能减退症（CH）是儿科常见的内分泌疾病之一，其主要临床表现为体格和智能发育障碍。

按病因可分为散发性甲状腺功能减退症及地方性甲状腺功能减退症，前者是由于甲状腺发育不全、异位或甲状腺激素合成及功能障碍所造成的，临床上较常见；后者多出现在地方性甲状腺肿流行区，由发育早期碘缺乏所致，一般占甲状腺肿地区人口的1%～5%。先天性甲低可通过新生儿遗传代谢病筛查获得早期诊断、治疗，其预后良好。CH的发病率美国为1∶2370～1∶4098，英国为1∶1464，澳大利亚为1∶4000，德国为1∶3313，日本为1∶2500～1∶4000，加拿大为1∶7000。自1985—2011年，全国已累计筛查新生儿55619114例，诊断CH5134例，发病率为1∶2100，西部地区发病率高于东、中部地区。

（一）筛查指标

1. TSH

随着科学的发展，测定TSH的方法有了诸多进展，如放射免疫法（RIA）、酶标法（EIA）、酶联免疫吸附法（ELISA）、酶免疫荧光分析法（EFIA）和时间分辨荧光免疫分析法（Tr-FIA）等。在1998年以前，我国CH筛查以RIA法为主；1998年开始，主要采用灵敏度较高的Tr-FIA法，少数地区采用ELISA法和EFIA法，RIA法已基本不再采用。TSH浓度的阳性切值，根据各地实验室及试剂盒而定，一般为9～20μIU/mL不等，超过切值者召回复查。此法可造成漏筛的疾病有甲状腺结合球蛋白（TBG）缺乏、中枢性甲低、低甲状腺素血症等。低出生体重儿及极低出生体重儿，由于下丘脑-垂体-甲状腺轴反馈建立延迟，可使TSH延迟升高，导致筛查假阴性。

2. T_4

少数国家采用此指标，适用于筛查的疾病为原发性甲低、中枢性甲低及甲状腺素结合球蛋白缺乏。与TSH筛查方法相比，其筛查敏感性及特异性较低，且测试费用较高、操作复杂，虽然其筛查可及时发现迟发性TSH增高的患儿及高甲状腺素血症的患儿，但在初期T_4正常的延迟性TSH升高患儿中可漏诊。

3. TSH＋T_4

该法是较为理想的筛查方法，有些国家甚至采用T_4-TSH-TBG筛查方法，即

在 T_4 为主筛查的基础上，若 $T_4 \leqslant -0.8SD$，加筛 TSH；$T_4 \leqslant -1.6SD$，加筛 TBG，由各种原因导致的 CH 筛查的敏感性和特异性分别达 98%及 99%，但是成本效益高，绝大多数筛查机构尚未采用。

（二）筛查假阴性

由于筛查过程中存在筛查方法选择、实验操作过程及出生时的患病、生后输血、早产、低体重等因素，使筛查存在漏诊的可能（假阴性）。按照 TSH 筛查方法，漏诊率可达 10%，北美漏诊率为 6%～12%。为了减少漏诊，美国部分地区 CH 筛查设定在 2 个时间段，分别为生后 2～4 天及 2 周。在 2 周时筛查，检出的 CH 患儿占总的 CH 患儿的 10%，基于这一阶段筛查增加的 CH 发病率大概为 1∶30000，主要见于轻度或延迟增高 TSH 的低体重儿或极低体重儿，其中有一些病例可能是由于甲状腺发育异常或内分泌功能障碍所致。

（三）CH 的诊断

（1）确诊指标：血清促甲状腺素（TSH）、游离甲状腺素（FT_4）浓度。

①血 TSH 增高、FT_4 降低者，诊断为先天性甲状腺功能减退症。

②血 TSH 增高、FT_4 正常者，诊断为高 TSH 血症。

（2）甲状腺超声检查、骨龄及放射性核素扫描（ECT）测定可辅助诊断。

（四）CH 的治疗

（1）采用甲状腺素替代疗法：①先天性甲状腺功能减退症患儿：应尽早给予左旋甲状腺素（$L\text{-}T_4$）治疗，初始治疗剂量 $6 \sim 15\mu g/(kg \cdot d)$。②高 TSH 血症酌情给予 $L\text{-}T_4$ 治疗。如患儿确诊时初次血 TSH＞20mU/L 或随访后血 TSH 水平持续＞10mU/L 者也应立即开始 $L\text{-}T_4$ 的治疗，初始治疗剂量可根据 TSH 升高程度调整。

（2）治疗后定期复查并根据甲状腺功能调整 $L\text{-}T_4$ 的剂量。

（3）定期进行体格和智能发育情况评估。

（4）甲状腺缺如或异位者需要终身治疗，其他患儿在正规治疗 2～3 年后重新评估甲状腺功能及生长发育水平。如甲状腺功能正常者为暂时性甲状腺功能减退症，可停药。

二、苯丙酮尿症

苯丙酮尿症（PKU）属常染色体隐性遗传性疾病。

PKU 是先天性遗传代谢病中发生率相对较高的一种疾病，也是引起小儿智能发育障碍较为常见的原因之一。PKU 是可早期诊断、早期治疗，并可预防其智能落后的先天性遗传病之一。在不同种族人群中，其发病率各不同，白人发病率较高，黑人和黄种人较低。血液中苯丙氨酸(Phe)冰度高于2mg/dL(120μmol/L)称高苯丙氨酸血症(HPA)。遗传性高苯丙氨酸血症有两大类原因：一类为肝脏苯丙氨酸羟化酶(PAH)活性下降或丧失，是导致遗传性高苯丙氨酸血症的主要原因，占70%～90%，各个国家与地区有所不同，我国北方地区约占90%；另一类为四氢生物蝶呤酶(BH4)缺乏症，两类疾病临床表现相似，但诊断与治疗方法不同。早期鉴别诊断至关重要。

PKU是由于PAH基因突变，导致PAH活性降低或丧失，苯丙氨酸代谢紊乱，使体内Phe羟化成酪氨酸的代谢途径发生障碍，引起高苯丙氨酸血症及其有害旁路代谢产物蓄积而致病。蓄积于体内的苯丙氨酸及其有害旁路代谢产物对脑的发育和生理功能有直接的毒性作用，并可抑制其他酶的活性，引起继发性代谢紊乱。苯乳酸的蓄积可抑制多巴胺脱羧酶的活性，从而使血中去甲肾上腺素减少，并抑制谷氨酸脱羧酶的活性，可使α-氨基丁酸减少，而后者是脑发育所必需的物质。

苯丙氨酸及其有害旁路代谢产物还可影响5-羟色胺的生成，其合成减少影响了脑功能。另外，苯乙酸和苯乳酸从尿中大量排出，使患者尿液具有特殊的鼠尿臭味。高浓度的Phe及其异常代谢产物抑制酪氨酸酶，使黑色素合成障碍，皮肤变白、头发发黄。

(一)筛查指标

1. 血液Phe浓度测量

血Phe浓度＞120μmol/L，为可疑PKU患者，需召回复查。在空腹或低蛋白饮食状态下，轻度高苯丙氨酸血症患儿血Phe浓度可能低于2mg/dL，对于可疑患儿需多次复查。

2. 尿蝶呤分析和BH_4负荷测验

除PAH缺陷外，10%～30%的高苯丙氨酸血症是由于BH_4缺乏引起的。BH_4是一种重要的神经递质，其缺乏不仅致体内苯丙氨酸蓄积，同时脑内多巴胺、5-羟色胺合成障碍，导致严重的神经系统损害。尿蝶呤分析是鉴别BH_4缺乏症的主要方法之一，而BH_4负荷试验是诊断和鉴别BH_4缺乏症的快速、可靠方法。Phe基础浓度＞600μmol/L的患者，可直接进行该试验；血Phe基础浓度低于600μmol/L的患者，应进行Phe-四氢生物蝶呤联合负荷试验。PAH基因位于染色体12q22-24.1，迄今已发现500余种突变，其种类和频度有地区和人种差异。很多国家和地区进行了PKU的分子流行病学研究、杂合子筛查及产前诊断。

(二)PKU和BH_4D的诊断

凡新生儿血Phe浓度持续≥120μmol/L为高苯丙氨酸血症(HPA)。所有HPA均应进行尿蝶呤谱分析、血二氢蝶啶还原酶(DHPR)活性测定和BH_4负荷试验，以鉴别 Phe 羟化酶（PAH）缺乏症和四氢生物蝶呤（BH_4）缺乏症。

1. PKU

持续 Phe≥360μmol/L 为 PKU，血 Phe＜360μmol/L 为 HPA。

根据对 BH_4 反应程度又分为 BH_4 反应性 PKU（口服 BH_4 20mg/kg 后血 Phe 浓度下降 30%以上，尿蝶呤谱正常）及 BH_4 无反应性 PKU。

2. 四氢生物蝶呤缺乏症

最常见为 6-丙酮酰四氢蝶呤合成酶（PTPS）缺乏症（尿新蝶呤增高，生物蝶呤及其百分比极低），其次为二氢蝶啶还原酶（DHPR）缺乏症（DHPR 活性明显降低），其他类型少见。

（三）PKU、HPA、BH_4D 的治疗

（1）PKU：在正常蛋白质摄入下，血 Phe 浓度持续≥360μmol/L 者均应给予低 Phe 饮食治疗，血 Phe≤360μmol/L 者需定期随访观察。

BH_4 无反应性者给予低 Phe 饮食治疗；BH_4 反应性者可单独给予 BH_4 或联合低苯丙氨酸饮食治疗。

（2）BH_4D：给予四氢生物蝶呤、神经递质前质（多巴胺、5-羟色氨酸）等联合治疗。

（3）定期检测血 Phe 浓度，控制血 Phe 浓度在各年龄理想范围内；定期进行体格和智能发育评估。

（4）治疗至少到青春发育期后，提倡终身治疗。

（5）PKU 患者怀孕之前 6 个月起严格控制血 Phe 浓度在 20～360μmol/L，直至分娩。

三、先天性肾上腺皮质增生症

先天性肾上腺皮质增生症（CAH），是由于肾上腺皮质激素合成过程中酶的缺陷所引起的疾病，属常染色体隐性遗传病。

多数病例是由于肾上腺分泌糖皮质激素、盐皮质激素不足而雄性激素过多，故临床上出现不同程度的肾上腺皮质功能减退，伴有女孩男性化，而男孩则表现性早熟，此外，尚可有低血钠或高血钾等多种综合征。本症以女孩多见，男女之比约为 1∶2。此病的新生儿筛查，主要是新生儿 21-羟化酶缺乏症的筛查。目的是预防危及生命的肾上腺皮质危象以及由此导致的脑损伤或死亡，预防女性患儿由于外生殖器男性化造成性别判断错误，预防过多雄激素造成的以后身材矮小以及心理、生理发育等障碍，使患儿在临床症状出现之前及早得到诊治。

（一）筛查指标

血液中 17-OHP 浓度测定。正常婴儿出生后 17-OHP＞90nmol/L，12～24 小

时后降至正常。17-OHP 水平与出生体重有一定关系，正常足月儿 17-OHP 水平约为 30nmol/L，出生低体重儿（<2500g）为 40nmol/L，极低体重儿（<1500g）为 50nmol/L，出生后的新生儿如合并某些心肺疾病时 17-OHP 也会上升，由于上述原因可导致假阳性率和召回率升高。一般筛查时 17-OHP>500nmol/L 为典型 CAH，150～200nmol/L 可见于各种类型的 CAH 或假阳性。17-OHP 筛查的阳性切割点仍应根据各实验室的方法制定，并通过长期观察、总结经验来加以调整。阳性病例需密切随访，通过测定血浆皮质醇、睾酮、DHEA、DHA 及 17-OHP 水平等以确诊。根据临床症状、体征和试验检测结果，CAH 诊断为三种类型：①失盐型。②单纯男性化型。③非典型（晚发型）CAH。

（二）产前诊断

CAH 是常染色体隐性遗传病，每生育一胎即有 1/4 的概率为 CAH 患者。对家族中有本病先症者的父母应进行 21-羟化酶基因分析。在孕 9～11 周时取绒毛膜活检，进行染色体核型分析及 CYP21B 基因分析，孕 16～20 周取羊水检测，包括：胎儿细胞 DNA 基因分析、羊水激素（孕三醇、17-OHP 等）水平测定等。

（三）CAH 的治疗

尽早给予盐皮质激素和糖皮质激素治疗。治疗期间必须进行临床评估和血 17-羟孕酮（17-OHP）、脱氢异雄酮、雄烯二酮的检测，以调节两类激素的剂量，达到最佳治疗效果。患儿在出生后 3 个月内，若得到早期规范的治疗，激素水平均能得到较好地控制，并在生长发育过程中，维持正常的生长速率和骨龄成熟，其最终能出现正常的青春期发育。

四、红细胞葡萄糖-6-磷酸脱氢酶缺乏症

（一）疾病概述

红细胞葡萄糖-6-磷酸脱氢酶（G-6-PD）缺乏症是一种伴性不完全显性红细胞酶缺陷病，是一种最常见的遗传代谢性疾病，全球广泛分布。但各地区各民族之间的发病差异很大，地中海沿岸、东南亚、印度、非洲和美洲黑色人种的发病率较高。在我国以广东、广西、云南、贵州、海南、四川等地为高发地区，北方各省较为少见。

本病的病因是由于 G-6-PD 基因突变所致，定位于 X 染色体长臂 2 区 8 带（Xq28）。男性患者由于只有一条 X 染色体，故称为半合子。男性半合子和女性纯合子均表现为酶的显著缺乏。女性杂合子含有 G-6-PD 正常和缺陷的 2 种红细胞，按其比例不同，酶活性可正常或显著缺乏。

本病发生溶血的机制尚未完全明了。服用氧化性药物诱发溶血的机制可能为：G-6-PD 在磷酸戊糖旁路中是 6-磷酸葡萄糖转变为 6-磷酸葡萄糖酸反应中的必

需酶。G-6-PD缺乏时，还原型三磷酸吡啶核苷(NADPH)减少，不能维持生理浓度的还原型谷胱甘肽(GSH)，从而使红细胞膜蛋白和酶蛋白中的巯基遭受氧化，破坏了红细胞膜的完整性。NADPH减少后，高铁血红蛋白不能转变为氧合血红蛋白，导致红细胞内不可溶性变性珠蛋白小体形成明显增加，红细胞膜变硬，通过脾脏时产生溶血。蚕豆病的溶血机制较药物性更为复杂，蚕豆嘧啶和异胺基巴比妥酸，它们具有氧化作用，通过对G-6-PD缺陷者的红细胞膜的一系列氧化和还原作用，使GSH减少而致溶血，但是很多G-6-PD缺乏者在进食蚕豆后不一定发病，认为还有其他因素参与，尚待进一步研究。

(二)诊断与鉴别诊断

1.临床表现

(1)症状：本病临床表现可以分为以下几种类型：

①药物诱导溶血性贫血：由于服用具有氧化性的药物而引起的急性溶血。此类药物包括：抗疟药(伯氨喹、奎宁)、解热镇痛药(阿司匹林、安替比林等)、磺胺类、硝基呋喃类、大剂量维生素K等。常于服药后1～3天发生急性血管内溶血。可有头晕、厌食、恶心呕吐、疲乏等症状，继而出现黄疸、血红蛋白尿，溶血严重者可以出现少尿、无尿、酸中毒和急性肾衰竭。溶血过程呈自限性是本病的重要特点，轻症的溶血持续1～2天至一周，症状逐渐改善后自愈。

②蚕豆病：常在蚕豆成熟季节流行，多见于男孩，年龄多小于10岁，进食蚕豆或蚕豆制品(豆腐、酱油、粉丝)均可发病，母亲食蚕豆后哺乳可使婴儿发病。但是患者并不是每次吃蚕豆后一定发病，是否发病和溶血的严重程度与进食蚕豆的量无关。一般在进食蚕豆后数小时至数天(1～2天内)发生急性溶血，表现为急性血管内溶血，轻者仅有轻度溶血，不伴有黄疸和血红蛋白尿。严重者可在短期内出现溶血危象，表现为迅速肤色苍黄，伴有血红蛋白尿，伴有恶心呕吐、口渴、腹痛、腰痛等。极重者严重贫血，抽搐甚至休克，急性肾衰竭等。

③新生儿高胆红素血症：我国G-6-PD缺陷高发区中，由G-6-PD缺乏是新生儿高胆红素血症的主要原因之一。感染、药物、缺氧、哺乳母亲服用氧化剂药物、穿戴樟脑丸气味的衣服等均可诱发溶血。黄疸多于生后2～4天，早至生后24小时内，迟至2周出现黄疸，中至重度黄疸多见。早期发病者呈轻中度贫血或无贫血，外源性因素诱发或晚发者常有中至重度贫血，甚至酱油尿，肝脾大，重者可致胆红素脑病。

④感染性溶血性贫血：细菌、病毒感染，如急性传染性肝炎、呼吸道感染、肠炎、败血症、伤寒、EB病毒感染等均可诱发G-6-PD缺乏者急性溶血。感染病程中，体内氧化性代谢产物堆积，引起与伯氨喹啉型药物相似的溶血性贫血。

⑤先天性非球形细胞性溶血性贫血：红细胞 G-6-PD 缺陷所致的慢性溶血性贫血，相对少见。常于婴儿期发病，表现为贫血、黄疸、肝脾大，约有半数病例在新生儿期以高胆红素血症起病。儿童或青少年期因某种诱因发病表现为持续慢性溶血，轻或中度贫血，黄疸，无明显肝脾大。青年期发病代偿良好，可以无症状或轻度贫血，无肝脾大。

⑥无溶血征象。

(2)G-6-PD 变异型分类：世界卫生组织根据 G-6-PD 的酶活性和临床症状把 G-6-PD 的变异型分成 5 类：

①酶活性严重缺乏(＜10％)：伴有慢性非球型红细胞性贫血。

②酶活性严重缺乏(＜10％)：有间断溶血发作。

③酶活性中度缺乏(10％～60％)：常因感染或药物诱发溶血。

④酶活性正常(＞60％)。

⑤酶活性高于正常(＞200％)。

正常情况下，红细胞只使用其 G-6-PD 活性总量的 2％，所以属于第一类和第二类的 G-6-PD 缺乏症患者除少数 G-6-PD 活性总量不能满足正常生理需求外，多数患者通常无临床症状。

(3)体征：急性溶血发作期可见皮肤苍黄，呼吸急促，心脏听诊可闻及Ⅲ级以上收缩期杂音，同时有酱油色尿。发生溶血危象时可以伴有寒战发热、呕吐、脾大，急性肾损伤可致少尿或无尿。慢性溶血性贫血时黄疸可见于大部分患者，多为轻度，呈间歇性。几乎所有患者都有脾大，且随年龄的增长逐渐显著，溶血危象时肿大明显。肝脏大部分呈轻度肿大。长期贫血可因骨髓代偿造血而致骨骼改变，类似于地中海贫血，但程度较轻。部分患者有踝部溃疡。

2. 实验室检查

(1)外周血象：贫血多为轻～中度，如果发生溶血危象可呈重度甚至极重度贫血，网织红细胞增高，白细胞血小板多正常。

(2)红细胞 G-6-PD 缺乏的筛选试验

①荧光斑点试验：正常 10 分钟内出现荧光，中间型 10～30 分钟出现荧光，显著缺乏 30 分钟仍不出现荧光。

②高铁血红蛋白还原试验：正常还原率＞75％，中间型 31％～74％，显著缺乏小于 30％。

③硝基四唑氮蓝(NBT)纸片法：正常滤纸片蓝紫色，中间型淡蓝色，显著缺乏红色。

(3)红细胞 G-6-PD 活性测定：这是特异性的直接诊断方法，正常值随测定方法不同而不同。

①世界卫生组织推荐的 Zinkham 法为(12.1±2.09)IU/gHb。

②国际血液学标准化委员会(SICSH)推荐的 Clock 与 Mclean 法为(8.34±1.59)IU/gHb。

③NBT 定量法为 13.1～30.0BNT 单位。

④G-6-PD/6-PGD 比值测定,可进一步提高杂合子的检出率,正常值为成人 1.0～1.67,脐带血 1.1～2.3,低于比值为 G-6-PD 缺乏。

(4)其他:血清非结合胆红素增高;游离血红蛋白增高;结合珠蛋白降低;尿液检测尿胆原增加,急性溶血期间尿色深,血红蛋白尿。骨髓常规提示红系明显增生。

(5)影像学检查:腹部 B 超提示脾脏肿大,可有肝脏轻度肿大,部分患儿有胆结石。

(6)基因检测:G-6-PD 的基因突变有一百余种,迄今在国内发现突变类型 33 种,国人常见的突变型有 17 种,最常见的是 nt1376G→T(占 57.6%)、nt1388G→A(占 14.9%),突变类型与地区相关,与民族无关。

3.诊断

阳性家族史或过去病史均有助于诊断。病史中有急性溶血特征,并有食蚕豆或服药物史或新生儿黄疸,或自幼即出现原因未明的慢性溶血者,均应考虑本病。结合实验室检查即可确诊。

4.鉴别诊断

(1)遗传性球型红细胞增多症是一种先天性红细胞膜的骨架蛋白异常引起的遗传性溶血病。多为常染色体显性遗传,多数有家族史。临床表现为贫血、黄疸、肝脾大,血液中球型红细胞增多,病程呈慢性贫血经过,并伴有溶血反复急性发作。它的特征性表现是外周血涂片可以见到胞体小,染色深,中心浅染区消失的球型红细胞增多,占红细胞数的 20%～40%。大多数病例红细胞渗透脆性增加,骨髓象提示红系增生,以中晚幼红细胞居多。

(2)地中海贫血:也是一种遗传性的溶血性贫血。常见 α、β 两型地中海贫血。重型者胎儿期水肿不能存活,轻者可以无症状或轻度贫血,中间型者多表现为慢性进行性溶血性贫血的过程。实验室检查外周血象呈小细胞低色素性贫血,红细胞渗透脆性正常或降低。HbF 含量明显增高,这是诊断 β 地中海贫血的重要依据。重型者长期可出现特殊面容,表现为头颅变大,额部隆起,鼻梁塌陷,两眼距增宽,颅骨 X 线可见颅骨内外板变薄,板障增宽,在骨皮质之间出现垂直的骨刺。

(3)自身免疫性溶血性贫血:本病也有溶血症状,有球型红细胞增多和渗透脆性增高等表现,但是抗人球蛋白试验阳性,本病一般无家族史。

(4)药物引起的免疫性溶血性贫血:有明确的用药史,抗人球蛋白试验可以阳性，而且停药后溶血消退。

(5)阵发性睡眠性血红蛋白尿症：是一种后天获得性造血干细胞基因突变导致红细胞病变而引起的慢性溶血性疾病。表现为间歇发作的血管内溶血、血红蛋白尿，以睡眠后溶血加重为特点。多为正细胞正色素型贫血，合并缺铁者可呈小细胞低色素性贫血，酸溶血试验阳性。本病多见于青壮年，小儿少见。

(6)溶血尿毒综合征：是由多种病因引起的血管内溶血的微血管病，临床上也以溶血性贫血、血红蛋白尿、急性肾衰竭为特点，但是伴有血小板的减少。经典型发生在腹泻后，而10%的患儿发病无明显诱因，呈非经典型。

(三)治疗决策

对于急性期患者的治疗首先应去除病因，停止进食蚕豆或可疑药物等。

(1)补充足够的水分，注意纠正电解质的失衡。

(2)碱化尿液，防止血红蛋白在肾小管内堆积。口服碳酸氢钠推荐剂量：20～30mg/kg。静脉注射：5%碳酸氢钠 1～2mL/kg。

(3)输血：轻症者不需要输血，严重贫血时(Hb＜6g/L)可以考虑输 G-6-PD 正常的红细胞。

(4)注意肾功能，当有急性肾损伤表现时，及时进行透析等替代治疗。

(5)新生儿出现严重高胆红素血症时使用光疗或换血治疗。

本病是可以预防的：

(1)本病的发病有明显的地域性，可以对高发地区的新生儿进行筛查，提早告知发病风险。

(2)对于已知是 G-6-PD 缺乏症患者应避免进食相关食物及药物，并且加强对各种感染的预防。

第四节　新生儿听力筛查

新生儿听力障碍是常见的出生缺陷。国外报道在正常新生儿中双侧听力障碍的发生率为1‰～3‰，国内为1.4‰～1.8‰，经ICU抢救的新生儿中发生率更高。正常的听力是小儿语言学习的前提，听力障碍儿童最终的语言发育水平并不是取决于听力障碍的严重程度，而是取决于其被发现和干预的早晚。不管听力损害的程度怎样，若能在6个月前发现，通过适当的干预，患儿的语言发育能力可以基本不受影响。

新生儿筛查是早期发现听力障碍的有效方法，最终实现使先天性听力障碍儿童聋而不哑。因此，新生儿听力筛查是一项利国利民的大事，对于提高我国出生人口素质,减少出生缺陷具有重要意义。因此,1999 年我国国家卫生与计划生育委员会、中国残疾人联合会等 10 个部委联合下发通知,将新生儿听力筛查纳入妇幼保健的常规检查项目。

一、新生儿听力筛查技术

新生儿听力筛查的技术主要有两大类,一类是耳声发射技术(OAE),另一类是听性脑干诱发电位技术(ABR)。以下分别介绍其中一种较为常见的耳声发射测试方法,即瞬态诱发耳声发射测试技术,以及一种听性脑干诱发电位技术,即自动听性脑干诱发电位技术。

(一)瞬态诱发耳声发射(TEOAE)

使用的是瞬态刺激声,通常是短声或短音。耳蜗接受到刺激声,在 4～15 毫秒内,从外耳道可以记录到散频声反应。这项技术具有客观性、敏感性和快速无创伤等特点,因此,这一技术对新生儿听功能检测具有特殊的应用价值。

在实际筛查过程中,需要认识到,这一技术只能作为筛查方法,并非是听力学诊断手段,因此不能作为诊断听力障碍的标准。没有通过 TEOAF 的新生儿需要接受听力学诊断性检查,因为这些筛查阳性的新生儿是听力损伤的高危人群,需要进一步明确诊断。但是,需要引起重视的是,实际筛查工作中也存在,新生儿虽然有听力问题,但是也能顺利通过新生儿期的 TEOAD 的筛查,即假阴性。出现这一情况的主要原因是,某些新生儿的断力障碍属于特殊听力学构型,即在测试频率范围内,存在一种减多种频率的正常听力。当然还有其他一些可变因素以及不可测的因素也会导致假阴性。这些新生儿早发现、早诊断的难度较大,有时需要联合其他听力筛查技术,或在日常的儿童定期生长发育保健检查中完善各阶段的听力筛查评估检测。

(二)自动性听性脑干诱发反应技术(AABR)

它是在听性脑干诱发电位的基础上,通过新的算法以及专用的测试探头,发展了自动听性脑干诱发电位技术,是一种快速、可靠、无创的筛查方法。它通过听性诱发电位技术测试听功能,通过放置于颅骨特定位置上的耳机收集可重复的、稳定的神经电反应信号,并且利用伪迹剔除系统开窗的大小控制干扰信号,使其不被耳机收集而对最终结果产生。对于收集到的有用信号,AABR 系统利用其自身的特有的算法软件进行判断,自动给出筛查结果。AABR 的出现和使用,目的在于与 OAE 技术联合应用于筛查工作,全面检查新生儿耳蜗、听神经传导通路、脑干的功能状态,尽早发现由于新生儿某些病理状态所导致的蜗后病变,降低听力筛查的假阴性率。一项系统分析研究表明,OAE 和 AABR 的联合应用于新生儿听力筛查,是目前最佳的筛查发生和手段，尤其对于新生儿重症监护病房的新生儿进行联合筛查更为必要。

二、新生儿听力筛查的流程

新生儿听力筛查的流程近年来得到不断地完善，2010 年原卫生部出台的《新生儿疾病筛查技术规范》中提及的新生儿听力筛查的技术规范，进一步明确了我国新生儿听力筛查的流程与规范，尤其对筛查、诊断、干预、随访、康复等环节进行了重点描述。

（一）筛查

（1）正常出生新生儿实行两阶段筛查：出生后 48 小时至出院前完成初筛，未通过者及漏筛者于 42 天内均应当进行双耳复筛。复筛仍未通过者应当在出生后 3 个月内转诊至省级卫生行政部门指定的听力障碍诊治机构接受进一步诊断。

（2）新生儿重症监护病房（NICU）婴儿出院前进行自动听性脑干反应（AABR）筛查，未通过者直接转诊至听力障碍诊治机构。

（3）具有听力损失高危因素的新生儿，即使通过听力筛查仍应当在 3 年内每年至少随访 1 次，在随访过程中怀疑有听力损失时，应当及时到听力障碍诊治机构就诊。新生儿听力损失高危因素：

①新生儿重症监护病房（NICU）住院超过 5 天。

②儿童期永久性听力障碍家族史。

③巨细胞病毒、风疹病毒、疱疹病毒、梅毒或毒浆体原虫（弓形体）病等引起的宫内感染。

④颅面形态畸形，包括耳廓和耳道畸形等。

⑤出生体重低于 1500g。

⑥高胆红素血症达到换血要求。

⑦病毒性或细菌性脑膜炎。

⑧新生儿窒息（Apgar 评分 1 分钟 0～4 分或 5 分钟 0～6 分）。

⑨早产儿呼吸窘迫综合征。

⑩体外膜氧。

⑪机械通气超过 48 小时。

⑫母亲孕期曾使用过耳毒性药物或袢利尿剂，或滥用药物和酒精。

⑬临床上存在或怀疑有与听力障碍有关的综合征或遗传病。

（4）在尚不具备条件开展新生儿听力筛查的医疗机构，应当告知新生儿监护人在 3 月龄内将新生儿转诊到有条件的筛查机构完成听力筛查。

(5)操作步骤

①清洁外耳道。

②受检儿处于安静状态。

③严格按技术操作要求，采用筛查型耳声发射仪或自动听性脏干反应仪进行测试。

(二)诊断

(1)复筛未通过的新生儿应当在出生3个月内进行。

(2)筛查未通过的NICU患儿应当直接转诊到听力障碍诊治机构进行确诊和随访。

(3)听力诊断应当根据测试结果进行交叉印证，确定听力障碍程度和性质。疑有其他缺陷或全身疾病患儿，指导其到相关科室就诊；疑有遗传因素致听力障碍，到具备条件的医疗保健机构进行遗传学咨询。

(4)诊断流程

①病史采集。

②耳鼻咽喉科检查。

③听力测试，应当包括电生理和行为听力测试内容，主要有：声导抗(含1000Hz探测音)、耳声发射(OAE)、听性脑干反应(ABR)和行为测听等基本测试。

④辅助检查，必要时进行相关影像学和实验室辅助检查。

(三)干预

对确诊为永久性听力障碍的患儿应当在出生后6个月内进行相应的临床医学和听力学干预。

(四)随访

(1)筛查机构负责初筛未通过者的随访和复筛。复筛仍未通过者要及时转诊至诊治机构。

(2)诊治机构应当负责可疑患儿的追访，对确诊为听力障碍的患儿每6个月至少复诊1次。

(3)各地应当与制定追踪随访工作要求和流程，并纳入妇幼保健工作常规。妇幼保健机构应当协助诊治机构共同完成对确诊患儿的随访，并做好各项资料登记保存，指导社区卫生服务中心做好辖区内儿童的听力监测及保健。

(五)康复

(1)对使用人工听觉装置的儿童，应当进行专业的听觉及言语康复训练。定期复查并调试。

(2)指导听力障碍儿童的家长或监护人，到居民所在地有关部门和残联备案，以接受家庭康复指导服务。

三、迟发性或进行性听力问题

新生儿听力筛查的推广确实对推动我国先天性听力障碍儿童进行早发现、早治疗。但是确实还有一部分迟发性或进行性听力问题存在，临床上多见于以下几种情况，需要引起重视：

(1)听力筛查通过，到了开口说话阶段，被家长和老师发现。

(2)听力筛查未通过，首次听力诊断时双侧听力损失很轻，医师没有提醒家长复查，或者家长没有遵医嘱进行定期复查，听力损失加重后才发现。

(3)单侧听力顺势发展为双侧听力损失，由于说话不清才被发现。

上述情况出现，最常见的是曾经入住新生儿重症监护病房的患儿。因此，对于这些患儿，3 岁以前每 6 个月～1 年，至少需要检查一次听力，以便及早发现迟发型听力问题。

第五节　早产儿喂养不耐受

早产儿喂养不耐受是由于早产儿胃肠道结构与功能发育不成熟或由于多种疾病影响导致胃肠道功能紊乱所引起的一组症状，通常表现为胃潴留或胃管内抽出不消化的奶液、胆汁样内容物，可伴有呕吐、腹胀和便秘，严重者有呼吸暂停发作，呕吐物或大便中有血样物质或隐血阳性等。喂养不耐受在早产儿中的发生率很高，胎龄越小、体重越低，发生率越高。

一、病因

(一)出生体重和胎龄

胎龄小和消化系统发育不成熟是喂养不耐受的根本原因。

(二)开始肠内喂养的时间

早产、感染、代谢紊乱、缺氧缺血等病理因素导致开始胃肠道喂养的时间延迟，不能促进胃肠道蠕动及胎粪排出，可增加肠内喂养不耐受的概率。

(三)应用茶碱类药物

如氨茶碱的主要药理作用是松弛支气管和胃肠道平滑肌，使胃肠道蠕动减慢，且氨茶碱呈较强碱性，可刺激胃肠道引起恶心、呕吐、食欲减退等症状，导致喂养不耐受。其对肠内喂养的影响主要为药物本身作用所致。

(四)胃肠动力功能

下食管括约肌发育不成熟及胃排空减缓,可导致胃肠道喂养不耐受。

(五)其他

如加奶过快、脐动脉插管、胎粪排出延迟、呼吸机辅助通气等均可影响胃肠道功能,导致喂养不耐受增加。

二、发病机制

(一)早产儿胃肠道动力低下

人胃肠蠕动出现在胎龄第 24～25 周,第 27～30 周时胃肠无规律的蠕动模式向有规律的蠕动转变,但 31 周以下早产儿仍无清晰可见的胃肠移行性复合运动,而是呈低幅无规律的簇动,故早产儿胃肠蠕动规律性差。此外,促胃液素(GAS)和促胃动素(MOT)是调节人类胃肠动力功能的重要胃肠激素,可较直接地反映胃肠动力功能。早产儿胃肠神经内分泌系统发育不健全,胃肠激素分泌不足,也影响胃肠动力功能。

(二)早产儿胃肠道屏障功能弱

表现在:①黏膜屏障功能不完善。②生物性屏障延迟建立。③免疫屏障功能低下。胃肠道是大多数淋巴细胞和免疫效应细胞定植的部位。正常足月儿出生时,肠道免疫系统结构基本发育完整,早产儿机体免疫功能低下,定植在胃肠道内的免疫细胞相对不足,相对于>32 周的早产儿,<32 周的早产儿胃肠道 $CD4^+$ 与 $CD8^+$ 比值明显较低,且胎龄越小,胃肠道细胞免疫功能越低下。孕 30 周时,胎儿胃肠道内才能合成微量的分泌型 IgA,同时 IgG 及 IgM 含量较低,提示早产儿胃肠屏障功能薄弱。

(三)早产儿胃肠道消化吸收功能发育滞后

早产儿消化道内消化酶活性低下,容易引起三大营养物质消化吸收障碍,造成喂养不耐受。早产儿生后胃液 pH 通常呈碱性,抑制胃蛋白酶活性,而且胃糜蛋白酶、胰蛋白酶活性仅为足月儿的几十分之一到几百分之一,故严重影响蛋白质的摄入、消化及吸收;早产儿胃脂肪酶、胰脂肪酶的活性也明显低下,生后 1 周才能提高活性约 10 倍;早产儿胆盐水平也很低,对脂肪的消化吸收能力十分有限,故容易造成蛋白质和脂肪消化吸收障碍,未经消化的食物残渣可造成胃肠道功能紊乱及病原体容易入侵。早产儿对乳糖的吸收能力也差。

(四)胃肠道营养素摄入不合理

胃肠营养素在促进早产儿未成熟的胃肠道生长发育方面发挥着重要作用。例如，精氨酸在肠道细胞内生成多胺，以促进肠细胞 DNA 的合成。而早产儿胃肠黏膜壁薄，肠道内微绒毛发育不成熟，消化吸收功能低下，精氨酸摄入量少，影响胃肠道黏膜发育成熟。谷氨酰胺也是细胞增殖所必需的重要营养物质之一，其被氧化后成为胃肠道黏膜细胞和免疫细胞主要的能量来源。早产儿由于各种消化酶活性低下，自身合成谷氨酰胺能力差，从而造成各种营养素的摄入与吸收不合理，不利于胃肠道结构与功能的成熟发育。

三、临床表现

早产儿喂养不耐受的表现包括自行吸吮力差、吞咽困难、易合并窒息、呕吐、腹胀、胃潴留和胃内咖啡样物、大便中带血等症状，住院期间被禁食 2 次以上或生后第 2 周末时每次的胃肠道入量小于 8mL/kg。持续或严重的喂养不耐受除胃肠道本身问题外，还常提示与其他病变互为因果，如存在坏死性小肠结肠炎（NEC）、脓毒血症及代谢异常等；还可能伴随其他相关疾病的症状表现，例如，功能性喂养不耐受与早产、支气管肺发育不良（BPD）等有关，胃食管反流常导致呼吸暂停、气道阻塞和生长缓慢等。

四、诊断

目前关于喂养不耐受的诊断标准，国内外尚无统一定论。一般指开始肠内喂养后，临床上出现呕吐、腹胀和胃潴留等临床表现，严重者可出现咖啡样胃内容物、粪便隐血呈阳性，甚至可出现黑便及血便等情况，其中：①呕吐发生次数每天至少 3 次。②不能增加喂奶量超过 3 天。③胃潴留是指在喂奶前抽取胃内残留液量多于前一次喂养量的 1/3，或抽出的胃残液呈咖啡样或胆汁样。④腹胀是指早产儿腹围每天增加超过 1.5cm。2012 年美国儿科学会（AAP）制定了新生儿喂养不耐受的临床指南，考虑喂养不耐受可包括以下任何一项因素：①严重腹胀或腹壁变色。②胃潴留量占间断喂养 2～3 次总量的 25%～50%。③明显血便。④胆汁反流或呕吐。⑤严重呼吸暂停或心动过缓。

五、防治与监护

（一）早期微量喂养

早期肠内喂养是指生后 4 天内开始喂养，出生 4 天后开始喂养为晚期肠内喂养。提倡极低出生体重儿或超低出生体重儿尽早开始微量肠内喂养，以促进胃肠功能成熟。研究发现，给刚出生的早产儿喂养生后 1～2 周所需热量的 1%～12%，其肠道功能成熟情况明显好于禁食者，早产儿按 10～24mL/(kg・d)的奶量喂食即可获得促进肠道发育的最大益处。缓慢增加喂奶量可提高喂养的耐受性。一般加奶量：出生体重＜1000g 者，每次 0.5～2mL；1000～1500g 者，每次 2～5mL；1500～2000g 者，每次 5～20mL，可每日或隔日加奶。

（二）非营养性吸吮

在早产儿病情稳定时，可给予非营养性吸吮训练，以促进胃肠动力及胃肠功能成熟，促进早产儿胃肠激素分泌，改善早产儿的生理行为，与营养性吸吮动作的区别见表 5-1。

表 5-1　营养性与非营养性吸吮动作的不同

动作	持续、连发的短吸吮与长中断动作，随食物摄入呈现节奏变化	吸吮与中断动作节律相同，反复循环
节律	每秒 1 次	早产儿每秒 1.5～2 次，足月儿每秒 2 次
目的	获得营养	训练和改善吸吮动作

（三）母乳喂养

母乳营养成分对早产儿营养更为合理，并含有多种免疫因子、酶及活性肽，母乳喂养较配方奶有更好的肠内喂养耐受性，并能够促进胃肠道功能发育，有较低的 NEC 发生风险。

（四）尽量减少禁食次数和每次禁食持续时间

长期禁食不利于胃肠道成熟，出现喂养不耐受者也应尽可能保持微量喂养，谨慎禁食，如必须禁食也应短时，以避免发生胆汁淤积和继发性喂养不耐受。

（五）及时帮助排便

极低出生体重儿，尤其是超低出生体重儿因胃肠动力功能差及摄入少而形成粪便少，常发生胎便排出延迟和不畅，而胎便排出延迟是造成喂养不耐受的重要因素。可采用肛门局部轻柔刺激或甘油局部灌肠法，促进大便通畅。

（六）喂养方式和途径

持续鼻胃管喂养会影响胃肠激素的节律性分泌周期，喂养时可采用持续与间歇注入交替的方法；而十二指肠管喂养除可改善胃肠不耐受症状外，还可增加能量和蛋白质摄入，减少吸入性肺炎和高胆红素血症的风险。但由于影响胃肠动力和激素分泌的周期性，仅用于严重喂养不耐受或胃食管反流的患儿，应注意掌握适应证。

（七）应用胃肠动力药物

1. 红霉素

近年来的研究表明，小剂量红霉素是一种促胃动素激动剂，对全胃肠道均有不同程度的促动力作用。红霉素的促胃肠动力作用与其特殊的分子结构密切相关，红霉素的分子结构特点与促胃动素相似，因而能结合并激活促胃动素受体(MOT-R)，从而产生促动力效应。红霉素促胃肠动力主要有以下几方面效应：①促进食管收缩，增加下段食管括约肌压力。②诱导和促进结肠运动及胆囊收缩。③促进胃窦收缩。研究对象、药物剂量及预后指标不同均可产生不同影响，故目前尚无足够证据推荐对喂养不耐受的早产儿使用小剂量或大剂量红霉素。

2. 多潘立酮

该药为外周多巴胺受体拮抗剂，可直接作用在胃肠壁，增加食管下部括约肌张力，促进胃排空，增强胃窦和十二指肠运动，不影响胃液分泌。对动力性胃肠功能障碍有良好效果。但多潘立酮有可能透过血脑屏障，引起锥体外系不良反应。

3. 西沙必利

该药是一种新型全胃肠动力促进药物，非胆碱能、非多巴胺拮抗剂，是5-羟色胺拟似剂。该药作用于肌间神经丛，促进其释放神经递质乙酰胆碱，因而具有全胃肠促动力作用。但西沙必利有引起室性心律失常的可能，临床应用需谨慎。

4. 益生菌

该药可直接补充早产儿肠道内生理菌群，这些生理菌群含有多种酶，能水解蛋白质，分解碳水化合物，减少脂肪堆积，溶解纤维素，从而促进食物消化、吸收和利用；在代谢过程中还产生大量有机酸，刺激肠蠕动和促进胃排空，从而减轻喂养不耐受。

5. 其他

精氨酸的合理摄入能保障早产儿小肠细胞正常生长，完善消化吸收功能。适量补充谷氨酰胺也能明显降低喂养不耐受发病率。此外，合理摄入多种维生素能促进消化道生长发育，增强消化吸收功能，减少早产儿喂养不耐受的发生。

第六节 早产儿营养支持管理

根据世界卫生组织统计，早产、窒息和感染性疾病始终是全球新生儿死亡的三大主要原因。有效的健康干预措施可避免2/3的死亡病例发生，而正确的喂养指导是其中一项重要的干预手段。关注早产儿的健康已成为备受瞩目的医学和社会问题，合理的营养支持是提高其存活率、保证其生命质量的关键环节之一，不仅关系到近期的生长发育，而且直接影响到远期预后，因此充足均衡的营养是保证早产儿健康成长的物质基础。

近年来，早产儿营养的研究领域有很多进展，涉及范围从营养代谢的基础研究到最佳营养管理实践的临床探索，使我们对早产儿营养支持的目标和营养状况的评估都有了新的认识。

一、肠内营养

通过胃肠道提供营养，无论是经口喂养还是管饲喂养，均称为肠内营养。

（一）早产儿的乳类选择

1. 母乳

母乳喂养是早产儿首选的喂养方式，并至少持续6个月。早产母亲的乳汁如同宫内胎盘作用的延续，是赐予早产儿的特殊食物，其营养价值和生物学功能专门适合早产儿的生理需要。研究数据表明，早产儿母乳中的成分与足月儿母乳不同。

世界卫生组织、联合国儿童基金会及国内外学术组织均积极倡导早产儿母乳喂养，以降低早产相关疾病的发生率，如喂养不耐受、坏死性小肠结肠炎、慢性肺疾病、早产儿视网膜病变、生长和神经发育迟缓以及出院后再次入院。其保护机制在于母乳中含有其他哺乳类动物乳汁中缺乏的成分，如各种激素、生长因子、免疫活性成分、长链多不饱和脂肪酸、多种寡聚糖等，具有促进胃肠功能成熟、调节免疫、抗感染、抗炎、抗氧化的作用。母乳中还含有多种未分化的于细胞，潜在影响早产儿的远期健康。迄今为止，已有大量证据显示早产母乳具有任何配方奶都无法替代的优势，且其益处呈现剂量-效应关系，即早产儿摄入母乳量越多，获益越大。

2. 强化母乳（母乳＋母乳强化剂）

适用于母乳喂养、胎龄＜34周、出生体重＜2000g的早产儿。纯母乳喂养的早产儿摄入的包括蛋白质在内的许多营养素均不够其生长所需，生长速度较慢。母乳中的钙和磷含量较低，易导致早产儿骨发育不良和代谢性骨病。因此，目前国际上推荐母乳喂养的低出生体重早产儿使用含蛋白质、矿物质和维生素的母乳强化剂，以确保预期的营养需求。添加时间是早产儿耐受50～80mL/(kg·d)的母乳喂养之后。一般按标准配制的强化母乳可使其能量密度达80～85kcal(209～334kJ)/dL。值得注意的是，由于母乳成分的多样化，即使采用强化母乳，能量或蛋白质的摄取量仍比预计值少。因此，根据母乳成分的测定和早产儿的代谢水平进行个体化强化喂养是目前研究的方向。

3. 早产儿配方奶

适合胎龄＜34周、出生体重＜2000g的早产儿在住院期间应用。早产儿配方奶保留了母乳的优点，补充母乳对早产儿营养需要的不足。其特点是：①蛋白质含量较母乳和婴儿配方奶高，为2.4～3.0g/100mL，其氨基酸组成更适合早产儿快速增长的生理需要。②脂肪提供生长所需的高热量，必需脂肪酸促进神经系统发育，同时辅助其他重要营养成分，如钙和脂溶性维生素的吸收。③40％～50％的乳糖和50%～60%的多聚葡萄糖组成的碳水化合物混合体供给所需热量，并且不增加血渗透压。④添加了更多的维生素、钙、磷、铁、钠、锌、铜和硒等营养素，以满足早产儿生长代谢的需求。

4. 早产儿出院后配方奶

适合有营养不良高危因素的早产儿出院后一段时期内应用。

（二）早产儿的喂养方法

1. 住院期间的喂养

（1）喂养指征：无先天性消化道畸形及严重疾患、血流动力学相对稳定者尽早开奶，出生体重＞1000g者可于出生后12小时内开始喂养，有严重围生期窒息（Apgar评分5分钟＜4分）、脐动脉插管或出生体重＜1000g者可适当延迟至24～48小时开奶。

（2）喂养禁忌证：先天性消化道畸形等原因所致消化道梗阻；怀疑或诊断坏死性小肠结肠炎；血流动力学不稳定，需要液体复苏或血管活性药多巴胺＞5μg/(kg·min)以及各种原因所致多器官功能障碍等情况下暂缓喂养。

（3）喂养方式的选择：在早产儿学会自行进食的过程中，吸吮、吞咽、呼吸和三者间协调的发育成熟至关重要。

①经口喂养：适用于胎龄≥32～34周，吸吮、吞咽和呼吸功能协调的早产儿。胎龄≥34～36周、临床状况稳定的早产儿可以母婴同室，学习自行进食。

②管饲喂养：适用于胎龄＜32～34周的早产儿、吸吮和吞咽功能不全者、因疾病本身或治疗等因素不能经口喂养者或作为经口喂养不足的补充。胃管是首选的方法，应选择自口腔插入胃管。经胃十二指（空）肠置管应用于严重胃食管反流者。

管饲喂养时可采用间歇推注或持续输注法，大多数情况下多采用前者，后者用于严重胃食管反流。在管饲喂养期间应同时进行非营养性吸吮，以促进胃肠功能成熟和为直接哺乳做准备。

（4）增加奶量：应根据早产儿的喂养耐受情况个体化增加奶量，并根据胎龄和出生体重缩短或延长喂养间隔时间。

在住院喂养期间应密切监测每日体重、出入量和有无喂养不耐受的情况，喂养不足部分由肠外营养补充。在喂养过程中应采取个体化的策略和处理方法，提倡母乳喂养，尽早开奶，根据耐受情况增加奶量，不要轻易禁食，保持大便通畅。逐渐从肠外营养过渡到完全肠内营养，由管饲过渡到经口喂养或直接哺乳。

2. 出院后喂养

鉴于大多数胎龄小的早产儿出院时还未到预产期（胎龄40周），他们生后早期在能量和蛋白质方面已有较大的累积缺失，体内其他营养物质的储备，如维生素和矿物质等均达不到相应胎龄的标准，相当一部分早产儿已出现生长曲线的偏离。因此早产儿出院后需要继续强化营养已成为共识，其目的是帮助早产/低出生体重儿达到理想的营养状态，满足其正常生长和追赶性生长两方面的需求。婴儿的正常生长轨迹受遗传学和性别的影响，而追赶性生长则取决于胎龄、出生体重、并发症及其严重程度、住院期间的营养和出院前的生长状况等多种因素，个体之间的差异很大，因此出院后喂养策略应遵循个体化原则。

(1)出院后强化营养支持的对象：根据我国早产/低出生体重儿喂养建议，出院后需强化营养的对象是具有以下营养不良高危因素的早产儿：①极/超低出生体重儿。②有宫内外生长迟缓表现。③出生后病情危重、并发症多。④出生体重＜2000g 而住院期间纯母乳喂养者。⑤完全肠外营养＞4 周。⑥出院前体重增长不满意[＜15g/(kg·d)]。

(2)出院后强化营养支持的方法：强化营养是指出院后以强化母乳、早产儿配方奶或早产儿出院后配方奶喂养。但如何实施强化喂养，个体差异很大，不能一概而论。同样胎龄的早产儿，有宫内或生后营养不良者需要强化的力度大些、时间长些；同样出生体重的早产儿，小于胎龄儿比适于胎龄儿追赶性生长更困难；不同喂养方式，强化方法也有不同。住院期间强化母乳(334kJ/100mL)喂养者需要持续至胎龄 40 周左右，之后为避免过高的能量和营养素摄入，避免过高的肾负荷，母乳强化的能量密度应较住院期间略低，如半量强化(305kJ/100mL)，根据生长和血生化情况调整强化剂量；住院期间应用早产儿配方奶(334kJ/100mL)者需继续喂至胎龄 40 周左右；混合喂养者则可在出院后采取母乳加早产儿配方奶或母乳加早产儿出院后配方奶的形式，根据早产儿的生长和血生化情况调整其比例。

(3)出院后强化营养支持的时间：因早产儿的个体差异，不能以某一个体重或时间的标准而定。对大多数早产儿来说，建议强化喂养至校正月龄 3～6 个月，胎龄较大则强化时间较短，胎龄小则强化时间较长。要根据早产儿体格生长各项指标在同月龄的百分位数，最好达到第 20～25 百分位，而且要看个体增长速率是否满意。在准备停止强化喂养时应逐渐降低奶方的能量密度至 280kJ/100mL，随后即转换为纯母乳或婴儿配方奶。其间也需密切监测早产儿的生长情况，如有增长速率和各项指标的百分位数下降等，酌情恢复部分强化，直至生长满意。要注意不同情况的早产儿(如不同喂养方式、有无生长受限、有无慢性疾病等)出院后强化营养的时间和力度不同。临床医生要根据早产儿出院后定期随访中营养状况及其体重、身长和头围的生长曲线是否正常等进行判断，充分考虑个体差异是十分必要的。

(4)其他食物的引入：早产儿添加其他食物的年龄有个体差异，与其发育成熟水平有关。胎龄小的早产儿引入时间相对较晚，一般不宜早于校正月龄 4 个月，不迟于校正月龄6个月。添加其他食物过早会影响摄入奶量，或导致消化不良，添加过晚会影响多种营养素的吸收和造成进食困难。

(5)其他营养素的补充

①维生素D：根据我国《维生素D缺乏性佝偻病防治建议》，早产/低出生体重儿生后即应补充维生素D 800～1000U/d，3个月后改为400U/d，直至2岁。该补充量包括食物、日光照射、维生素D制剂中的维生素D含量。

②铁剂：早产/低出生体重儿铁储备低，生后2周需开始补充元素铁2～4mg/(kg·d)，直至校正年龄1岁。该补充量包括强化铁配方奶、母乳强化剂、食物和铁制剂中的铁元素含量。

二、肠外营养

当早产儿因各种原因不能进行胃肠道喂养3天以上或经胃肠道摄入不能达到所需总热量的90%时，需要肠外营养支持。在极/超低出生体重儿出生早期，积极的肠外营养是维持其代谢平衡、提高抢救成功率的关键性治疗措施。

(一)肠外营养的途径

1. 周围静脉

操作简便，并发症少，适合短期(<2周)应用，但反复穿刺会增加感染机会。由于易引起静脉炎，葡萄糖浓度应<12.5%，氨基酸浓度应<4%。

2. 脐静脉

操作简便，但应注意插管深度和留置时间。

3. 经外周静脉置入中心静脉导管(PICC)

留置时间长，但需严格按护理常规操作与护理，防止导管阻塞、感染等并发症。葡萄糖浓度可达15%～25%，氨基酸浓度不限。

4. 中心静脉

经颈内、颈外或锁骨下静脉置管进入上腔静脉。留置时间长，但操作复杂，并发症较多。

(二)肠外营养的组成

肠外营养液基本成分包括氨基酸、脂肪乳剂、碳水化合物、维生素、电解质、微量元素和水。

1. 能量与液体需要量

临床上，早产儿在大多数情况下应用部分肠外营养，随着肠内营养摄入的增加，逐渐减少肠外营养的能量。早产儿肠外营养能量为334～418kJ/(kg·d)。液体需要量随日龄、出生体重、环境和病情不同而有所不同。

胎龄小、出生体重低的早产儿由于皮肤角质层发育不成熟、不显性失水增加，每日液体需要量较多；置于辐射抢救台、光疗、发热、排泄丢失等需增加液体量；气管插管辅助通气时经呼吸道不显性失水减少；心、肺、肾功能不全时需控制液体量。总液体量20～24小时均匀输入，需要应用输液泵。

2.氨基酸

小儿氨基酸代谢特点如下：

(1)除维持体内蛋白质代谢平衡外，还需满足生长发育的需要。

(2)需要更多的氨基酸种类。婴儿，尤其是早产儿肝酶系统发育未成熟，某些非必需氨基酸不能从必需氨基酸转变而来。

(3)支链氨基酸需要量多。因其主要在骨骼肌内代谢，不增加肝负担，对小儿未成熟的肝有一定好处。

(4)精氨酸需要量大。精氨酸有刺激生长激素分泌、防止高氨血症和提高免疫的作用。

(5)需要牛磺酸，促进小儿神经系统发育，增加免疫功能。

推荐使用小儿专用氨基酸溶液，其特点是氨基酸种类多(19种)，必需氨基酸(如组氨酸、酪氨酸、半胱氨酸、牛磺酸等)含量高(占60%)，支链氨基酸含量丰富(占30%)，适于婴幼儿，尤其是新生儿和早产儿使用。

以往氨基酸的使用推迟到生后数日才开始，这与担心极低出生体重儿分解氨基酸的能力以及刚出生数日内病情危重影响耐受程度有关。但如生后头几天禁食、仅接受葡萄糖输注，患儿可每天丢失储存蛋白质的1%，从而引起早产儿的负氮平衡和早期营养不良，尽可能将其减少到最低程度是积极营养策略的目标之一。

在胎儿低胰岛素水平的情况下，母体给胎儿输送葡萄糖的速度基本与胎儿能量消耗相吻合。胎盘主动转运氨基酸给胎儿，动物研究显示，胎儿对氨基酸的摄取远超过自身蛋白质堆积所需，其中约50%作为能量来源参与氧化，并产生尿素。人类和动物的胎儿尿素产生率都比新生或成年者高，提示胎儿期相对高的蛋白质转化和氧化率。在开始肠外营养后血尿素氮常常升高，其并非不良反应的表现，而是氨基酸或蛋白质摄取增加的正常伴随现象。

及早积极应用氨基酸的一个强有力证据是它可以避免“代谢休克”。极低出生体重儿从断脐起，一些必需氨基酸的浓度就开始下降。如同依靠血糖浓度一样，胰岛素的分泌也依靠这些氨基酸的血浓度。氨基酸缺乏会使胰岛素以及胰岛素样生长因子减少，从而限制葡萄糖的转运和能量代谢。葡萄糖在细胞膜上的转运下调会引起细胞内能量减少，导致 Na^{+}-K^{+}-ATP 酶活性下降，这会直接引发细胞内钾漏出细胞，造成非少尿性高钾血症。而且这种“代谢休克”会触发以内生性葡萄糖为特征的饥饿反应，难以抑制的葡萄糖产生会引发所谓的“糖耐量减低”，常常限制极低出生体重儿的能量摄入。因此,推荐从胎儿期到出生后的代谢转变平顺过渡,避免持续数日不用肠外营养,引发不必要的代谢危机。许多临床研究已观察到,及早获得氨基酸可很大程度地改善糖耐量。早输氨基酸能够刺激胰岛素分泌,这与阻断饥饿反应、改善糖耐量的观念一致。

这一策略可减少生后体重下降并及早恢复出生体重,这意味着极低出生体重儿发展成宫外生长迟缓的风险降低。很多临床对照研究都显示了生后24小时内使用氨基酸的有效性和安全性,并未观察到高血氨、代谢性酸中毒或异常氨基酸谱等代谢紊乱。

目前主张生后12小时内开始给予氨基酸,1.0～1.5g/(kg·d)可弥补每日的丢失量,起始量2.0g/(kg·d)、递增速度1.0g/(kg·d)是安全的,最终目标量为3.5～4.0g/(kg·d)。

3.脂肪乳剂

脂肪乳剂的主要作用是为早产儿提供必需脂肪酸,供给高能量等。

脂肪酸是中枢神经系统发育的重要营养物质。中链脂肪酸(MCT)和长链脂肪酸(LCT)在脂肪乳剂中各占50%,MCT的代谢无需肉碱转运而直接通过线粒体膜进行β氧化,在血中清除更快、不在肝和脂肪组织内蓄积、不干扰胆红素代谢、对肝功能无不良影响,供能迅速、可增加氮贮留,减少对免疫系统的抑制作用,所以含MCT的脂肪乳剂更有利于危重患者。早产儿建议采用20%脂肪乳剂,中长链混合型脂肪乳剂优于长链脂肪乳剂。橄榄油脂肪乳剂在短期内具有减轻脂质过氧化的作用。

胎儿在宫内对脂肪摄取很少,依靠脂肪的能量代谢到孕晚期才开始,并且到近足月时才逐渐增加。极低出生体重儿的脂肪储备低,若用无脂的肠外营养液,72小时内就会出现必需脂肪酸缺乏。采用0.5～1.0g/(kg·d)的脂肪乳剂摄入即可预防必需脂肪酸的缺乏。

脂肪乳剂在生后24小时内即可应用,起始剂量1.0g/(kg·d),按0.5～1.0g/(kg·d)增加,总量不超过2.5～3.0g/(kg·d)。影响脂肪清除的最重要因素是脂肪乳剂的输入速度,应20～24小时均匀输入,最快速度<0.12～0.15g/(kg·h)。

脂肪乳剂进入体内可产生大量游离脂肪酸,竞争白蛋白上的结合位点,影响游离胆红素的代谢。但一些研究说明,脂肪乳剂剂量为1.0～3.og/(kg·d)时,一般不会影响体内胆红素的代谢。

4.葡萄糖

早产儿静脉输注葡萄糖的速度从4～5mg/(kg·min)开始。如能耐受,每日可增加1～2mg/(kg·min)。最大剂量不超过10～12mg/(kg·min)。

在生后最初几天,如改变输注速度或血糖水平升高,应每4～6小时测一次血糖(微量法)。建议血糖<150mg/dL。不推荐早期使用胰岛素预防高血糖的发生,如有高血糖(150～180mg/dL)发生,葡萄糖输注速度以1～2mg/(kg·min)的速度逐渐递减。如输注速度4mg/(kg·min)仍持续高血糖,可慎重使用胰岛素[0.01～0.05U/(kg·h)]。

5.电解质

由于生后1～2天新生儿体液中钠、钾和氯的含量高,补液时通常不需补给电解质,尤其是早产儿,血钾升高程度与胎龄呈负相关(这是由于细胞内钾向细胞外转移所致)。因此生后3天内除非有低钾证据,原则上不予补钾。脐血钙浓度随着胎龄增加而逐渐增高,并可高于母亲血钙水平。分娩后,钙经胎盘转运终止,新生儿血钙下降,生后48～72小时达到最低点。血钙下降刺激甲状旁腺素(PTH)分泌增加,PTH从骨中动员钙,使血钙水平回升。临床低钙血症多见于早产、窒息儿和母患糖尿病的新生儿,主要是PTH分泌受抑制所致。

6.维生素

肠外营养时需补充13种维生素,包括4种脂溶性维生素和9种水溶性维生素。因目前国内尚无小儿专用维生素制剂,临床上一般应用成人维生素混合制剂。

(三)肠外营养期间监护

1.水和电解质平衡

每日记录出入量、测体重,观察皮肤弹性、前囟,监测尿量及比重、电解质、肌酐、血细胞比容等。

在早产儿生后早期,液体平衡的最佳指标是体重每天下降1%～2%,最大下降幅度不超过15%;尿量2～3mL/(kg·h),比重为1.008～1.012。

2.生长参数

每日测体重,<1000g的早产儿在恢复出生体重之前每日测两次体重。每周测身长和头围。

3.实验室检查

血常规、血糖、血气、肝肾功能、血脂等。

三、早产儿营养管理的目标

早产儿理想的营养目标是不仅要达到同胎龄胎儿的体重增长速度和线性生长,并且应获得与同胎龄胎儿相似的体成分。鉴于临床实践中显著的多样性,如不考虑早产儿体重增长的"质量",可以通过各种不同的营养方法,获得所期望的相似的体重增长率。但造成过多脂肪沉积的营养方法会使早产儿长期处于负性健康状态,所以这类营养方法遭到质疑。对于早产儿来说,出生后达到与宫内相同的体成分是更加符合生理的营养方法,但目前在我国,对早产儿体成分的测量还有一定难度。

早产儿作为发育不成熟的、脆弱的特殊群体，对于其营养需求，我们不仅要考虑所有必需营养素和条件营养素缺乏引起的健康问题，还要考虑这些营养素过多所带来的可能的风险；不仅要关注营养对早产儿体格发育的影响和血生化的改变，还要关注营养对早产儿成熟和人体功能的促进作用。体重或线性生长速率、人体成分、组织代谢状况、胃肠功能、体液和细胞免疫、神经心理发育、近远期疾病的易感性等都是在掌握营养平衡方面应当重视的问题。因此对早产儿的营养支持应该说是一个系统工程，我们的着眼点不仅在生后早期住院期间，而且应当持续至出院后、婴幼儿阶段，乃至青春期。

总之，早产儿营养治疗的目标应满足以下目的：①满足生长发育的需求。②促进各组织器官的成熟。③预防营养缺乏和过剩。④保证神经系统的发育。⑤有利于远期健康。

第七节　危重新生儿转运

新生儿转运是 NICU 的重要工作内容之一，目的是充分发挥区域性优质卫生资源的作用，安全地将高危新生儿转运到 NICU 进行救治。1950 年美国成立新生儿转运系统（NTS），1976 年国际优生优育基金会在题为“改善妊娠结局”的报告中首次提出围产保健区域化的概念，基于各级医疗服务人员和技术都应满足患者合理有效地利用医疗资源，获得最佳结局的要求，促进了高危新生儿转运工作的全面发展。此后新生儿急救转运系统（NETS）在发达国家得到不断完善与普及。20 世纪 90 年代，我国新生儿转运工作在广州等城市开始启动，随着各地新生儿病房的陆续建立，以区域性 NICU 为中心的主动式转运系统逐渐运行。

NETS 是接收单位主动“把流动的 NICU 送到危重儿身边”的双程转运系统。通过有计划、有组织、有领导地将基层医院与 NICU 联系起来，在 NICU 指导下及时对基层医院中的高危儿就地抢救、稳定病情及转至 NICU，让高危儿获得急需的医疗救助和保健服务，得到最好的诊疗和护理，提高危重新生儿的抢救成功率，降低新生儿病死率。

一、转运方式

新生儿转运有以下几种分类方法：

（一）按转运时机分为宫内转运和新生儿转运

宫内转运是将具有高危妊娠因素的孕妇（即高危产妇）转送到有 NICU 或靠近 NICU 的围产中心等待分娩，是一种安全、节约、便利的转运方法。高危妊娠因素主要包括：

(1)孕妇年龄小于16岁或大于35岁。

(2)孕龄<34周可能发生早产者。

(3)既往有异常妊娠史者。

(4)各种妊娠合并症和并发症。

(5)产前诊断胎儿先天畸形生后需外科手术者。

(6)可能发生分娩异常者。

(7)胎盘功能不全。

(8)妊娠期接触过大量放射线、化学毒物或服用过对胎儿有影响的药物者。

(9)盆腔肿瘤或曾有过手术史者。

(二)按承载交通工具分陆地、空中及水上转运

陆地转运是目前最常用的转运方式，以救护车为主要运输工具。水上转运时转运途中噪声大，听诊困难，且速度较慢，较少选择。空中转运用于路途远且病情严重者，可省时但费用高。国外常用急救直升机转运新生儿，我国目前很少应用，多借用民航班机和包租军用机，空中转运需要专用的飞机起降场地，故非一般医疗单位能开展。随着中国经济的发展，空中转运将成为危重新生儿的一种重要转运方式。空中转运要比陆地转运难度大，需要更多的组织工作以及具备空中转运技能的专业人员，还须考虑到飞行所致缺氧、气压下降、温度变化、重力、噪声、震动等对患儿的影响，须进行相关专业培训。

(三)按出行范围分院内转运和医院间转运

通常所指的新生儿转运为医院间转运，即院前转运。医院内患儿的转运也非常重要，如产房或手术室与NICU之间转运，应按院前转运的标准执行。

二、转运指征

(一)宫内转运

预计新生儿出生后可能需要重症监护时，将高危孕妇转运到具备丰富新生儿疾病救治经验的区域性医疗中心，较新生儿出生后转运更安全、便捷，可降低围生儿病死率，大大改善新生儿的预后。随着各地围产医学事业的发展和医疗技术水平的不断提高，产儿科医务人员对高危妊娠的认识不断深入，医疗转运救治网络不断完善，我国的宫内转运率逐年提高。

1.适应证

早产儿是宫内转运最常见的指征，可引起医源性早产的妊娠期疾病都是宫内转运的适应证。根据各医疗单位救治早产儿的能力水平，一般将早产儿转运胎龄

定于≤32 周。近年来,随着产前诊断技术的提高和新生儿复杂手术的逐渐开展和普及,各种出生后需要立即手术救治的出生缺陷儿也成为宫内转运的适应对象。其他适应证还包括先兆早产、早产胎膜早破、重度子痫前期及其他高血压并发症、产前出血、妊娠期并发症和合并症(如糖尿病、肾病、绒毛膜炎)。

2. 禁忌证

不是所有孕妇都适合宫内转运,当综合评估转运风险和益处,估计弊大于利时,就不适合采取宫内转运,如估计转运途中可能分娩、胎儿急性宫内窘迫、孕妇生命体征不稳定、转运过程中无有经验的医护人员陪护以及恶劣天气等。

(二)出生后转运

正确掌握转运指征与时机是新生儿成功转运及抢救的关键。各接收或转出医疗单位应根据本单位的医疗资料与技术水平,制订相关的转运指征。

新生儿生后转运存在许多问题和风险,转运前病情不稳定,转运期间保温不好,或因循环不良、缺氧、酸中毒、颠簸等,易致血流动力学恶化,致使出现体温不升、硬肿病、颅内出血和肺出血,导致新生儿死亡。

三、转运设备及用品

(一)转运车

基本要求同一般救护车,但应配备可升降、固定转运暖箱的装置。

(二)转运暖箱

应配备专用于新生儿的转运暖箱,在转运期间维持新生儿体温恒定,要求重量轻、体积小,便于移动和升降,箱内有安全带以固定患儿,箱体可开启,便于转运期间观察和处理患儿。

(三)常用转运设备和药品

危重新生儿转运推荐的转运设备和药物配置见表 5-2。

表 5-2　危重新生儿转运推荐的转运设备和药物配置

转运暖箱	喉镜及各型号镜片	5%、10%及 50%葡萄糖注射液
转运呼吸机	气管导管	生理盐水注射液
心电监护仪	吸痰管翻胃管	肾上腺素
脉搏氧监护仪	吸氧管	5%碳酸氢钠
微量血糖仪	复苏囊及各型号面罩	阿托品
氧气筒(大)	输液器	多巴胺

续表

转运暖箱	喉镜及各型号镜片	5%、10%及50%葡萄糖注射液
负压吸引器	静脉注射针	利多卡因
便携氧气瓶	胸腔闭式引流材料	速尿(呋塞米)
输液泵	备用电池	甘露醇
T组合复苏器	听诊器	苯巴比妥钠注射液
急救箱	固定胶带	葡萄糖酸钙注射液
	体温计	前列腺素E
	无菌手套	氨茶碱
		肝素钠
		无菌注射用水
		皮肤消毒制剂

(四)其他药品及设备

如肺表面活性物质、便携式血气和电解质分析仪,发达国家的NICU转运车上还配置了NO吸入装置、亚低温治疗设备和体外膜肺等。

(五)通讯设备

接收单位的转运中心应设两条转运专线电话和一部移动电话,24小时值班,接收转运信息;出车值班人员分别配备一部移动电话及对讲机,以保持联络信息通畅。有条件者可使用互联网远程会诊系统,保持转运途中的实时监控与联系。

四、转运措施与方法

(一)转运前准备工作

1. 转出医院的准备工作

对符合转运指征者,由转出医院的主管医生向区域性NICU提出转运请求,报告患儿初步诊断、处理及目前生命体征状况,并负责完成以下工作:①保持与上级新生儿转运中心电话联系。②填写新生儿转运单,主要内容应包括转出医院名称、详细地址、联系人姓名和电话、患儿病情介绍及转运路程等。③告知家长转运的必要性,在转运途中患儿可能发生的危险,征得患儿家长知情同意,签署转运同意书。④请家属做经济准备。⑤再次通知转运中心,正式启动转运程序。⑥在转运队伍到达之前,对患儿进行初步复苏急救,稳定病情,以提高患儿的转运成功率和抢救成功率,降低死亡和伤残风险。

2.接收医院准备工作

接收医院接到转运电话后，应充分了解待转诊患儿病情，指导转诊医院进行救治，立即启动转运程序，转诊小组医护人员立即到位，迅速检查所有转运设备、用品及药物是否齐全，特别是医用气体是否充足，调试各种医疗设备设施至正常工作状态；根据情况设计最佳的转运方案和路线，估计转运时间。并根据患儿情况做某些特殊准备，在规定时间内出发。

3.转运前患儿的处理

转运队伍到达后，参与转运的医务人员应尽快熟悉患儿的产前、产时情况及诊治过程，对患儿做详细检查，评估目前的生命体征状况，进行病情危重度评分，填写评分表格，与当地医院的医务人员一起施救，使患儿病情初步稳定，再次取得家属充分知情同意后才能转运。高危新生儿在转运前应尽可能达到基本生命体征稳定状态，避免在转运途中死亡。

目前国际上采用STABLE程序在转运前对患儿进行稳定处理，主要包括以下内容：①S(血糖)：维持患儿血糖稳定，可采足跟血样，应用快速血糖仪检测，开放静脉通路，静脉输注10%的葡萄糖液，并根据血糖水平调节输糖速度，确保患儿血糖维持在2.5～7.0mmoL/L。②T(体温)：保持体温稳定，确保患儿体温维持在36.5～37.2℃，在做各项操作及抢救时都应注意保暖，必要时放入暖箱中。③A(气道)：评估口咽部和鼻腔是否通畅，明确是否存在小颌畸形、腭裂和鼻孔闭锁；清理患儿呼吸道分泌物，确保呼吸道通畅，视病情需要给氧，必要时进行气管插管维持有效的通气，转运前应适当放宽气管插管的指征，以防止因路途颠簸造成气道阻塞。④B(血压)；监测患儿的血压、心率及血氧饱和度，注意观察皮肤末梢，如苍白提示酸中毒和灌注不足或血容量不足，即使无出血病史，也应高度警惕有无内出血，应仔细检查头皮有无帽状腱膜下出血，腹部是否饱满或皮肤颜色变化，评估股动脉搏动、毛细血管再充盈时间、心脏杂音和肝大小；静脉输液维持血压稳定，血压偏低时可使用生理盐水扩容，必要时应用多巴胺和多巴酚丁胺维持输液。⑤L(labwork，实验室检查)：确保患儿各项实验室指标在相对正常范围，应用便携式血气和电解质分析仪监测患儿的各项生化指标，根据结果纠正酸中毒和补液，确保水、电解质及酸碱平衡。⑥E(情感支持)：待患儿病情稳定后，由转诊双方医师共同向患儿的法定监护人(父亲)说明目前患儿的病情及转运途中可能会发生的各种意外情况，稳定患儿家属的情绪，使其主动配合，争取抢救时间。

对未能实行宫内转运的高危孕妇，在其分娩前，转运人员要提前到达转出医院，进入产房或手术室待产，待患儿出生后，指导和配合转出医院的产科、儿科医师实施抢救措施，视病情决定是否需要转运。

4.特殊情况的稳定措施

(1)胎粪吸入:生后羊水胎粪污染黏稠而且新生儿无活力(呼吸抑制、肌张力低下和心率<100次/分),立即气管插管,行气道胎粪吸引;需要重复气管插管时应更换气管导管;初步稳定后,插入胃管进行胃内吸引。

(2)气胸:患儿听诊时一侧呼吸音减弱,可行X线胸部摄片或透光试验明确诊断;如果出现呼吸困难,需要胸腔穿刺抽出空气或接胸腔引流瓶及给予氧疗。

(3)膈疝:转运前怀疑或已确诊膈疝的患儿,因复苏囊面罩通气使大量空气进入胃肠道,扩张的肠内容物迅速进入胸腔内,应插入大口径胃管(10号或12号)抽出气体,以防止胃肠扩张导致的呼吸障碍;需辅助通气时,应立即气管插管,使用较小的气道峰压和潮气量,以避免呼吸机相关性肺损伤;适当镇静,避免过度的自主呼吸;适当的液体疗法和正性肌力药物维持血压。

(4)食管闭锁和(或)气管食管瘘:应抬高新生儿头部,以防吸入胃内容物;插入鼻胃管遇到阻力后连接吸引器进行低压间断吸引;需禁食及建立静脉通道;伴有呼吸窘迫症状者,必要时需气管插管呼吸支持。合并远端气管食管瘘(C型)者,其特点是正压通气时气体通过瘘口使胃和肠道充气。如腹部X线片显示胃肠胀气,应避免经面罩通气和持续气道正压给氧。如果需要气管插管,导管远端应尽可能超过瘘口远端,尽量减少加压气体进入食管远端。

(5)腹裂或脐膨出:腹裂是造成患儿低体温和低血糖的高危因素。暴露肠管的表面积大,热量散失多,可造成液体损失显著增多。需按无菌技术处理膨出的脏器,减少热量和液体丢失,包括封闭式包裹(即肠袋或雷希袋),预热转运暖箱,积极补液,液体量可达120~150mL/(kg·d)。先天性腹裂婴儿常有肠管血运障碍,转运人员必须密切观察肠道血运情况。推荐转运患儿时取侧卧位,适当支撑外露的肠管,以避免腹壁紧张或肠扭转。所有腹裂或脐膨出患儿需插入胃管,因可能存在功能性肠梗阻和合并肠道狭窄或闭锁。一般不建议脐静脉置管。

(6)后鼻孔闭锁:如出现呼吸窘迫,可用人工口咽气道或经口气管插管。

(7)Pierre-Robin综合征:注意患儿可能合并腭裂,调整患儿体位以保持气道开放或用人工口咽气道及气管插管。

(8)坏死性小肠结肠炎:疑似坏死性小肠结肠炎(NEC)的患儿应转运至具有小儿外科救治能力的医院治疗。转运过程中,主要是支持治疗,包括静脉输液、应用广谱抗生素、纠正水和电解质代谢异常以及胃肠减压。呼吸衰竭是腹胀患儿难以避免的常见并发症,必要时需气管插管。

(9)新生儿撤药综合征:转运前每2小时评估一次症状的严重程度,暂禁食,减少刺激,必要时药物干预;建立静脉通道,输注10%葡萄糖液,如果患儿出生时出现呼吸抑制且已明确或怀疑产妇曾使用过成瘾药物,应禁用纳洛酮,以避免诱发惊厥。

（二）转运途中处理

1. 途中病情的观察和护理

转运过程中的监护治疗水平应确保患儿的生命安全。转运过程中应注意预防各种“过低症”，如低体温、低血糖症、低氧血症和低血压等，重点应注意以下问题：①将患儿置于转运暖箱中保暖，转运暖箱应与救护车的纵轴方向相同，锁定暖箱的箱轮，以减少途中颠簸对患儿脑部血流的影响。在车厢空调有效的环境里，也可以由转运护士将患儿抱在怀中，这种方法也可以减少震动的影响，并起到保暖作用。②注意体位，防止颈部过伸或过曲，保持呼吸道的通畅，要防止呕吐和误吸。③连接监护仪，加强对体温、呼吸、脉搏、经皮血氧饱和度、血压、肤色、输液情况的观察。④如需气管插管，推荐使用 T 组合复苏器或转运呼吸机进行辅助通气，注意防止脱管和气胸等并发症。⑤控制惊厥、纠正酸中毒、低血糖等，维持途中患儿内环境的稳定。⑥途中如出现病情变化，应积极组织抢救，必要时按照交通规则妥善停驶车辆，立即紧急处置。

2. 填写转运途中记录单

转运人员必须填写完整的转运记录单，内容包括转运途中患儿的一般情况、生命体征、监测指标、接受的治疗、突发事件及处理措施。并通过移动电话与 NICU 中心取得联络，通知值班人员做好各方面的抢救与会诊准备。

3. 途中安全保障

在转运途中，必须避免救护车发生交通事故，一般需要做到以下几点：①注意救护车的定期维护和保修。②挑选经验丰富的司机，合理安排工作时间，避免疲劳驾驶，严禁违章开车。③强化医护人员的安全意识，每次转运都应系好安全带。④保证车内急救设备（如暖箱、监护仪、氧气管等）的固定和安全保护。

4. 家庭成员参与转运过程

通过研究调查，多数家庭都希望有机会参与照看患儿的过程。在进行新生儿转运时，可能母子在不同医院均需要照顾，刚行剖宫产或者刚生下一个危重儿的产妇也需要照顾。这时父亲可能会纠结于留在待转运的患儿身边还是陪伴产妇。转运人员须对患儿家庭可能面临的问题及在转运过程中出现的情况给予高度关注。虽然患儿家庭成员不具备医疗技能，但他们参加或陪同重症患儿转运，可对他们的孩子提供心理支持。这也是转运团队向患儿家属展示专业技能和责任心的机会。

（三）转运后工作

（1）患儿到达接收医院后，应由绿色通道直接入住 NICU，NICU 值班人员需按照先稳定患儿病情，再办理住院手续的程序进行处置。转运人员需与 NICU 值班人员进行交接班，将当地医院的所有病历资料交给 NICU 值班人员，详细介绍患儿转运全过程的情况。

(2)NICU 值班人员对患儿进行必要的处置，包括病情危重度评分，待患儿病情基本稳定后，协助家长办理入院手续。再进一步详细询问病史，完成各种知情同意书的告知并签字。

(3)详细检查已使用过的转运设备，补充必要的急救用品，完毕后将转运设备放回待转运处，以备下一次使用。

五、转运工作质量控制

(一)质量控制评估方法

1. 转运时间

即转运全过程所用时间，是影响患儿病情、预后的重要指标之一，主要包括：①动员时间，即转运队员接到转运通知到出发的时间，推荐 30 分钟以内出发。②稳定时间，即从抵达转出医院到离开的时间，其受患儿病情严重程度和必须采取的医疗措施的影响。尽量避免稳定时间过长，目前尚无证据表明稳定时间与患儿预后的相关性。③运送时间，即医院间转运的持续时间，取决于交通状况、不同时间段和转运工具等。

2. 转运规范程度

转运各环节执行医疗管理规范的情况和资料的完整准确性。

3. 转运有效性

通过转运前后的危重度评分及转运途中的病死率做出评估。

4. 转运满意度

可通过对患儿家属的满意度调查及转出医院的反馈信息做出评估。

(二)质量监督

(1)区域性新生儿转运网络(RNTN)应收集新生儿转运的资料，建立数据库，实施连续的专业转运培训和健全的风险报告评估机制，对转运质量定期进行评估并持续改进，以保证转运的质量和安全。尤其需制定转运的质量控制标准和质量控制计划，质量控制计划应包括转运督导和不良事件报告制度。

(2)每月进行转运督导一次，主要审查：①转运时间(特别是动员时间)、转运前的处理、转运日志记录是否完整准确(包括新生儿转运单、转运途中记录单、新生儿危重评分表、转运患儿信息反馈单)及家属满意度等，并将督导结果通报双方医疗机构和医政部门。②对转运设备进行核查，对转运队员进行必要的评估和考核，重点考察转运队员独立实施重症患儿转运的能力和意识。

(3)建立转运患儿资料数据库,定期对转运资料进行总结分析,特别是对转运至 NICU 的新生儿的数量、病死率、对患儿预后有严重影响的主要合并症,包括Ⅲ级以上的脑室内出血(IVH)、中至重度支气管肺发育不良(BPD)、NEC 和Ⅲ期以上早产儿视网膜病变(ROP)等进行重点分析,找出存在的问题和解决办法,不断优化 RNTN 的运行,以达到提高危重新生儿救治水平的目的。

(三)转运人员及培训

区域性 NICU 应设立专门的新生儿转运队伍,由新生儿科医师、注册护士和司机至少各 1 名组成转运小组。根据区域内转运工作量的大小,有时需设立多个转运小组以保证转运工作的及时和顺利完成。

在考虑转运人员组成时,要重点考虑转运者的专业技能、经验和在转运环境下的工作能力。在美国等发达国家有许多专业的转运团队,团队成员包括医师、护士、实习护士、呼吸治疗师、医疗技师和其他卫生保健者。经过培训的医务人员(儿科医生或其他专业人员)常常是首选的转运成员。有效的转运人员须符合如下标准:必须经过资格认证,能够为患儿提供最好的治疗,或者在转运途中提供可能需要的治疗,例如,无论在转运任何环节,新生儿气管插管技术均十分重要。转运时间相对而言是有限的,因此工作人员可能并不需要全面的新生儿专业或鉴别诊断知识,但必须具备紧急评估病情的能力和丰富的急救技能。

医生应在转运小组中起主导作用,不仅是转运的执行者,而且是组织者和决策者。负责转运的医生和护士应接受专业化培训,不但要有丰富的专业知识和操作技能,还应具备良好的团队组织、协调和沟通能力。

转运医生和护士必须掌握以下技术:①能识别潜在的呼吸衰竭,掌握气管插管、气囊加压给氧和 T 组合复苏器的使用技术。②熟练掌握转运呼吸机的使用与管理。③能熟练建立周围静脉通道。④能识别早期休克征象,掌握纠正酸中毒、扩容等技术。⑤能正确处理气胸、窒息、惊厥、低血糖、发热、呕吐等常见问题。⑥能熟练掌握新生儿急救用药的剂量和方法。⑦掌握转运所需监护、治疗仪器的应用和数据评估。

转运系统的工作模式和转运团队的救治能力决定了转运的效果。一般情况下,影响转运决策的因素包括:护理、医疗急救水平和转运设备、目前能提供的治疗、病情稳定程度、转运的效率和质量。理想状况下,这些都是转运能否顺利的决定因素。而实际情况有所不同,转运人员常因患者病情紧急和家属的强烈意愿而尽快转运。此时,转运人员常常根据转运速度,而非转运质量来决定转运方式。接收医疗单位和三级医疗中心需培训转运人员,使所有人员能够意识到患者病情稳定、最初的治疗措施和转运启动、转运模式、转运中适宜的医疗救治等均可影响患者的病情转归。在检查转运患儿时，转运医务人员需要自问："我们是否能够为患儿提供三级医疗措施？还是我们尽可能在转运过程中为患儿提供三级医疗?"转运医务人员应确定在接到转运电话时就能提供三级医疗护理建议，并在整个转运过程中持续提供三级医疗服务。转运途中无论遭遇何种情况，患儿的医疗救治水平不能降低。如果患儿处在较复杂环境并且转运者不能胜任患儿复杂的病情需要，那么转运者有义务安排或提供最适宜的治疗。

相关医疗负责人有责任确定转运的模式、转运方案以及参与转运的人员，所有转运人员需提前接受过专业培训。

除了现场转运人员的培训外，转运团队负责人必须了解转运时机、转运设施及环境的局限性，了解转运存在的风险和挑战，转运人员可能会遇到超出其技能及设施能力之外的患者。医生必须非常熟悉转运的环境，了解干预措施可能的局限性。转诊团队不仅需要较好的医疗水平及团队合作精神，也迫切需要指挥者具有与患儿家庭以及不同学科的专业人员进行有效沟通的技巧。

发达国家和地区的新生儿转运技术与设备先进，人才培养也达到专业化程度。英国北部地区已设立了新生儿转运的大学相关课程，其核心培训课程主要包括：①转运模式与区域性组织。②组织转运、交流和记录工作培训。③新生儿学和转运操作的特殊技能培训。④转运稳定培训。⑤救护车内相关工作培训。⑥与转运相关的其他内容培训，此外空中转运还有其独立的课程。新生儿转运是一门操作性极强的学科，单凭理论知识远远不够，需要实际演练及经验积累，学生可利用高仿真的婴儿模拟器进行模拟训练，与教员指导的模拟演练和课程式学习方法进行比较，发现前两种高仿真模拟学习方法效果优于课程式学习方法，可作为教育培训和评估学生的有效方法。

（四）法律问题

在新生儿转运过程中有许多医疗法律问题。相关的法律要求是转运计划的一部分，并应在转运过程中实施：①不应在公共场所讨论病情。②获得家属充分的知情同意。转运医生须根据病例实际情况选择合适的转运模式，确保转运程序和接收医院最适宜。如果患者病情不稳定，而转出医院有稳定患儿情况的救治能力，此种情况不适合转运；如果患儿病情不稳定，而转出医院不能为患者提供所需的治疗，需让家属了解转运可能存在的风险和转运的益处，征求家属同意。在临床实践中，因基层医院的医疗水平不能为患儿提供需要的治疗，经常有病情不稳定的患儿需要从下级医院转运至上级医院。

在电话要求转运前，医疗责任由转出医院承担；一旦接收医院同意接收患者并给予了医疗建议，医疗责任就应该由双方承担。如果给患者实施了不适宜的治疗或者意见不同，可能导致患儿的不良预后，也使转运团队和转出医院都承担风险。任何一个病例的最佳治疗方案都可能存在分歧，例如，一名患有先天性左心发育不良和动脉导管未闭的患儿可能需要低剂量的前列腺素稳定病情，转运团队在长时间转运过程中可能需要气管插管，而转出医院可能认为气管插管不必要。这些问题均须妥善处理。在患儿家属面前对治疗措施进行争议是不合适的。

转运人员必须填写完整的转运记录单，内容包括转运途中患儿的一般情况、生命体征、监测指标、所接受的治疗、突发事件及处理措施。这些资料是转运过程中的真实记录，也可为潜在的医患纠纷处理提供有效的法律依据。

第八节　高危新生儿随访

高危儿是指已经存在危急症状，或有各种潜在高危因素而需要监护的新生儿。高危因素包括以下几种情况：母体因素（母亲存在疾病史、异常生育史或不良生活方式）和母亲孕期合并症（如患妊娠高血压综合征、先兆子痫、子痫、羊膜早破、羊水胎粪污染、胎盘早剥、前置胎盘等）、产时因素（分娩过程存在异常情况，如各种难产、手术产、高位产钳、胎头吸引、臀位产、分娩过程中使用镇静或止痛药物史等）、出生异常（如新生儿窒息、多胎儿、早产儿、小于胎龄儿、巨大儿、宫内感染、先天畸形等）和生后异常情况（各种生命体征的不稳定、喂养困难、感染、高胆红素血症、代谢紊乱等）。

对于有高危因素、出现临床症状和体征的高危儿，在住院期间即收入医院的新生儿病房或 NICU，之后再进入高危儿的医院随访系统进行监测随访。

据了解，社区医院对新生儿随访的计划安排是新生儿出院回家后，家长到所在社区医院登记，社区医院在高危新生儿出生后 3～7 天，有专职妇儿保健医生进行访视，之后和普通新生儿一样，生后 28 天进行家庭访视，此后在婴儿期第 3 个月、第 6 个月、第 9 个月和第 12 个月访视，共四次。

高危儿出院后，进入社区进行出院后管理有如下问题：

（1）社区医院环境相对简陋，儿童保健的业务用房面积偏小，儿童保健门诊开展的服务项目少，门诊业务仍处在基础水平。

（2）从业人员专科知识水平需更新。儿童保健专业人员学历几乎都是专科和本科，缺乏高学历、高职称的专业技术人员，单独或主要从事某个特定儿童保健亚专业的专业型人才极度匮乏。针对高危儿这一特殊群体，既需要儿童保健知识，又需要新生儿学、早产儿医学等知识储备，否则会出现在早产儿生长发育监测中不能发现问题、有问题不知如何处理、对早产儿特殊的问题处理不正确等现象。

（3）环节管理方面的问题是，如果高危儿出院后，家长没有及时去社区医院登记,社区医生不知道新生儿的出生,则不会进行3～7天访视,而大多数家长在此时忙于新生儿出生、回家后的饮食起居照顾等,因此,第一次访视多数是至28天进行。此期间,各种临床问题,如黄疸、喂养问题、肺炎、脐部护理问题等出现的概率增高,可能因各种原因而急诊就诊。此外,根据美国儿科学会和我国儿童保健专业委员会推荐意见,早产儿维生素D应在生后14天开始添加,家长在42天到医院复查时被问及是否添加,大多数家长表示不知道需要添加。

(4)在日后的随访中,高危儿虽然可能会与足月儿发育水平相当,但是也有高危儿在辅食添加、运动发育、语言发育方面需要按校正胎龄衡量、评估后对家长进行指导。

基于上述原因,需制定高危儿出院后管理建议,以改善高危儿出院后的管理现状,改善高危儿的远期预后。

一、高危儿出院前准备和父母教育

随着围产医学及新生儿重症监护诊疗技术的发展,越来越多的高危儿由于及时得到正确的监护与治疗得以存活,以早产儿为例,近20年来,无论发达国家还是发展中国家,极低出生体重儿和超低出生体重儿的救治存活率都显著提高。随之而来的是对其远期生存质量的关注。高危儿发育落后、神经系统严重并发症、视力和听力障碍及心理疾病的发生率均明显高于正常新生儿。如何最大限度地保证这些高危儿在出院后仍然能够得到密切监护、得到充分的营养及训练指导,从而有效改善远期生存质量、减少残疾儿童发生、减轻社会和家庭负担,不仅与生后早期的监护和治疗有关,出院指征的掌握、出院计划的指定以及对其父母进行教育使之做好充分的准备同样非常重要。因此对于高危儿,出院不是监护和治疗的结束,而是一个新的开始。

(一)出院指征及出院前评估

1.出院指征

能够自行吸吮获得体重稳定增长所需能量,在室温环境下体温稳定,无病理情况。

(1)持续稳定的体重增长,而不是简单要求达到某一体重值。

(2)生理功能完善成熟,吸吮母乳或奶瓶时不会发生心肺功能不全表现,在开放的室温环境中能够维持体温稳定。

(3)生命体征平稳至少1周。

(4)完成需要的免疫和代谢性疾病筛查。

(5)造血系统功能趋于完善,无严重贫血。

(6)能够耐受除母乳或配方奶之外的营养物质供给。

(7)完成新生儿神经行为测查及听力和视力筛查。

(8)回顾住院诊疗经过,未发现存在不当或疏漏。

(9)完成对高危儿父母及看护人的健康教育。

(10)完成出院后随访及医疗方案的制订。

2. 出院前评估方法

(1)即刻评估

①年龄:校正胎龄 36 周。

②体重:稳定增加 15～30g/d,达 1800～2000g 以上。

③体温:暖箱外稳定。

④喂养:501kJ/(kg·d),每次吃奶时间不超过 30～40 分钟。

(2)生命体征平稳至少 1 周,早产儿呼吸暂停消失至少 1 周。

(3)出院后是否需要药物治疗。

(4)视力及听力筛查是否存在异常。

(5)疫苗接种是否完成。

(6)回顾诊疗过程并完善最终诊断。

(7)父母及看护人的监护和喂养能力。

(8)出院后居住环境是否可满足需要。

(9)是否完成出院计划的制订。

(10)父母及看护人对出院计划的依从性。

(二)出院计划的制订

1. 出院计划制订的必要性

由于受到现有医疗资源和医疗体制的限制,与一些发达国家和地区相比,我国高危儿出院时间相对较早,很多新生儿出院时生活能力还没有完全满足其正常的生长发育需要,甚至有些还存在着不同程度的病理问题,相当一部分新生儿没有完成视力、听力筛查和干预,没有完成必要的免疫接种程序,例如,许多早产儿在出院时还处于早产儿视网膜病变的监测期内,一些支气管肺发育不良患儿还未能完全脱离氧疗,一些长时间胃肠外营养者还存在着不同程度的胆汁淤积等。这些都造成了高危儿出院后出现生长发育落后、严重贫血、感染,甚至再住院的可能,严重时可危及生命,并遗留远期并发症,影响其生存质量。因此,除了出院指征的掌握,出院前应进行详细评估,以确定其出院后的生活能力及适应能力(包括维持正常体温的能力,稳定的心肺功能,呼吸、吸吮和吞咽协调的能力等)。对于出院后相当长的一段时间内需要继续监护和治疗的新生儿,必须制订完善、详细、具有可操作性的出院计划，并确保其落实，以达到出院后高危儿的安全过渡。

2.出院计划的内容

出院计划是根据新生儿出院前评估情况制订的，应由医疗专业护理人员与新生儿父母及看护人共同合作完成，并在出院后依据生长发育和疾病情况随时进行个体化的修订，在许多发达国家，出院计划已被纳入常规护理程序。出院计划的内容应包括：

(1)住院期间诊疗情况的简单介绍、最终诊断及出院医嘱。

(2)根据不同的喂养方式指导喂养，包括选择乳品、喂养量及如何增加奶量。

(3)根据新生儿的体重及校正日龄控制环境温度，同时考虑生理情况及疾病的特殊需要。

(4)生活护理(如洗澡、大小便、脐部护理等)中需要特殊注意的问题。

(5)出院后首次随访时间及出院后随访计划。

(6)出院后继续服用药物的方法和剂量。

(7)视力和听力筛查结果及出院后需继续完成的检查。

(8)神经行为测查结果及出院后干预。

(9)疫苗接种情况及出院后接种程序。

(10)存在的出生缺陷及出院后干预。

(11)判断和识别新生儿的正常和异常情况的方法和发现异常情况的紧急处理方法。

(12)选择最近的医疗机构，告知紧急联系方式。

3.出院后随访计划

由于受到家长及看护人对出院计划内容理解和依从性的限制，即使在出院时制订了比较完善的出院计划，在实际操作中还会存在很多问题，因此建议在出院计划中，应将出院后随访计划单独列出，并作为父母健康教育的重要内容。出院后随访计划应包括：

(1)首次随访时间：出院后1周。

(2)随访频率：按照校正月龄，在出生6个月内每个月随访一次，6个月后每2个月随访一次，1岁后可根据情况每2～3个月随访一次。建议根据具体情况制订个体化的随访频率。

(3)随访内容：应充分了解高危儿住院期间救治情况及在出院时尚未解决的问题，有针对性地给予指导，并鼓励家长建立充分的信心。随访内容包括体格发育评估、营养和喂养指导以及血常规和血生化监测、神经系统和运动发育评估、早期正确识别脑损伤及其早期干预、早期发现视力和听力障碍及其早期干预、存在出生缺陷的干预，以及根据情况指导出院后继续服药。

(4)随访人员的要求：负责随访的人员应充分了解高危儿住院期间的诊疗经过，因此国际上大多是以NICU高年资的医生为随访的主要人员，同时包括有经验的眼科医生、儿童营养专家、神经科医生、康复训练师以及儿童心理学家等。进行随访和指导的人员不仅要具备较完善的专业知识，而且要充分了解新生儿期及婴幼儿期的特殊生理特点和生长发育规律，充分了解早产儿与足月儿的区别，根据具体情况进行个体化的指导和干预，避免出现评估标准不统一造成的过度治疗或延误诊治，同时减轻家长的焦虑情绪，增加治疗与康复的信心。

(三)出院前的父母教育

1. 父母教育的必要性

完善的出院计划是保证高危儿从医院到家庭顺利过渡的关键，其中，对父母进行必要的健康教育又是确保患儿回归家庭后仍可得到最恰当的持续照顾和护理、确保出院计划能够良好实施的首要任务。受到国情限制，在现有条件下，我国的高危儿病房还基本延续着无陪伴制度，无法满足父母的无障碍探视。许多新生儿的父母只有到出院时才能近距离地接触自己的孩子，甚至完全不具备新生儿护理知识和技能，无法正确判断和处理新生儿的一些异常情况，导致再住院的发生，甚至延误治疗而危及生命，或遗留无法逆转的严重并发症。因此，结合出院计划的制订和实施，对新生儿的父母和看护人进行必要的健康教育是确保出院后良好过渡、最大限度地减少不良结局发生的必要工作。

2. 父母教育的形式和内容

应对高危儿的父母和看护人进行相关知识和技能的培训。可结合每个新生儿病房的实际条件，采取灵活多样的形式进行培训，主要包括：

(1)父母参与制订新生儿个体化的出院计划。

(2)选择性地参加与新生儿疾病相关的医疗护理查房。

(3)由主管医生和责任护士向其介绍住院期间存在的主要疾病和并发症的相关医疗知识和护理常识。

(4)由专人示范新生儿生活护理(喂奶、洗澡、大小便、脐部护理等)，并在条件允许的情况下，亲自参与新生儿相关生活护理。

(5)定期召开出院前新生儿家长会，讲授如何识别新生儿常见生理情况及病理情况，以及发生紧急情况时的处理方法；对条件允许的父母进行婴幼儿心肺复苏的培训。

(6)培训喂养相关知识和常用的生长发育监测指标及评估标准。

(7)培训促进运动、语言、视力、听力和心理发育常用的方法和简单的评估标准。

(8)制订出院后随访时间表,注明具体随访时间、地点、负责随访的人员和联系电话。

(9)出院后常用药物的相关知识及服用剂量和方法。

(10)对需要特殊医疗支持的新生儿,训练其父母掌握使用方法(如支气管肺发育不良的氧气支持、经胃管喂养的操作、雾化吸入药物的技术等)。

(11)对存在视力和听力障碍高危因素的新生儿,告知父母必需的筛查和诊断程序以及干预手段。

(12)对存在出生缺陷的新生儿,向其父母告知干预方法和对预后的评估。

(13)对父母进行预防接种相关知识的培训。

(14)告知高危儿出院后再入院治疗的常见疾病及风险。

(15)为家长提供客观专业的新生儿预后评估,并帮助其树立信心。

(16)为家长提供最近医疗机构的联系方式。

二、出院后随访计划与安排

家长和家庭教育与帮助需要反复和持续性。即使出院前给予了充分的教育和说明,在缺乏具体和实践体会时也很难形成充分的理解和记忆,回家后很难回忆起全部内容。在家长接受高危儿出院教育同时制订好具有可操作性的出院计划是保证高危儿顺利从医院回归家庭的重要保障。出院计划的制订和实施不仅是新生儿医生的责任,而且需要家长以及家庭其他护理的人员共同参与完成。每名危重新生儿都有其特殊性,每名家长及参与护理和监护的人员的受教育程度、生活经历以及心理素质不同,认识问题的思维也会出现偏差,并且新生儿的家庭环境不同和家庭经济状况不同,诸多不确定因素均会影响出院计划的制订和实施。为了最大程度地保证高危儿顺利出院,保证出院后继续治疗的延续性,应该制订出个体化的、具有可操作性的、家长可接受的、安全的、具有可持续性的出院计划。

(一)出院计划的个体化

(1)每名危重新生儿的病种不同,病情的危重程度不同。个体化的出院计划应该从住院时开始。出院计划应有新生儿病情的详细介绍,包括重要的生命体征,如呼吸、心率、血压、尿量等;重要的喂养情况,如经口喂养量、吸吮和吞咽能力、呼吸与吸吮和吞咽的协调性等;大小便的情况,详细到次数、性质和量。最好能够让家长亲眼目睹患儿在医院的各种临床表现,认识病情变化时的表现以及应对方法。

(2)要帮助家长依据家庭具体情况和家庭所具有的各种资源制订出院后的护理计划。例如维持患儿的环境温度,冬天可以采用暖气和空调,也可以用暖水袋或其他因地制宜的采暖设施,夏天可以用空调、电扇,也可以是洗澡。

(3)家长和家庭其他护理人员教育和培训的个体化不同新生儿病情不同,家长心理承受能力不同。家长的生活经历不同、受教育程度不同,理解问题和解决问题的能力也不同。在出院培训和教育过程中也特别需要有针对性地进行个体化教育和培训。目的是达到良好的培训效果,能够有效地解决出院后护理和完成出院后的其他治疗计划。对受教育程度不高、理解能力有限的家长,一定要用最通俗的语言和手势告诉家长应该怎么做和不能怎么做,直至家长理解为止。

(4)个体化的随访计划:因为每名家长的理解能力不同,出院前培训内容能够理解和记住的内容基本在50%左右,有些家长会更少。在患儿出院后回到家中,经历过护理过程后会产生更多的问题。所以,对理解能力强的家长可以延长随访的时间,而理解能力有限或存在问题较多的家长可能1周内就应该返院。

(二)出院计划的可操作性

患儿出现病情变化时,在医院可以有很多监测手段来保证治疗的目的性和有效性,如病房有氧饱和度监测仪、血气分析等监测血氧水平,而在家中应该教会家长通过观察口唇颜色、口周颜色、四肢末端颜色以及呼吸节律的改变来了解患儿是否存在低氧血症。在医院,喂奶前护士通过胃管了解胃内残余奶量,决定是否增加奶量,而在家中可以教会家长通过患儿吃奶的速度和吃奶量来判断是否需要增加奶量。尽管这种方法不够精确,但在家中具有可操作性。

对于居住较远、交通不便的家庭,频繁随访可能会增加家庭负担,减少随访的依从性。不同时段可以采取不同的随访频率。如出院早期,可以1～2周首次随访,以后可以依据随访结果和发现的问题逐渐延长随访的时间。随访方式可以采取部分回医院随访、部分电话随访。与家长保持密切的联系,当然,这样会增加医院的人力成本。

(三)家长可接受的出院计划

出院计划制订是应该有家长参与、共同商讨,最终可以达成一致的,家长可以理解并有效地实施出院计划,不会因为出院计划操作困难而按照自己的理解擅自修改操作计划中的内容。家长不会因为制订的出院计划增加过多的经济负担和精神负担,也不会因为出院计划影响整个家庭的生活。并保证出院计划的可持续性。

(四)出院计划中的基本内容

出院计划的内容应该与住院时的治疗保持良好的延续性。

1.早产儿视网膜病变监测

早产儿视网膜病变(ROP)随着早产儿出生时的胎龄减少而增加,出生胎龄24～28周的早产儿ROP的发生率大约为7%。这一人群中需要激光治疗者占7.7%。需要手术治疗者只有0.25%。尽管激光和手术治疗的发生率不是很高,但延误治疗将会终生致盲。

ROP 发病的高峰期是在 34～37 周，个别发病最长可延迟到 40 周，所以 ROP 的眼科检查应持续到视网膜血管完全成熟、不存在发生 ROP 的风险为止。如果出现斜视、眼球震颤或视觉追物较差，应由眼科医生随访至 1 岁。

大多数早产儿出院时胎龄在 34～36 周左右，此时正是 ROP 发生发展的关键时期，因此，早产儿出院后需要具有相关经验的眼科医生进行定期随访。一般眼科随访应至胎龄 40 周，随访频率由眼科医生依据眼底检查的结果决定。儿科医生的责任是充分告知家长早产儿眼科检查的必要性和时间性。ROP 的Ⅰ期和Ⅱ期可以继续观察随诊，Ⅲ期者需要尽快接受激光治疗，一旦错过需要激光治疗的时间，可能导致永久性失明。儿科医生或儿童保健医生在危重新生儿随诊时也应督促家长按照眼科医生约定的随诊时间及时到眼科就诊。

①对胎龄＜34 周、出生体重＜2000g 的早产儿和低体重儿，开始进行眼底病变筛查，直至周边视网膜血管化。②对于患有严重疾病的早产儿，筛查范围可适当扩大。③首次检查应在生后 4～6 周。检查时应散瞳并由具备足够经验和相关知识的眼科医生进行。

早产儿即使没有发生 ROP，也仍然存在影响视觉发育的其他眼科疾病，如屈光不正、斜视等。在校正月龄 12 个月后，每名出生胎龄＜32 周的早产儿均应进行再次眼科检查，以确定是否需要及时治疗。对于那些有复杂的视觉障碍的儿童(包括部分失明、严重近视、眼球震颤等)，应该进行视觉评估和视觉治疗，两者都有助于早产儿视觉发育和康复。

2. 出院后营养和喂养

高危儿和早产儿由于各种危重症和合并症，出生早期摄取营养的能力有限，很多危重新生儿，尤其是极低或超低出生体重早产儿出院时尚未恢复出生体重或未达到理想的体重增长。如极低或超低出生体重儿出院时体重低于同胎龄儿童的第 3 百分位，则成为宫外生长发育迟缓(EUGR)。出院后的营养和喂养是追赶生长和改善远期精神神经发育的基本保障，因此极低和超低出生体重儿出院后仍然需要继续强化营养。但是过度营养也同样会使远期代谢性疾病的风险增加。所以适度营养是保证危重新生儿健康成长的必要条件。

足月儿的母乳和配方乳只能满足足月儿的生长发育需要，不能满足极低和超低出生体重儿出院后追赶生长的需要。尽管国际上目前尚未统一极低和超低出生体重儿强化营养的标准及其所需要的时间，但从极低和超出生体重儿营养缺乏对早期神经系统发育的需要，以及过度营养可能增加成年后代谢性疾病风险考虑，建议在校正胎龄 40 周之前，完全强化营养建议持续到体重增长同胎龄第 50 百分位，校正胎龄 40 周之后部分强化营养建议持续到体重增长追上同月龄儿童体重的第

25 百分位。

完全强化营养是指摄入营养食品的能量密度达到 80～85kcal/100mL，部分强化营养是指摄入营养食品的能量密度达到 70～75kcal/100mL。出院后需要继续强化营养的新生儿包括：①极低/超低出生体重儿（出生体重＜1500g/＜1000g）。②出生后病情危重、合并症较多的危重新生儿。③宫外生长发育迟缓的新生儿（出院时体重低于同胎龄第 3 百分位）。

住院期间纯母乳喂养的新生儿一般出院时母乳已经进入成熟乳阶段，母乳中的各种营养素含量与初乳相比均已明显减少，尤其是蛋白质的含量。因此，要完成出院后追赶生长仅靠纯母乳喂养是不够的。建议纯母乳喂养的新生儿在胎龄 40 周之前，体重增长达到同胎龄第 50 百分位前添加全量母乳强化剂（完全强化营养，能量密度为 80～85kcal/100mL），达到同胎龄第 50 百分位后建议添加半量母乳强化剂（能量密度为 70～75kcal/100mL），直到体重达到同月龄儿童体重的第 25 百分位。如果未能及时得到母乳强化剂，可选用一半母乳，一半早产儿配方乳（能量密度为 70～75kcal/100mL），直到体重达到同月龄体重的第 25 百分位，改为纯母乳喂养。

住院期间人工喂养的新生儿出院时应该首选母乳喂养，不能母乳喂养、需要人工喂养的极低和超低出生体重儿如果在胎龄 40 周之前出院，体重低于同胎龄的第 50 百分位者需要完全强化营养，应首选早产儿配方乳（能量密度为 80～85kcal/100mL），达到同胎龄第 50 百分位后可以半量强化营养，选用早产儿出院后配方乳（能量密度为 70～75kcal/100mL），直至追赶上同月龄的第 25 百分位。此后可逐渐用足月儿配方乳替换早产儿出院后配方乳。在半量强化期间，如果不能得到早产儿出院后配方乳，可以采用一半早产儿配方乳（能量密度为 82～85kcal/100mL），另一半用足月儿配方乳，能量密度为 70～73kcal/100mL。

混合喂养者母乳喂养部分参照母乳喂养的方法强化，人工喂养的部分参照人工喂养的方法强化。在不能得到母乳强化剂的地区，如果母乳能够满足 50％的奶量，可采用一半母乳，一半早产儿配方乳。如果母乳不足 50％，可采用一半早产儿配方乳，另一半用母乳或足月儿配方乳喂养，完成部分强化营养，达到追赶生长的目的。

除了强化母乳和配方乳，还应该特别关注维生素（D、A、C、B）、微量元素和各种矿物质（铁、钙等）的补充和积累，特别是存在慢性疾病，如慢性肺部疾病、短肠综合征、胆汁淤积性黄疸或骨矿化减少的婴儿，需要特殊的营养补充。

出院后的营养和喂养还应该关注贫血问题。大多数重度贫血患儿应该在 NICU 出院前得到纠正，但一些高危儿，特别是出生胎龄 34 周以下的早产儿、同族免疫溶血的新生儿以及巨大头颅血肿和帽状腱膜下出血的新生儿，出院后仍然会出现持续性贫血,需要特别关注。如果出院时即存在贫血,出院后2周应监测血红蛋白,只要血红蛋白在上升,贫血的监测可延长到1~2个月。无症状的贫血可口服铁剂2~6mg/(kg·d),几乎所有出院时体重<3.5kg的早产儿均应补充铁剂。补充时应选择口味能够被婴儿接受的多维铁,每毫升含10mg的元素铁,每天1mL,以保证口服铁剂的依从性。纯母乳喂养的新生儿应该接受额外的铁剂补充。

出生3个月内的小婴儿,每天至少有1次胃食管反流。从NICU出院的早产儿、支气管肺发育不良(BPD)患儿以及有神经系统损伤的和先天性食管闭锁术后高危儿胃食管反流的风险更高。出院后家庭护理建议侧卧位,但须强调是在护理人员监护下。频繁发作的胃食管反流影响生长发育者建议请胃肠道专科医生治疗。

吞咽困难的新生儿可能存在比较复杂的情况。除了尽可能少量多次的喂养外,摄入营养不足的部分还需要经鼻胃管或胃造口补充。出院后需要经专家评估口咽部运动试验,证实已经能够全部经口摄入食物才能拔管。这个过程需要得到家长的理解,在拔管之前做好防止胃造口管泄漏和胃造口管意外脱落的护理。

长期肠外营养可导致肠外营养相关性胆汁淤积,目前其定义为直接胆红素水平升高至>2mg/dL。多发生于极低/超低出生体重儿、坏死性小肠结肠炎(NEC)患儿以及需要腹部手术治疗的新生儿。肠外营养停止后可以逐渐恢复正常,从NICU出院时可以继续口服熊去氧胆酸,通常在2~3个月可恢复正常。

3.骨质疏松

早产儿是高危儿中发生骨质疏松的高危人群。早产儿发生骨质疏松的高危因素包括:①胎龄<28周,出生体重<1500g。②肠外营养时间>4周。③曾使用利尿药或激素。早产儿发生骨质疏松的人群中有30%可能发生病理性骨折。出院后该人群仍然需要监测血钙、磷及碱性磷酸酶。如果血磷浓度<1.8mmol/L,并且碱性磷酸酶浓度>500U/L,检测肾小管磷重吸收率,如果重吸收率>95%,开始补充磷的供给。如果磷浓度没有升高而碱性磷酸酶浓度持续升高,考虑使用阿法骨化醇。鼓励每日的被动锻炼,重新审视用药,如果允许,停用利尿剂及激素。

美国儿科学会建议所有母乳喂养、混合喂养和配方乳喂养的婴儿,如果每天摄入奶量少于1000mL维生素D强化乳,每天应补充400IU的维生素D。早产儿配方乳应比足月儿配方乳提供更多的钙和磷。碱性磷酸酶超过650IU/L时需要上述补充加口服钙和磷的补充。理论上补充钙的量为60~90mg/(kg·d),但大多数婴儿需要100~160mg/kg才能达到足够的生物利用度。磷酸盐补充的目标为60~90mg/(kg·d)。长时间服用抗惊厥药物的人群可能会持续出现骨质疏松,建议内分泌科专家和神经科专家共同讨论以预防病理性骨折。

4. 生长发育监测

高危儿和婴儿出生早期生长发育落后的影响将会持续到成年。出生体重＜1500g 的极低出生体重儿在 20 岁时体重低于第 3 百分位的人群是正常出生体重新生儿的 2～3 倍。在 NICU 中出院时生长落后的早产儿出院后必须密切监测(包括监测生长发育和管理生长迟缓),及时给予有效的干预,才能促进其正常生长。出院后的生长发育不仅与营养有关,而且与医疗、社会、经济状况相关。

危重新生儿出院后生长发育检测是出院后随访的重要内容。新生儿时期是人的一生中生长发育最快的一段时间。尤其是早产儿出生于宫内生长发育速度最快的时期,提前出生使其失去了宫内生长发育的关键时期,加上出生早期各种危重合并症的发病率较高,这段时期营养需求和能量消耗均较高。然而,未成熟的消化系统获得营养的能力有限,导致其出院时的体格发育远低于同龄者。

影响生长的因素主要有:①遗传,是重要的潜在影响因素。②宫内生长发育迟缓(IUGR),也是重要的影响因素,其不仅影响儿童期的生长发育,而且影响可能要持续至成人期。③出生早期的并发症,如 BPD、严重的 NEC、严重的脑白质软化、脑室周围-脑室内出血等。这些因素均会增加 1 岁以内儿童的患病率,并使营养摄入减少。④出院后的营养支持,尤其是出院后第 1 年的强化营养对追赶生长非常重要,此时可称之为"机不可失,时不再来"。

生长发育监测的另一个作用是要避免营养过剩、生长速度过快,出现体重过重,甚至肥胖,因为婴儿期的肥胖会增加青春期和成年后肥胖、糖尿病和心血管疾病的风险。

5. 神经系统发育监测

高危儿出院后神经发育评估是出院后随访的重要内容。从 NICU 出院的新生儿是发生神经系统疾病的高危人群,多胎、极低和超低出生体重儿、重度窒息、颅内出血、中枢神经系统感染是发生不良神经学预后的高危因素。脑室内出血(IVH)和脑室周围白质软化(PVL)有较高的脑瘫发生率,如果双侧脑白质软化囊性变,脑性瘫痪(脑瘫)的发生率可高达 75%。由于出生早期脑发育不成熟和宫内、宫外诸多因素的干扰,高危儿脑瘫的发生率明显高于其他人群。即使颅脑超声正常,胎龄＜32 周者也有 4%的脑瘫发生率。近 16%的严重的 IVH(Ⅲ～Ⅳ度 IVH)需要做脑室分流,其中 1/3 需要带着脑室分流管从 NICU 出院。随诊的医生团队应该包括神经科医生。应该教会带着脑室分流管从 NICU 出院的新生儿家长如何观察脑室分流管的分流发生阻塞、如何观察颅内压力增高以及发生感染的体征,应增加随访频率,并需要相关专业医师的评估。

新生儿和早产儿的神经系统又有很好的修复和再生能力,使其在正确的良性刺激和训练下,可以最大程度地减少损伤的程度和改善预后。因此,出院后的神经发育评估和早期干预尤为重要。高危儿出院后随诊中早期发现、早期干预可以改善神经行为预后。

6. 听力筛查

新生儿出生时严重听力丧失的发生率为1‰～2‰，危重新生儿听力损害的发生率更高。从NICU出院的危重新生儿有0.7%～1.5%出现听力损害。听力损害与NICU中长时间机械通气、氨基糖苷类抗生素使用、体外膜肺(ECMO)、高胆红素血症、中枢神经系统感染、利尿剂使用、颅颌面部畸形有关。从NICU出院前均应进行耳声发射(OAE)和脑干听力诱发电位(ABR)的筛查。上述两项中任何一项未通过的高危新生儿都应该接受耳鼻喉科专业性的检查和治疗。

对于高危儿，即使是从NICU出院时OAE和ABR筛查正常者，有听力损伤高风险的人群仍然应每6个月进行一次检查，直到3岁。听力损伤高风险因素包括极低/超低出生体重、长时间在NICU住院、接受过ECMO治疗、长时间机械通气、接受过耳毒性药物治疗、高胆红素血症需要换血治疗、TORCH感染、颅面部畸形、与听力损伤有关的先天性综合征(如Usher、Alport、Pendred、Hunter、Stickler综合征)和培养阳性的脑膜炎。

听力损失可导致语言发育迟缓、行为和社会心理的相互作用问题，以及学业成绩差。早期干预与借助设备(例如助听器)进行言语训练可以明显改善语音和语言的发育。高危儿听力普遍筛查(UNHS)尤为重要。

7. 生化指标监测

由于在住院期间长期进行肠外营养，超低出生体重儿出院时大多患有不同程度的胆汁淤积、钙磷代谢异常、贫血等。为了解这些高危儿的疾病恢复情况和营养状态，出院后仍需要做血常规和血生化监测，包括血常规，肝、肾功能检测，总胆红素、直接胆红素测定，钙、磷、碱性磷酸酶、前白蛋白检测等。鉴于采血量较多和反复操作对新生儿的负面影响，建议依据复查的必要性决定复查的时间。

参考文献

[1]罗小平,刘铜林.儿科疾病诊疗指南[M].3版.北京:科学出版社,2020.
[2]吴小川.儿科临床思维[M].3版.北京:科学出版社,2019.
[3]王卫平,孙锟,常立文.儿科学[M].9版.北京:人民卫生出版社,2018.
[4]赵祥文.儿科急诊医学[M].4版.北京:人民卫生出版社,2015.
[6]刘春峰.儿科诊疗手册[M].3版.北京:科学出版社,2020.
[7]宋涛.儿科急症诊疗精要[M].北京:化学工业出版社,2017.
[8]朱翠平,李秋平,封志纯.儿科常见病诊疗指南[M].北京:人民卫生出版社,2019.
[9]蔡威.儿科临床营养支持[M].上海:上海交通大学出版社,2019.
[10]黄国英,黄陶承,王艺.社区儿科常见疾病诊治指南[M].上海:复旦大学出版社,2019.
[11]李德爱,陈强,游洁玉.等.儿科消化系统疾病药物治疗学[M].北京:人民卫生出版社,2019.
[12]申昆玲,龚四堂.儿科常见疾病临床指南综合解读与实践·呼吸消化分册[M].北京:人民卫生出版社,2017.
[13]方莹.小儿消化系统疾病[M].西安:陕西科学技术出版社,2015.
[14]祝益民.儿童急诊思维与重症早期识别[M].北京:人民卫生出版社,2020.
[15]王海琳.实用儿童保健学[M].长春:吉林科学技术出版社,2019.
[16]鲍一笑.小儿呼吸系统疾病学[M].北京:人民卫生出版社,2020.
[17]毛萌,江帆.儿童保健学(第4版)[M].北京:人民卫生出版社,2020.
[18]陈荣华,赵正言,刘湘云.儿童保健学[M].5版.南京:江苏科学技术出版社,2017.
[19]魏克伦,尚云晓,魏兵.小儿呼吸系统常见病诊治手册[M].北京:科学出版社.2020.
[20]毛安定.儿科诊疗精粹[M].2版.北京:人民卫生出版社,2015.
[21]李智平,翟晓文.儿科常见疾病药物治疗的药学监护[M].北京:人民卫生出版社,2020.

[22]安文辉.小儿内科疾病临床诊疗思维[M].长春:吉林科学技术出版社,2019.
[23]谭国军.儿科常见疾病临床诊治要点[M].长春:吉林科学技术出版社,2019.
[24]陈大鹏,母得志.儿童呼吸治疗学[M].北京:科学出版社,2019.
[25]曹玲.儿童呼吸治疗[M].北京:人民卫生出版社,2019.
[26]陈育智.儿童支气管哮喘的诊断及治疗[M].北京:人民卫生出版社,2020.
[27]黎海芪.实用儿童保健学[M].北京:人民卫生出版社,2016.
[28]张虎.消化系统疾病发病机制及临床诊治新进展[M].成都:四川科学技术出版社,2019.